Dr. Manuel Burzler | Timo Janisch

Gute Gene einschalten, schlechte Gene ausschalten

Wichtiger Hinweis

Das vorliegende Buch »Gute Gene einschalten, schlechte Gene ausschalten: Nutze die Macht der Epigenetik« dient ausschließlich zu Informationszwecken und stellt keine medizinische Beratung dar. Der Titel des Buches ist bewusst plakativ gewählt und soll das Interesse an den faszinierenden Möglichkeiten der Epigenetik wecken. Es ist wichtig zu betonen, dass die Beeinflussung der Genaktivität ein hochkomplexer Prozess ist, der von zahlreichen Faktoren abhängt und nicht so einfach oder pauschal erfolgen kann, wie der Titel suggerieren mag. Die im Buch dargestellten Informationen und Methoden basieren auf aktuellen wissenschaftlichen Erkenntnissen und den persönlichen Erfahrungen der Autoren. Es wird jedoch keine Haftung für die Richtigkeit, Vollständigkeit oder Anwendbarkeit dieser Informationen übernommen. Die beschriebenen Ansätze und Methoden sollen ein tieferes Verständnis der Epigenetik vermitteln, ersetzen jedoch keinesfalls eine fachliche Beratung durch qualifizierte medizinische Fachkräfte. Konsultieren Sie immer einen Arzt oder einen anderen qualifizierten Gesundheitsexperten, bevor Sie Entscheidungen bezüglich Ihrer Gesundheit treffen, insbesondere wenn Sie bestehende Erkrankungen haben oder Medikamente einnehmen. Der Verlag und die Autoren übernehmen keine Haftung für eventuelle Konsequenzen, die sich aus der Anwendung der in diesem Buch beschriebenen Informationen und Methoden ergeben. Jede Anwendung erfolgt auf eigene Verantwortung.

Auch wenn eine gendergerechte Sprache wünschenswert ist, gibt es aus Sicht des Verlages bisher keine befriedigende, gut lesbare Lösung. Der leichten Lesbarkeit zuliebe haben wir des Öfteren von der Dopplung männlicher und weiblicher Form Abstand genommen. Selbstverständlich liegt es uns fern, dadurch einen Teil der Bevölkerung zu diskriminieren.

1. Auflage

NXT LVL GmbH, An der Dornwiese 2, 82166 Gräfelfing
www.next-level-verlag.de

Co-Autorin: Susanne Wiedl
Redaktion: Ruth Kalmund
Schlusskorrektur: Christiane Otto
Cover- und Umschlagdesign: www.b3k-design.de, © 2024 Andrea Schneider & diceindustries
Abbildungen: © Shutterstock – grayjay (S. 26), Alfa MD (S. 28), DiBtv (S. 36), Likkii (S. 38), Lyubov Levitskaya (S. 40), Maxine Headroom Studios (S. 43), ArtemisDiana (S. 77), LDarin (S. 90), Anastasiia Usenko (S. 93), GraphicsRF.com (S. 106), VectorMine (S. 107), Alexander_P (S. 111), Designua (S. 185), Alila Medical Media (S. 192 unten); © Wikimedia Commons – Ó Laurens R. Krol (S. 237) – Übersetzung der Abbildungsbeschriftung durch die Autoren; alle anderen Abb. © Tobias Prießner, St. Blasien
Satz: Daniel Förster
Druck: Florjancic Tisk d.o.o., Slowenien
Printed in the EU

ISBN Print: 978-3-949458-63-7
ISBN E-Book (PDF): 978-3-949458-64-4
ISBN E-Book (EPUB, Mobi): 978-3-949458-65-1

Dr. Manuel Burzler | Timo Janisch

Gute Gene einschalten, schlechte Gene ausschalten

Nutze die Macht der Epigenetik

NXTLVL

INHALT

1

EINLEITUNG

Tief in unseren Zellen steckt ein Geheimnis, das über Generationen hinweg geschrieben wurde: die Sprache der Gene.

Seit Jahrhunderten betrachten Wissenschaftler die DNA als den heiligen Gral, der unsere Existenz und Entwicklung bestimmt. Doch in den letzten Jahrzehnten wurde die Genetik ein Stück weit revolutioniert und somit auch unser Verständnis von Biologie und Vererbung. Dieses Buch ist eine Reise in die Welt der Epigenetik, eine Reise zu den verborgenen Schaltkreisen, die die Macht der Gene steuern und formen.

Die Idee, dass unsere Gene nicht das Ende, sondern der Anfang unserer genetischen Geschichte sind, hat die wissenschaftliche Gemeinschaft aufgewühlt. Die Wissenschaft der Epigenetik beschäftigt sich mit der Genregulation, also mit Veränderungen, die nicht auf Anpassungen der DNA-Sequenz selbst zurückzuführen sind. Sie hat einen tiefen Blick auf die Dynamik unserer genetischen Ausstattung geworfen. Unsere Gene sind keine in Stein gemeißelten Anweisungen, sondern vielmehr ein komplexes Orchester aus Möglichkeiten, das von der Umwelt, unseren Erfahrungen und Entscheidungen dirigiert wird.

Die Bedeutung von Genen und der Epigenetik für unsere Gesundheit ist ein hoch relevantes Thema, das in den letzten Jahren immer mehr Beachtung gefunden hat. Gene sind die Grundlage unserer Vererbung und bilden die Bausteine unseres Erbguts. Sie sind in jeder Zelle unseres Körpers vorhanden und tragen Informationen, die unsere Merkmale und Eigenschaften bestimmen. Gene sind dabei nicht nur für die Farbe unserer Augen und Haare oder für unsere Blutgruppe verantwortlich, sondern auch für unsere Anfälligkeit für bestimmte Krankheiten oder die Art und Weise, wie unser Körper auf Umweltreize reagiert. Hierbei spielen sowohl einzelne Gene als auch Kombinationen von Genen eine Rolle.

Die Entschlüsselung des menschlichen Genoms, also sämtlicher in einer Zelle vorhandenen Erbinformationen, hat uns ein besseres Verständnis für die Funktionsweise von Genen gegeben und eröffnet neue Möglichkeiten in der Medizin, wie zum Beispiel gesund zu altern oder individuell abgestimmte Therapien und Anwendungen.

Die Epigenetik beschäftigt sich mit der Regulation von Genen und deren Aktivität. Hierbei geht es darum, wie Umweltfaktoren wie Ernährung, Stress oder Bewegung die Aktivität von Genen beeinflussen können. Epigenetische Veränderungen können dabei sowohl positiv als auch negativ auf unsere Gesundheit wirken.

Insgesamt zeigt sich, dass sowohl Gene als auch Epigenetik einen wichtigen Einfluss auf unsere Gesundheit haben. Durch gezielte Maßnahmen wie eine gesunde Ernährung, ausreichend Bewegung und Stressmanagement können wir positiv auf unsere Gene und Epigenetik einwirken und somit unser Risiko für bestimmte Krankheiten senken. Auch die Entwicklung neuer Therapiemöglichkeiten, basierend auf genetischen und epigenetischen Erkenntnissen, eröffnet neue Chancen für die Behandlung von Krankheiten.

In den kommenden Kapiteln werden wir die Faszination der Epigenetik erkunden – von den Entdeckungen in den Laboren bis zu den Auswirkungen auf unser tägliches Leben. Dabei werden wir analysieren, wie Umwelt, Ernährung, Stress und emotionale Erfahrungen unsere Gene beeinflussen können.

Die Geschichte der Epigenetik ist auch eine Geschichte über Hoffnung und Transformation. Sie eröffnet uns die Möglichkeit, die Kontrolle über unser eigenes Schicksal zu übernehmen und die Grundlagen unserer Gesundheit und unseres Wohlbefindens zu verstehen. Während die Gene die Partitur schreiben, sind es die epigenetischen Markierungen, die den musikalischen Ausdruck definieren.

In diesem Buch werden wir darlegen, wie wir die Melodie unseres Lebens bewusst gestalten können, indem wir die verborgenen Kräfte der Epigenetik verstehen und nutzen. Freuen wir uns auf eine gemeinsame Reise in die faszinierende Welt der Epigenetik.

2

DIE EPIGENETIK ALS MEDIZIN DER ZUKUNFT

Gene. Lifestyle. Persönlichkeit. Prävention. Gesundheit. Heilung.
2024.
Epigenetik.

In jedem Buchladen, an jedem Kiosk am Bahnhof oder am Flughafen, in nahezu jeder Werbekampagne – überall findest du Schlagworte zu Körper, Wohlbefinden, Gesundheit, Bewusstsein, Achtsamkeit, Medizin, Spiritualität sowie weitere Trendbegriffe.

Das Internet ist voll davon, und sobald du eine Seite öffnest, bricht es über dich herein: unzählige verschiedene Ansätze für die Gestaltung deines Lebens, Tipps, Tricks, Ratschläge, virtuell erhobene Zeigefinger, die deinen Rhythmus, deine Art zu leben, deine Identifikation, dein Selbstverständnis und Körpergefühl infrage stellen.

Wohin mit all der Information? Was tun damit?

Diese Einzelaspekte rütteln kurzzeitig wach, lassen gleichzeitig jedoch einen ungeordneten Eindruck zurück. Zu unsortiert kommen sie daher, zu wenig fügen sich die Mosaiksteine zu einem großen Ganzen zusammen, auf dem dir ein Pfeil die Richtung anzeigt, die für dich passend ist.

Es ist deine Individualität, die deinen Weg so spannend gestaltet. Deine Einzigartigkeit. Kein Mensch ist so wie du, weder äußerlich noch innerlich. Niemand denkt so wie du. Bei niemandem ist der Genbauplan genauso abgebildet wie bei dir.

Das ist faszinierend und eine riesengroße Chance, denn die Möglichkeiten der Einflussnahme sind beachtlich und die damit verbundenen Ergebnisse beeindruckend.

Wir reden von Epigenetik. Von diesem ganzheitlichen Ansatz, mit dem dir die Medizin die Verantwortung für dich, deinen Körper, deinen Geist und für die Förderung deiner langfristigen Gesundheit zurückgibt. Es geht darum, Gesundheit zu erhalten, Wohlbefinden zu fördern und gesund zu altern.

Das ist die Medizin der Zukunft.

Was sich dahinter verbirgt, erläutern wir in diesem Buch. Wir reden über die wichtigsten Einflussfaktoren auf den menschlichen Körper und werfen dabei zunächst einen Blick in die Wissenschaft, um die Basis für Genetik und Epigenetik zu beleuchten:

Wie sind die Zellen in unserem Körper aufgebaut, und wie funktionieren sie?

Über die Antwort auf diese grundlegende Frage erhältst du ein Verständnis dafür, was die Epigenetik in deinem Körper zu beeinflussen vermag. Damit beantworten wir die beiden essenziellen Fragen:

1. Was sind die Hauptursachen für Krankheiten?
2. Welche Lösungen gibt uns die Epigenetik an die Hand, um gesund zu altern?

Die Epigenetik reagiert sensibel auf Umwelteinflüsse und passt sich ihnen an. Sie hat die Macht, darüber zu entscheiden, welche Gene aktiviert und welche stumm geschaltet werden. Die Aktivierung der Gene erfolgt während der Transkription, bei der eine RNA-Kopie eines DNA-Abschnitts in Form von messenger-RNA (mRNA) erstellt wird. Im Gegensatz dazu wird das Abschalten der Gene beispielsweise durch die sogenannte RNA-Interferenz erreicht. Dabei interagieren kurze RNA-Moleküle, sogenannte microRNAs (miRNAs), mit der mRNA. Diese Interaktion kann zur Spaltung der mRNA in mehrere Fragmente führen, wodurch die kodierte Information zerstört oder die Translation in ein Protein blockiert wird.

Woher kommt eigentlich diese uns noch relativ unbekannte Wissenschaft, die gerade einen so riesigen Aufschwung erlebt und die Verantwortung für unsere Gesundheit zurück in unsere Hände legt?

Der Begriff der Epigenetik wurde erstmals 1942 vom Entwicklungsbiologen Conrad Hal Waddington verwendet. Er leitet sich von der altgriechischen Silbe »Epi« ab, was so viel bedeutet wie »darüber hinaus« – demnach ein Mechanismus, der die Ableseprozesse der Genetik mitbestimmt. Als die Struktur der DNA noch unbekannt war, definierte Waddington die Epigenetik als Zweig der Biologie, der die kausalen Wechselwirkungen zwischen Genen und ihren Produkten untersucht, die den Phänotyp (äußeres Erscheinungsbild eines Organismus) hervorbringen. Bis 1980 hatten sich nur wenige

Zell- und Molekularbiologen mit der Epigenetik auseinandergesetzt. Nach der Entschlüsselung des menschlichen Genoms hat sie erst so richtig Aufschwung bekommen. Und eigentlich erst dann, als deutlich wurde, dass nur ein Bruchteil der Abläufe in unserem Körper über die Genetik erklärt werden kann.

2.1 Was macht die Medizin mit uns?

Lass uns direkt in den Klassiker, die Schulmedizin, einsteigen. Jene Medizin, mit der wir vermutlich alle groß geworden sind und die unentbehrlich im Bereich der Notfallmedizin ist: wirksam, zielorientiert und schnell, wenn es um den direkten Weg in Richtung Gesundheit geht und nicht viel Zeit bleibt. Die Schulmedizin rettet Leben. Das ist unbestritten. Kommt ein Patient mit Seh- und Sprachstörung, Schwindel, Gangunsicherheit sowie halbseitigen Taubheitsgefühlen in die Praxis und der Hausarzt alarmiert sofort den Notarzt, dann bewahrt er den Patienten vor weitreichenden Folgen. Bei einem Schlaganfall oder auch einem Herzinfarkt ist extrem schnelles Handeln erforderlich. Minuten entscheiden darüber, ob der Patient wieder vollständig genesen kann.

Die Schulmedizin ist unabdinglich. Das ist ein unbestreitbarer Fakt. Sie ist da, wenn man sie braucht. Ohne großartige Vorbereitung. Ohne Wartezeit.

Schmerzen, Diagnose, Behandlung, Medikation. Ein Kreislauf, den jeder von uns kennen dürfte und der auch seine Berechtigung hat. Ohne Zweifel.

Was aber, wenn wir dir sagen, dass es weitere Möglichkeiten gibt, auf deinen Körper einzuwirken? Wenn du eigenverantwortlich deinen aktiven Beitrag zu deiner Gesundheit leisten kannst?

Lass es uns so erklären.

Wir werden geboren mit einem Pool von ungefähr 22 500 Genen, auf denen unsere Erbinformationen liegen – alles, was uns als Mensch ausmacht. Anzunehmen, dass es das war und daran nichts mehr zu rütteln ist, wäre falsch. Unsere Gene stellen ein solides Fundament dar, auf dem – wie wir heute wissen – mithilfe der Epigenetik hervorragend aufgebaut werden kann. Die Epigenetik als Medizin der Zukunft schafft neue Möglichkeiten und öffnet Türen, um präventiv zu handeln und gesundes Altern zu unterstützen.

Vorbild dabei sind unter anderem die fernöstlichen Lebensphilosophien, die uns zeigen, dass Körper, Geist und Natur eine Einheit bilden und durch diesen Ansatz ein großer Einfluss auf unsere Gesundheit genommen werden kann. Ein Leben gegen die Natur provoziert Reaktionen unseres Körpers. Vielmehr ist eine Anpassung an die Gegebenheiten erforderlich. Wir sollten versuchen, so naturverbunden wie möglich zu le-

*»Unser Lebensstil,
unsere Gewohnheiten
und Denkmuster
entscheiden über unsere
Gesundheit.«*

ben. Natürlich wissen wir alle, dass dies in der jetzigen Welt herausfordernd ist, jedoch gibt es stets die Option für Verbesserung und vor allem für das persönliche Wohlergehen. Anstatt der Genetik und den fixierten Tatsachen so viel Bedeutung zuzuschreiben, sollten wir uns aktiv auf die Epigenetik stürzen. Ja, wir meinen »stürzen« mit allen Sinnen. Denn die Epigenetik kennt keine Grenzen, weder die des Alters noch die der Herkunft. Das bedeutet: Selbst wenn jemand über Jahre hinweg an den genetischen Determinismus geglaubt hat, kann er jederzeit die Verantwortung für sein Wohlbefinden übernehmen und sich mit der Epigenetik auseinandersetzen, um gesundes Altern aktiv zu unterstützen. Die Wissenschaft der Epigenetik bietet dabei wertvolle Ansätze, um präventiv tätig zu werden und langfristig Gesundheit und Lebensqualität zu fördern.

Vielleicht kommen dir Zitate aus deinem Umfeld wie »Das hast du von deiner Mutter und das von deinem Vater«, »Du bist deinen Genen ausgeliefert«, »Was Hänschen nicht lernt, lernt Hans nimmermehr«, »Damit musst du halt leben« bekannt vor. Insbesondere bei chronischen Krankheiten ist die genetische Vererbung häufig die Antwort auf alle offenen Fragen, vor allem dann, wenn die Schulmedizin mit ihrem Latein am Ende ist. Während unsere Genetik festgeschrieben ist, bestimmt die Epigenetik darüber, wie unsere Gene gelesen werden. Wir sind alle aufgerufen, die alten Glaubenssätze abzustreifen und die grundsätzlich destruktive Einstellung innerhalb der Gesellschaft zu verändern: weg von der Opferhaltung, hin zur Eigenverantwortung. Über Generationen hinweg wurde uns eingebläut, dass wir unseren Genen ausgeliefert seien. Eigentlich eine sehr bequeme These, denn dann sind wir auch nicht gefordert, uns mit unserem Körper und Geist auseinanderzusetzen, sondern dürfen lediglich unser Schicksal annehmen und im gewohnten Trott weiterleben.

Tabletten gegen Eigenverantwortung – diese Mentalität ist sehr weitverbreitet. Nicht selten ignorieren wir die Ursache unserer Symptome, anstatt diesen auf die Schliche zu kommen und durch eine Anpassung des Lebensstils die Grundlage entsprechend dafür zu entziehen. Ein ganzes System baut auf dieser Ansicht auf, dass wir eben nur schulterzuckend zusehen können. Schlimmer noch: Das Vertrauen in den eigenen Körper fehlt bei vielen Menschen. Sie wissen nicht, wo sie ansetzen können und müssen, sie haben verlernt, auf ihren Körper zu hören. Wenn uns unser Gegenüber fragt, wie es uns geht, hören wir uns häufig sagen: »Ach ja, es geht so. Könnte besser sein.« Das ist doch kein befriedigender Zustand, richtig? Das Leben macht doch nur dann Spaß, wenn wir fit sind, uns in unserer Haut wohlfühlen und genügend Power und Freude für den Tag haben. Und uns nicht ständig an den nächsten Kaffee oder Energy-Drink erinnern, um wieder einigermaßen in der Spur zu sein – zumindest für kurze Zeit. Warum nicht auf unsere körpereigenen Regenerationskräfte vertrauen und aus den ganz natürlichen und simplen Tricks einen großen Nutzen ziehen?

2.2 In welchen Bereichen setzt die Epigenetik an?

Die Epigenetik ist beständig und zugleich anpassungsfähig. Ihre Wirkung ist allgegenwärtig, und unsere Lebensstilentscheidungen beeinflussen täglich unsere Genregulierung. Die folgenden Bereiche haben einen besonders bemerkenswerten Einfluss auf die Epigenetik:

- Zirkadianer Rhythmus (biologischer 24-Stunden-Zyklus)
- Ernährungsgewohnheiten
- Körperliche Aktivität
- Schlafqualität und -dauer
- Soziale Umweltfaktoren
- Äußere Umweltfaktoren und gesundheitsförderliche Lebensumfelder
- Körpereigene Entgiftungsleistung
- Stressmanagement und -regulierung
- Auseinandersetzung mit den Vorfahren

Später im Buch gehen wir schrittweise auf alle Faktoren ein, die epigenetisch relevant sind, und ergänzen diese mit Beispielen aus der Praxis sowie mit Erfahrungsberichten unserer Klientinnen und Klienten.

Die Medizin der Zukunft fängt bei jedem Einzelnen von uns an. Wir alle sollten uns mit uns selbst beschäftigen, uns kennenlernen, auf unseren Körper und seine Reaktionen hören und auftretende Symptome niemals vernachlässigen, sondern diese als wichtige Zeichen und Signale sehen. Durch Achtsamkeit mit uns und ein genaues Hinschauen, was geschieht, welche Defizite wir mit uns herumtragen und wo konkret angesetzt werden kann, um wieder in die Balance zu kommen, ist Veränderung möglich.

Parallel zur äußeren Welt haben wir jeden Tag Einfluss auf unsere innere Welt und damit auf unsere Genaktivität, und zwar über unsere Gedanken und Gefühle, die bis tief in unsere Zellen und Epigenome (Gesamtheit epigenetischer Zustände) wirken.

Wir laden dich an dieser Stelle ein, eine kleine Übung zu machen:

Schließe deine Augen und stelle dir eine Situation vor, in der du von Liebe und Glück erfüllt warst. Achte dabei auf die Reaktionen deines Körpers. In diesem Moment schüttet unser Gehirn bestimmte Botenstoffe aus: Dopamin, das mit Freude assoziiert wird, und Oxytocin, das Verbundenheit fördert, uns attraktiver erscheinen lässt und unsere Anziehungskraft auf andere steigert. Wenn wir an Liebe und Glück denken, produziert unser Körper Hormone, die das Wachstum und die Erhaltung unserer körperlichen Gesundheit unterstützen. Diese Botenstoffe zirkulieren im Blut, verbessern das zelluläre Milieu und beeinflussen so positiv unsere Gesundheit und Genaktivität.

»Wir sind unseren ererbten Genen nicht ausgeliefert.«

Unser Verstand hat die Aufgabe, unseren Glauben und unsere Realität zu verbinden. Er ist dafür zuständig, unser Verhalten – und damit unsere Gene – über das Ausschütten von Stoffen derart zu steuern, dass diese Programme real werden und somit auch die Glaubenssätze, die wir in uns tragen. An dieser Stelle ist es wichtig zu erwähnen, dass unser Glaube mehr Kraft hat als unsere Realität. Nicht umsonst benutzen wir häufig das Sprichwort *»Der Glaube versetzt Berge«*.

Kennst du den Placebo-Effekt? Durch ihn können wir die Theorie von Glauben und Realität verstehen. Wir haben Schmerzen und nehmen eine Tablette ein, die keinen Wirkstoff besitzt, sondern nur aus Zucker besteht. Dennoch tritt die Schmerzlinderung ein, da wir bei der Einnahme überzeugt waren, dass die Tablette ihre Wirkung zeigen wird. Unser Gehirn hat heilende Stoffe ausgeschüttet, die zu unserer Regeneration geführt haben. Diesen Placebo-Effekt können wir uns auch für unsere Gedanken zunutze machen. So wie chronisch stressauslösende Gedanken bis hin zu Krankheiten führen können, so vermögen positive Gedanken zu Gesundheit und Vitalität beizutragen. Wir sitzen also am Steuer.

Die bewusste Arbeit mit unserem Verstand macht laut Sigmund Freud nur einen sehr kleinen Teil unseres Handelns aus. Viel entscheidender ist das Unterbewusstsein. Es beeinflusst unsere Handlungen nachhaltig.

Die Abbildung des Eisbergmodells verdeutlicht die Proportionen:

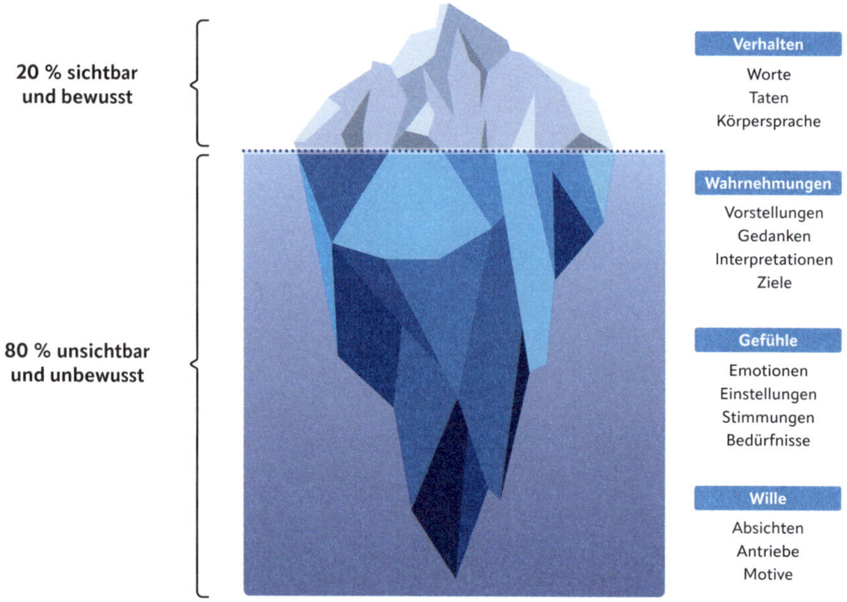

Abbildung 1: Eisbergmodell nach Sigmund Freud

Das Unterbewusstsein – sämtliche Ängste, Instinkte, Traumata, verdrängte Konflikte – hat einen großen und sehr bestimmenden Einfluss auf das, was sich über Wasser ereignet, also auf unseren Verstand.

Mache dir bewusst, dass jeden Tag Tausende Gedanken deinen Kopf durchströmen. Und jetzt kommt es: Ein Großteil deiner heutigen Gedanken wiederholt sich morgen. Unsere Gedanken leisten einen großen Beitrag zu unserem Schicksal und damit zu unserer Zukunft. Sie gestalten zu einem erheblichen Teil dein Leben. Mit dieser Information wird auch schnell klar, wieso es so mühsam ist, unser Leben zu verändern, denn gleiche Gedanken führen zu gleichen Entscheidungen und damit zu gleichen Handlungen, zu gleichen Erfahrungen und letztendlich zu gleichen Emotionen, die dann wiederum die gleichen Gedanken initiieren. Verharren wir stets im gleichen Zustand und entwickeln uns nicht weiter, dann bleiben auch unsere neuronalen Vernetzungen, unser Körper und dessen Biologie immer gleich und haben daher keine Chance, sich zu verändern. Du kannst dir das wie einen Stillstand vorstellen – wie ein Hamster im Hamsterrad. Obwohl er meint, sich zu bewegen, tritt er auf der Stelle.

Bleibst du in diesem Hamsterrad gefangen, dann wird dein Gehirn stetig starrer, es bleibt fest verdrahtet, und deine bestehenden Eigenschaften verändern sich lediglich marginal. Wie sollte es auch anders sein? Deine Gewohnheiten, Haltungen, Überzeugungen und permanent ablaufenden emotionalen Reaktionen bleiben statisch. Du entwickelst dich nicht weiter und kannst nicht mal eine minimale Veränderung nach vorn feststellen – wie eine Computersoftware, die auf eine ganz bestimmte Reaktion programmiert ist.

Du hast also zwei Herausforderungen: bekannte Erfahrungen und unbewusst ablaufende Routinen. Dein Bewusstsein ist guter Dinge und möchte etwas verändern. Zum Beispiel nimmst du dir vor, ab morgen mehr Sport zu machen und deine Ernährung entsprechend anzupassen. Was passiert? Das hast du sicherlich auch schon erfahren, vielleicht in einem anderen Bereich. Du scheiterst. Nicht nur einmal, sondern immer wieder mit denselben Vorsätzen. Und du verschiebst sie von heute auf morgen, auf übermorgen, auf nächste Woche und so weiter. Kommt dir das bekannt vor? Willkommen im Club der bewusst Unbewussten!

Fünf Prozent sind eine sehr überschaubare Größe, wenn es um eine tiefgreifende Anpassung gehen soll. Dieser kleine Anteil, den unser Bewusstsein im Veränderungsprozess einnimmt, macht es deinem Körper und deinem Unterbewusstsein ziemlich schwer. Während dein Bewusstsein ganz genau weiß, was es will, wird es von deinem Unterbewusstsein gekonnt ausgebremst. Genau dort liegen jedoch die gespeicherten Gewohnheiten und anerzogenen Verhaltensweisen, die in Dauerschleife und automatisch abgespielt werden. Dein Körper ist an das regelmäßige Ausschütten der bekannten Botenstoffe gewöhnt. Unterbrichst du diesen Komfort mit deiner bewussten

»Deine Gedanken bilden nicht zwangsläufig die Wahrheit ab.«

Entscheidung zur Veränderung, dann meldet sich dein Körper sofort, fordert die Botenstoffe ein und ruft dir zu: »Hey, fang erst morgen mit der neuen Gewohnheit an.« Oder: »Das schaffst du doch eh nicht.«

Positive Gedanken können es schwer haben, sich dauerhaft in deinem Körper und Unterbewusstsein zu verankern, wenn diese stark von vergangenen Erfahrungen und Konditionierungen geprägt sind.

Änderst du deine Gedanken nicht, dann bleibt deine Vergangenheit deine Gegenwart und auch deine Zukunft. Das bedeutet, es findet kaum Veränderung statt.

Viele Menschen sind unbewusst in diesen Gedanken- und Gefühlsschleifen gefangen, was sie dazu verleitet, die Ursache im Außen zu suchen, und zwar bei Menschen in ihrem Umfeld. Oder aber – als Option 2 – die Ursache der Vergangenheit zuzuschreiben, da ihre Gedanken und Gefühle daran geknüpft sind. In diesem Zustand leben sowohl der Körper als auch der Geist in der Vergangenheit, was tückisch ist, denn unser Körper ist nicht in der Lage, zwischen einem Gedanken aus der Vergangenheit und einer realen Erfahrung in der Gegenwart zu entscheiden. Unser Körper lebt also in der Vergangenheit und somit auch in den Gewohnheiten von damals – mit sämtlichen daran gebundenen Emotionen, Erfahrungen, Verhaltensmustern und destruktiven Gedanken. Um deine Persönlichkeit zu entwickeln, ist ein Abschied von der bisherigen Neurochemie, Biochemie, den bekannten Hormonen sowie der Genexpression (Herstellung eines Proteins durch die Umsetzung der in der DNA gespeicherten Informationen) erforderlich. Eine Veränderung der Persönlichkeit geht über das Aufarbeiten schmerzvoller Erfahrungen aus der Vergangenheit, was zu emotionaler Freiheit in der Gegenwart und zu einem aktiven Erschaffen der eigenen Zukunft führt.

Unsere Ausführungen sollen zur Reflexion anregen. Wenn du bereit bist, alte destruktive Verhaltensmuster hinter dir zu lassen und Neues zu wagen, hast du die Chance, die Aktivität deiner Gene positiv zu beeinflussen und deine vererbten Gene als wertvolle Grundlage zu nutzen. Du bist mit allem, was du in dir trägst, in der Lage, deinen Körper zu regenerieren. Alles, was du brauchst, ist das Wissen, wo du ansetzen kannst. Und genau dieses Wissen möchten wir dir in diesem Buch vermitteln. Freue dich schon jetzt auf deine Reise!

2.3 Wer schreibt hier?

Bevor es für dich nun so richtig losgeht, möchten wir beiden Autoren dir noch einen Einblick in unsere Motivation für die Epigenetik geben: wie wir überhaupt dazu gekommen sind und wie unser persönlicher Weg bis hierher verlaufen ist.

Wir sind zusammen in einem kleinen Ort in Bayern aufgewachsen und hatten kurz vor unserer Volljährigkeit einen Therapeuten kennengelernt, der uns zu Seminaren zur Persönlichkeitsentwicklung mitnahm. Wenngleich wir bis dahin nicht großartig über unser Leben reflektiert hatten, so konnten wir beobachten, dass wir gewisse Muster in uns tragen, die uns immer wieder blockieren. Es war eine sehr intensive Zeit, in der wir uns auch als sehr verletzlich kennengelernt und verstanden haben, was jeder von uns erlebt hat und welche Erfahrungen jeder mitbringt. Eine Menge sogenannter Aha- und Wow-Effekte begleiteten uns, und wir konnten verstehen, wie stark uns die Erfahrungen in unserer Kindheit geprägt haben und welches Potenzial daraus entstehen kann, wenn wir uns mit den Emotionen auseinandersetzen und diese Reise ins Innere machen.

Bei der Persönlichkeitsentwicklung geht es darum, sich selbst mit sämtlichen Facetten anzunehmen, sich selbst zu lieben und zu achten, die eigenen Werte zu kennen und zu leben, sich der eigenen Bedürfnisse bewusst zu sein und diese zu kommunizieren, zentriert und bei sich selbst zu bleiben und seiner Berufung zu folgen. Ein Leben nach diesen Parametern hält vital und gesund und lässt uns Heilung und Frieden finden.

Ich bin **Dr. Manuel Burzler**, Arzt mit Fokus auf ganzheitliche Medizin, Epigenetik, Mitochondrienmedizin und Longevity. Von Beginn an begleiteten mich Themen wie Ernährung, Entgiftung, Persönlichkeitsentwicklung und Meditation. Eine starke Prägung in Bezug auf ganzheitliche Gesundheit habe ich von meinen Eltern erhalten, die beide Heilpraktiker sind.

Nach meinem Medizinstudium arbeitete ich in einer Klinik, wo ich bestätigt bekam, was sich bereits im Studium abzeichnete, nämlich, dass viele Zusammenhänge in der Medizin kaum oder gar nicht behandelt werden und ganzheitliches Therapieren fehlte. Wie sollte sich die Lebensqualität der Patienten nachhaltig verbessern, wenn nicht direkt an der Ursache angesetzt wurde? Die Antwort auf diese Frage fand ich in der Schulmedizin so leider nicht, und das war der Moment, in dem ich erkennen musste, dass diese Arbeit nicht zu mir passte. Meiner Überzeugung nach fehlten entscheidende Komponenten, damit Menschen wieder gesunden können. Für mich war klar: Ich wollte meine Überzeugungen leben, mich nicht länger verbiegen und vor allem auch meine Expertise einbringen, das heißt, eine Kombination aus meinem Medizinstudium, meiner Ausbildung zum systemischen Coach und meinen Erkenntnissen aus der Arbeit mit mir selbst. Ich habe einige Jahre lang in einer Praxis für funktionelle Medizin, Mitochondrienmedizin und Epigenetik gearbeitet und dabei viel dazulernen dürfen. In der restlichen Zeit habe ich gemeinsam mit Timo das Unternehmen HealVersity gegründet, das inzwischen – Stand Oktober 2024 – mehr als zwanzig Mitarbeiter beschäftigt und Coaches, Therapeuten, Heilpraktiker sowie Ärzte im Bereich der funktionellen Medizin, Epigenetik und Traumakompetenz ausbildet. Zudem bin ich weiterhin als medizinischer Supervisor in unserem Health Performance Institut in Innsbruck tätig, wo wir Menschen mit chronischen Erkrankungen behandeln und neueste Präventionsmethoden aus den Bereichen Longevity und Epigenetik anbieten.

Ich durfte Teil der BlueZoneResearch-Gruppe werden. Hier arbeite ich daran, die gewonnenen Erkenntnisse rasch für unsere Kunden anzuwenden und sie in das Institut zu integrieren, um den Zugang zu den neuesten Entwicklungen und Erkenntnissen aus dem Bereich der Epigenetik zu ermöglichen.

Ich bin **Timo Janisch**, Gründer von HealVersity, Epigenetik-Trainer, systemischer Coach sowie traumakompetenter Coach. Mein Wirtschaftsstudium hat mich lediglich bedingt erfüllt. Schnell war klar, dass mein beruflicher Weg in eine andere Richtung führen würde. Meine Erfahrungen in der Traumaarbeit und Persönlichkeitsentwicklung, ergänzt um verschiedene Ausbildungen im Bereich systemisches Coaching und den mit der Traumaarbeit verbundenen tiefen Heilungserfahrungen, hatten das Feuer in mir entfacht, diese dringend nötige Transformation in die Welt zu tragen.

Als ich vier Jahre alt war, erkrankte meine Mutter an Krebs. Sie war zu diesem Zeitpunkt schwanger mit meiner Schwester Mara. Dazu kam, dass die Beziehung meiner Eltern sehr stark von Reibung geprägt war. Nach der Geburt meiner Schwester ließ sich meine Mutter im Krankenhaus behandeln, und es begann für sie eine schwere Zeit der Krebsbehandlung. Für mich war diese Lebensphase sehr prägend, da ich bei jedem Besuch große Angst hatte, dass sie nicht mehr da sein könnte. Für meinen Vater war diese Situation überfordernd. Auch wenn er zu diesem Zeitpunkt sein Bestes gab, fiel es ihm durch die herausfordernden Bedingungen nicht leicht, präsent zu sein. Schließlich führten ihre Behandlung, ihr Durchhaltevermögen und ihr Wille zu leben zu einem Heilungserfolg, doch durch den Krebs verlor sie ein Bein. Diese Zeit war ein Trauma für die gesamte Familie. Vermutlich kannst du dir vorstellen, dass durch diese Erfahrung meine Verlustängste größer wurden und ich Bewältigungsstrategien entwickelte, die von Verhaltensmustern geprägt waren, die von Schüchternheit und Zurückgezogenheit dominiert wurden. Ich entwickelte Glaubenssätze wie »Menschen könnten mich verlassen«, »Ich bin nicht ausreichend« oder »Das schaffe ich nicht«, die mich in meiner Jugend begleiteten.

Die Persönlichkeitsentwicklung und die Aufarbeitung meiner eigenen Traumata halfen mir zu verstehen, wie Erfahrungen aus unserer Vergangenheit uns prägen und in der Gegenwart beeinflussen, wenn wir sie nicht integrieren.

Die Arbeit zeigte mir auch, dass Erlebnisse meiner Vergangenheit ein Teil von mir sind und ihre volle Daseinsberechtigung haben. Es gilt, die damit verbundenen Gefühle nicht zu verdrängen, sondern sie bewusst anzuerkennen, zu erleben und zuzulassen, was einen wichtigen Schritt in der Traumaheilung darstellt. Es war unabdingbar, meine unbewussten Verhaltensmuster zu identifizieren, ein Bewusstsein dafür zu entwickeln, die Traumata aufzudecken, zu bearbeiten und dadurch mehr inneren Frieden zu finden. Ich hatte nicht mehr das Bedürfnis, es jedem recht machen zu müssen, sondern konnte immer mehr verinnerlichen, dass ich gut so bin, wie ich bin.

Die Heilungserfahrungen aus meiner Reise zu mir selbst möchte ich gerne weiter geben. Ich möchte Menschen dabei unterstützen, in ihre volle Kraft zu kommen und sich wieder vital und lebendig zu fühlen. Denn meine Vision ist eine friedliche, einfühlsame und respektvolle Gesellschaft, unter Einbeziehung sämtlicher Lebensformen und der Natur, der wir angehören. Aufgrund meiner Entwicklung weiß ich, dass Körper, Geist und Seele zusammengehören und Heilung nur möglich ist, wenn alle Ebenen einbezogen werden.

Wir, die beiden Autoren, gehen seit vielen Jahren gemeinsam den Weg, auf dem wir uns gegenseitig unterstützen und inhaltlich bereichern. Jeder von uns bringt seine individuellen Stärken ein. Nicht die Theorie war der Ausgangspunkt unserer Arbeit, sondern die Praxis – unsere Erfahrungen, die wir anschließend durch Theorie und Wissenschaft erklären konnten. Aus dem gemeinsamen Wunsch heraus, Heilung in der Welt zu verbreiten, gründeten wir 2019 HealVersity: das erste Ausbildungsinstitut für angewandte Epigenetik in der DACH-Region. Unser Ziel war es, Epigenetik-Coaches auszubilden, die ihren Klienten eine selbstbestimmte Zukunft mit ganzheitlicher Gesundheit ermöglichen. Nach vier Jahren erweiterten wir unser Bildungsangebot, um den Ansatz der »Holistic Health Education« noch umfassender voranzutreiben. Holistic Health bedeutet, dass die Gestaltung unseres Lebens, unserer Beziehungen und unserer Umwelteinflüsse unmittelbar mit unserer individuellen Gesundheit verbunden sind. Mentale Gesundheit und Stress, Ernährung und Lebensstil gewinnen seit Jahrzehnten an Bedeutung und können unsere Genaktivität und Gesundheit beeinflussen. Die Forschung in diesen Bereichen wächst rasant. Was es braucht, ist ein praxisorientierter, leichter Zugang zu diesem Wissen, um ein neues Bewusstsein im Umgang mit Gesundheit zu schaffen.

Scanne diesen QR-Code, um ein kurzes Vorstellungsvideo anzusehen, in dem du noch mehr über uns erfährst!

Laut der WHO (World Health Organization) sind Menschen zunehmend bereit, ihre eigene Gesundheit aktiv zu managen und präventive Maßnahmen zu ergreifen. Ein entscheidender Aspekt dabei ist die Selbstwirksamkeit und Selbstverantwortung. Dies fördert nicht nur die individuelle Gesundheit, sondern entlastet auch das Gesundheitssystem. Unsere Vision ist es, durch eine kraftvolle Bewegung das Gesundheitsbewusstsein der Gesellschaft zu revolutionieren.

3

GRUNDLAGEN DER GENETIK UND EPIGENETIK

Fallbeispiel 1

Ein achtjähriger Junge bekam die Diagnose rheumatoide Arthritis, eine chronische Entzündung der Gelenke. Die Krankheit war so weit fortgeschritten, dass er nicht mehr in der Lage war, aufrecht zu stehen, und auch nicht mehr laufen konnte. Er saß im Rollstuhl.

Die Empfehlung des Arztes war ein immunsuppressives Methotrexat, ein Wirkstoff, der viele Nebenwirkungen hat und auch bei manchen Krebserkrankungen eingesetzt wird.

Unter Umständen kann eine chronische Krankheit im Kindesalter den Rest des Lebens bestimmen, wenn der Behandlungsweg nicht diversifiziert genug ist.

Eine gründliche körperliche Untersuchung sowie die Analyse der Laborwerte zeigte, dass eine der Ursachen der Gelenkerkrankung des Jungen darin begründet war, dass die Zellmembran und das Fettsäureprofil in keinem guten Zustand waren und seine Zellen unter starkem oxidativem Stress litten. Seine Entzündungsfaktoren waren erhöht. Sein Zustand war nicht seiner genetischen Veranlagung zuzuschreiben, sondern vielmehr seiner schlechten Gesundheit, die verbessert werden konnte. Die klassische Medizin hatte in diesem Fall nicht richtig hingesehen, sondern lediglich das Symptom behandelt, ohne nach der Ursache zu forschen.

Mit der Gabe von Antioxidantien wurde der oxidative Zellstress vermindert. Zusätzlich wurde der Junge mit gesunden Fetten und Phospholipiden für die Zellmembran versorgt.

Der Junge wurde ganzheitlich und ursachenbasiert behandelt.

Mit Erfolg.

Nach nur einem Jahr konnte er wieder auf Krücken gehen, nach einem weiteren Jahr sogar am Schulsport teilnehmen. Er hatte das große Glück, dass seine Eltern es für möglich hielten, Heilung zu finden, ohne die Abhängigkeit von der dauerhaften Gabe eines Medikaments. Sie legten ihren Glaubenssatz ab, dass der Zustand ihres Sohnes nicht gebessert werden konnte.

Fallbeispiel 2

Junge Männer und Frauen, die bereits eine lange Odyssee hinter sich hatten, kamen in unser ärztliches Institut. Sie berichteten von einem schleichenden Prozess, bei dem ihre Leistung stetig abnähme und ihnen die Kraft im Alltag fehlte. Ihre Konzentration ließe zu wünschen übrig, und sie beklagten sich über eine dauerhafte chronische Müdigkeit.

Die Laborwerte, die sie von ihren behandelnden Ärzten erhalten hätten, wären unauffällig und sie wären gesund. Sie sollten mehr Sport treiben und sich mehr bewegen. Der Rat der Ärzte lautete, sich einen Therapeuten zu suchen, denn eventuell läge ihrem Zustand eine rein psychische Ursache zugrunde.

Bei genauerem Hinsehen stellte man fest, dass die Mitochondrien bei diesen jungen Menschen nicht optimal arbeiteten, wodurch verschiedene Prozesse in ihrem Körper nicht ausreichend unterstützt wurden. Die Lösung bestand in einem umfassenden Plan, der sich über sechs bis zwölf Monate erstreckt und darauf abzielt, die Mitochondrien wieder besser arbeiten zu lassen: die Zugabe von Mikronährstoffen, eine Ernährungsumstellung, moderate körperliche Aktivität, Stressreduktion, guter Schlaf sowie die Vermeidung von mitotoxischen Substanzen beziehungsweise Belastungen.

Sie sind im Heilungsprozess.

Fallbeispiel 3

Ein junger Mann war sehr aufgedreht, angespannt und unruhig.

Weder eine Entgiftungskur noch weitere Methoden trugen zu einer Veränderung seines Zustands bei. Die letzte Option, die von ärztlicher Seite eher selten verordnet wurde, war eine Anpassung seiner Schlafgewohnheiten sowie die Einführung in die Meditation. Das sind zwei einfache Anwendungen mit großer Wirkung.

Nach drei bis vier Wochen ging es dem Mann bereits besser. Sein Mindset und seine Gedankenstrukturen veränderten sich. Sein Alltag war geprägt von positiveren Gedanken, was zur Folge hatte, dass sich seine Verhaltensmuster veränderten.

Er konnte wieder mehr in die Entspannung kommen.

3.1 Was sind Gene? Was ist das Epigenom?

Befragst du Menschen in deinem Umfeld, wie ihr Körper aufgebaut ist, dann werden sie aller Wahrscheinlichkeit nach so antworten: Knochen, Muskeln, Organe, Blut. Eventuell sprechen sie noch von Faszien, sofern sie schon mal beim Physiotherapeuten waren. Vielleicht erinnern sie sich noch an den Biologieunterricht in der Schule, in dem es um Vererbung, Erbgut & Co. ging: Die Genetik wird jedoch kaum jemand nennen, wenn es um den Körper geht.

Wir Menschen bestehen aus etwa 50 Billionen Zellen, die miteinander verbunden sind und miteinander kommunizieren. Vor etwa 3 Milliarden Jahren waren die einzigen Lebewesen auf der Erde ausschließlich Einzeller. Um jedoch im Laufe der Evolution überlebensfähig zu bleiben und sich an die Umweltbedingungen anzupassen, haben sich diese Zellen in komplexen Kooperationen zusammengeschlossen. Dabei haben sie zu einem großen Teil die Fähigkeit verloren, für sich allein leben zu können, und haben sich auf eine Arbeitsteilung im Organismus spezialisiert. Dieser Zusammenhalt unter den Zellen ist von zentraler Bedeutung für dich und für deinen Körper.

Stelle dir jede deiner Zellen wie einen Mini-Menschen vor. So wie der Mensch mit Organen ausgestattet ist, so besitzt die Zelle kleine Zellorganellen, die Leben ermöglichen. Dein Körper ist also bildlich gesprochen ein Organismus aus Mini-Menschen, die sich zusammengeschlossen haben, um unter den jeweiligen Bedingungen leben zu können. Die Zellen haben uns allerdings einen entscheidenden Vorteil voraus, denn sie besitzen die Fähigkeit, perfekt untereinander zu kommunizieren, was wir Menschen häufig einfach nicht oder nur bedingt bewerkstelligen. Wir können glücklich sein, dass die Zellen in diesem Bereich intelligenter und effektiver handeln als wir.

In dem Maße, wie deine Zellen nur im Verbund zur Höchstform auflaufen können, so ist in deinem Körper auch alles miteinander verbunden. Das ist einer der wichtigsten Aspekte, die du in deinem Bewusstsein abspeichern solltest. Einzelgänger vs. Team. Denke mal an eine konkrete Situation in deinem beruflichen Umfeld und überlege dir, wie du dieser als Einzelkämpfer begegnet bist und wie du sie im Team bewerkstelligt hast. Welche Parameter waren dabei besonders herausragend? In deiner Analyse wirst du feststellen, dass es immer wieder um Zusammenhalt und Kommunikation geht, wenn du ein Projekt – beruflich wie privat – nach vorn bringen möchtest.

Sehr gern möchten wir in diesem Kapitel etwas tiefer in die Anatomie und in die biochemischen Abläufe einsteigen, um dir zu verdeutlichen, wie sehr das, was du denkst, fühlst und machst, Auswirkung auf deine Zellen und auf deine Gesundheit hat. Sei gespannt, denn es ist wahrscheinlich viel mehr, als du dir vorstellen kannst.

Jede Zelle ist von einer Zellmembran umgeben, die dafür sorgt, dass das innere Milieu aufrechterhalten bleibt. Nur dann kann sie ihre Aufgabe optimal ausführen und einen Schutzwall gegenüber der Umgebung bieten. Die Abläufe im Inneren können somit ungehindert stattfinden.

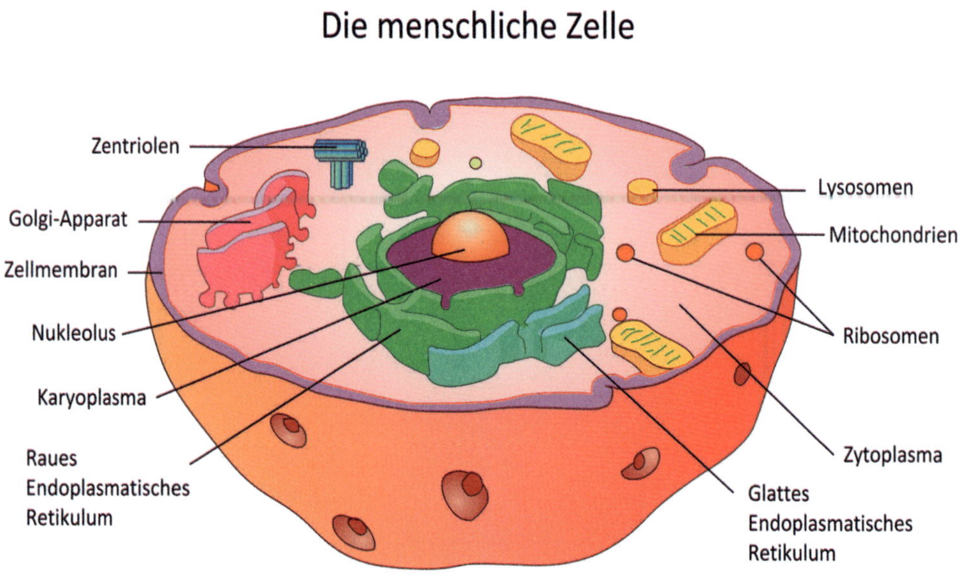

Abbildung 2: Aufbau einer Zelle

Dem Zytoplasma, das sich im Inneren der Zelle befindet, kommt eine sehr entscheidende Rolle zu. Es transportiert Nährstoffe, Ionen und Enzyme innerhalb des Zellkörpers. Im Zytoplasma befinden sich der Zellkern, das genetische Material sowie die Mitochondrien, die mitunter als Energiekraftwerk der Zellen bezeichnet werden, da sie deinen Körper mit Energie in Form eines Moleküls namens ATP (Adenosintriphosphat) versorgen. Sie bilden Energie aus Fetten, Kohlenhydraten (Glukose) und teilweise aus Proteinen – und zwar mehrere Kilogramm pro Tag.

Ohne Mitochondrien hat die Zelle keine Energie. Eine Störung dieser winzigen Zellorganellen hat nicht selten mit chronischer Müdigkeit zu tun, was medizinisch Mitochondriopathie genannt wird.

Mitochondrien sind wahre Künstler. Sie sind absolut winzig, bauen Fettsäuren ab, entgiften den Harnstoff, fungieren als Kalziumspeicher und halten die Organe und Zellen gesund, da sie die Apoptose, den programmierten Zelltod, einleiten. Außerdem liegt in den Mitochondrien die DNA, die aus 37 Genen besteht, die den Bauplan für die Proteine des Atmungskomplexes und für einige andere mitochondriale Proteine trägt.

Ohne Ribosomen, die Proteinfabriken unserer Zellen, läuft gar nichts. In ihnen erfolgt die Proteinbiosynthese (Translation), bei der unterschiedliche Aminosäuren zu Proteinen verknüpft werden. Die kugelförmigen Ribosomen liefern Eiweißmoleküle, die aus unterschiedlichen Aminosäuren zusammengesetzt sind, die die kleinste Einheit des Proteins verkörpern. Welche Aminosäuren ein bestimmtes Protein bilden, wird durch den genetischen Code eines Gens in der Desoxyribonukleinsäure (DNS) festgelegt. Dieser Code bestimmt die Reihenfolge der Aminosäuren, die während der Proteinbiosynthese verknüpft werden. Ohne Proteine würde in deinem Körper fast nichts funktionieren, denn er besteht zu einem wesentlichen Teil aus ihnen.

Ein weiterer sehr wichtiger Bestandteil deiner Zellen ist der Golgi-Apparat, in dem die gebildeten Proteine gespeichert oder noch nicht fertige Proteine weiter bearbeitet werden. Der Golgi-Apparat bildet sogenannte Transportvesikel, um Proteine aus der Zelle zu transportieren.

Proteine können nur dann richtig funktionieren, wenn sie sich im dafür passenden Milieu befinden. Hat dieses Milieu nicht den richtigen pH-Wert, eine falsche Temperatur oder eine unpassende elektrische Spannung, dann ist das Protein nicht in der Lage, seine Funktion so auszuführen, wie es notwendig ist. Zeigen bestimmte Bereiche unseres Körpers ein unpassendes Milieu, kann dies zu einem fehlerhaften Aufbau und einer fehlerhaften Ausführung der Proteinfunktionen führen. Umso wichtiger ist es, dass das Zytoplasma ein gesundes Milieu aufweist. Je nachdem, wie die epigenetische Prägung der Zelle aussieht, produziert sie spezifische Proteine:

- Eine Hautzelle produziert Proteine, die für die Funktion und Struktur einer Hautzelle typisch sind.
- Zellen in der Bauchspeicheldrüse produzieren das Hormon Insulin und Verdauungsenzyme.

Die Epigenetik regelt, welche Gene abgelesen und welche Zelltypen – unter anderem Hautzelle, Lungenzelle, Zelle in der Bauchspeicheldrüse – gebildet werden. Das Erbgut ist in jeder Zelle identisch, der einzige Unterschied liegt darin, wie die jeweilige Zelle epigenetisch programmiert ist und welche Gene unserer DNA aktiviert oder stumm geschaltet sind. Ohne die wertvollen Proteine wäre unser Körper nicht in der Lage, das Immunsystem, die Funktionen der Zelle oder die Zellmembran aufrechtzuerhalten. Die Zellmembran ist das Gehirn unserer Zelle. Wird sie entfernt, stirbt die Zelle sofort ab. Höchstwahrscheinlich wurde die Bedeutung der Zellmembran über lange Zeit in der Forschung völlig unterschätzt.

3.2 Was macht die Zellmembran so besonders?

Die Zellmembran weist gerade mal eine Dicke von einem sieben Millionstel Millimeter auf. Sie ist eine semipermeable dreischichtige Haut, die das Zytoplasma zusammenhält. Sie hat eine Kontrollfunktion und bestimmt über eine Phospholipid-Doppelschicht, was in die Zelle hinein- und was hinausgelangt. Außen ist diese Schicht wasserliebend (hydrophil), innen fettliebend (lipophil). Die Fettschicht bietet eine Art Barrierefunktion für die Zelle, da weder Wasser noch andere Stoffe eindringen können. Das ist möglich, weil jedes Phospholipid diese beiden Eigenschaften aufweist.

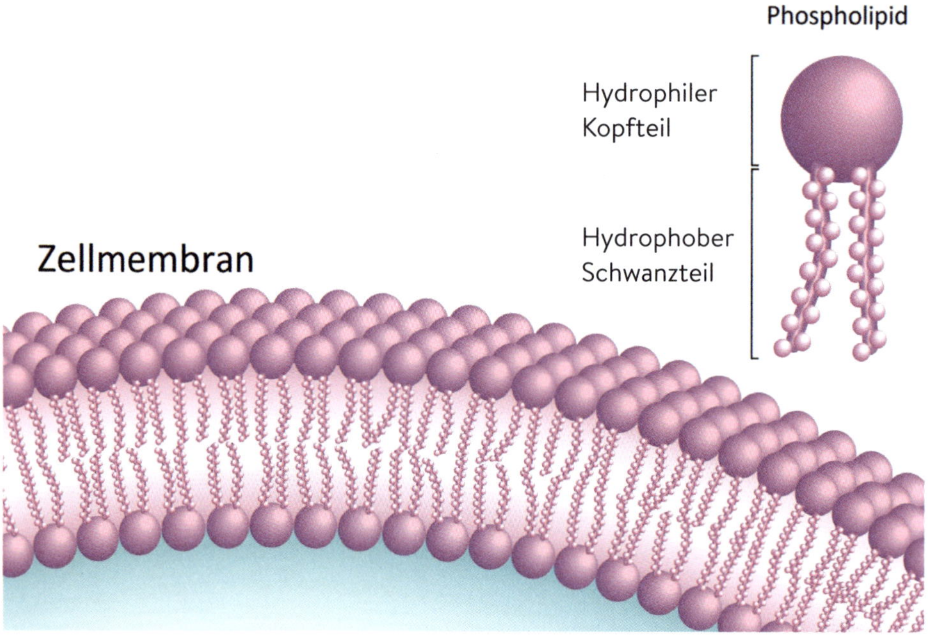

Abbildung 3: Phospholipid

Wir haben hierzu eine kurze Versuchsbeschreibung zur Verdeutlichung:

Gibt man Phospholipide in ein Wasserglas und schüttelt es, dann verbinden sich sämtliche Phospholipide zu einer Mizelle, also einer Art Kugel. Dabei sind die wasserliebenden Köpfe außen und die fettliebenden Beine innen. Erhöht man den Anteil der Phospholipide, kann dieser Kreis nicht mehr aufrechterhalten werden, und es entsteht eine kleine andere Kugel, sozusagen ein Kreis mit einer Phospholipid-Doppelschicht mit denselben Eigenschaften.

Dieser Vorgang findet automatisch statt, ohne dass wir etwas dazu beitragen müssen.

Die Zellnährstoffe benötigen jedoch einen Weg, um diese Barriere zu überwinden. Dafür gibt es die Membranproteine, die sich in der Zellmembran befinden. Das sind Rezeptoren oder Kanäle, die bestimmte Signale aus der Umwelt empfangen und in die Zelle weiterleiten oder auch bestimmte Stoffe durch die Kanäle hinein- und hinaustransportieren.

Funktioniert die Zellmembran nicht richtig, dann kann die Kommunikation zwischen Zelle und Umwelt beeinträchtigt sein, was zu einer Erkrankung der Zelle führen kann. Viele Menschen, die in unsere Praxis kommen, weisen einen Mangel an Phospholipiden und hochwertigen Fettsäuren auf. Die Zellmembran besteht zu einem Teil aus funktionstüchtigen Fettsäuren, wie den gesättigten und den ungesättigten Fettsäuren.

Sind die Zellmembran mit genügend Phospholipiden und der Körper mit ausreichend antioxidativen Stoffen ausgestattet, dann ist die Zellmembran vor aggressiven Radikalen geschützt, was wir auch oxidativen Stress nennen. Daher ist eine der Möglichkeiten, die wir in unserer Praxis anwenden, die Gabe von Infusionen oder Kapseln mit Phospholipiden sowie von Antioxidantien, um die Zellmembran aufzubauen und gleichzeitig den Körper zu entgiften. Neue Phospholipide werden in die Zellmembran eingebaut. Der Körper kann sie selbst über bestimmte Enzyme herstellen oder aber auch über die Nahrung aufnehmen.

Quellen sind beispielsweise:

- Eidotter
- Leber
- Sonnenblumenlecithin
- Krillöl

Liegt ein falsches Verhältnis von Fettsäuren oder ein Mangel an ganzen Phospholipiden in der Zellmembran vor, dann ist diese in ihrer Funktion beeinträchtigt.

Das Innere der Zellmembran besteht aus gesättigten und ungesättigten Fettsäuren, aber auch aus Trans-Fettsäuren, von denen wir uns fernhalten sollten, da sie keine Funk-

»Weist die Zellmembran einen Mangel an einzelnen Fettsäuren auf, dann kann der Informationsaustausch zwischen den Zellen gestört sein, was zu Erkrankungen führen kann.«

tion übernehmen. Das stellt durchaus eine Herausforderung dar, da Trans-Fettsäuren vornehmlich in Fast Food wie etwa Pommes, Burger, Pizza, Backwaren, Nuss-Nougat-Cremes, Margarine und Streichcremes vorkommen und wir den ganzen Tag davon umgeben sind. Ein Großteil der Bevölkerung liebt diese Lebensmittel. Sie verschmutzen jedoch unsere Zellmembran. Daher sollte dein Fokus auf gesunden Fettsäuren liegen.

Wenngleich gesättigte Fettsäuren in den Medien verschrien sind, so sind sie dennoch wichtig, da sie viel Energie liefern – natürlich in hochwertiger Qualität, wie sie im Kokosöl oder im daraus hergestellten MCT-Öl zu finden sind. Eine Unterversorgung haben wir meistens bei den ungesättigten Fettsäuren, die eingeteilt werden können in einfach (beispielsweise Nervonsäure, Ölsäure) und mehrfach (Omega-3 und Omega-6) ungesättigt.

Die Linolsäure (pflanzlich) und die Arachidonsäure (tierisch) sind die wichtigsten Vertreter der mehrfach ungesättigten Fettsäuren der Omega-6-Familie. Was wir an dieser Stelle unbedingt erwähnen wollen: Bereits bei einer Temperatur ab 130 Grad wandeln sich pflanzliche Öle mit einem hohen Gehalt an ungesättigten Fettsäuren in Transfette um. Das ist relativ früh, wenn du daran denkst, wie heiß die Pfanne beim Braten wird. Noch ein Hinweis: Tiere aus Massentierhaltung haben einen hohen Gehalt an Omega-6-Fettsäuren, da sie aus Kostengründen mit Mais, Soja und Weizen gefüttert werden, und diese Nahrungsmittel weisen ein ungünstiges Gleichgewicht zwischen Omega-3- und Omega-6-Fettsäuren auf. Die Balance zwischen diesen beiden Fettsäuren ist jedoch absolut wichtig.

Studien zeigen, dass in vielen europäischen Ländern eine Unterversorgung mit Omega-3-Fettsäuren zu beklagen ist, was wiederum die Omega-6-Fettsäuren zu dominant macht.

Warum ist das Gleichgewicht zwischen Omega-3- und Omega-6-Fettsäuren so wichtig?

Omega-6-Fettsäuren wirken entzündungsfördernd, und Omega-3-Fettsäuren wirken entzündungslindernd.

Dein Körper ist in der Lage, die meisten Fettsäuren selbst herzustellen. Was er nicht kann, ist die Produktion von Linolsäure (Omega-6) und von Alpha-Linolensäure (Omega-3). Dein Körper kann nur sehr bedingt die Omega-3-Fettsäuren, wie EPA und DHA, aus der Alpha-Linolensäure bilden. Daher müssen auch diese meist zugeführt werden.

Du kannst deine Fettsäuren entweder beim Arzt oder Heilpraktiker messen lassen. Oder du machst zu Hause über das Blut aus der Fingerbeere einen Test.

Möchtest du deine Phospholipide nachweisen lassen, dann empfehlen wir einen speziellen Test bei einem spezialisierten Arzt oder Heilpraktiker.

Wichtig ist, dass die Fettsäuren in unseren Zellmembranen in einem richtigen Verhältnis vorhanden sind, da die Zellmembran ansonsten krank wird. Um den Körper gut zu versorgen, ist es ratsam, morgens mit je einem Esslöffel

- Leinöl (enthält Alpha-Linolensäure) in Bioqualität
- hochwertigem Olivenöl (enthält Ölsäure) sowie
- Algenöl (enthält EPA und DHA)

in den Tag zu starten.

Optional noch ein Esslöffel MCT-Öl oder Kokosöl (gesättigte Fettsäuren) für den Energieschub in den Tag.

Fallbeispiel 3 verdeutlicht die Macht der Gedanken und ihren Effekt auf die Zellen. Freude und Liebe, Angst und Stress bestimmen über den Zustand deiner Zellen: Balance oder Dysbalance. Hegst du zum Beispiel immer wieder Gedanken, die Angst und Stress in dir auslösen, dann bekommen deine Zellen das Signal »Ich muss mich schützen« und gehen in eine Art Überlebensmodus. So wie du bei Angst respektive Stress dicht machst und dich abschottest, so machen es auch deine Zellen, denn sie haben das Bestreben, sich gegen schlechte Eindringlinge zu schützen.

Deine Lebenseinstellung kann deine Zellen aus ihrer Harmonie bringen, sie jedoch auch beflügeln. Wie war es, als du dich das letzte Mal verliebt hast? Hattest du da nicht das Gefühl, dass dir die Welt gehört? Dass dich nichts aus der Bahn werfen kann? Im Zustand der Liebe und des Verliebtseins können sogar Schmerzen für einen gewissen Zeitraum übertüncht werden; so stark ist die Wirkung der positiven Gedanken und Gefühle auf deine Zellen. Sie fühlen sich wohl und arbeiten in Harmonie zusammen. Eine Heilung ist möglich.

Was bedeutet das konkret für dich?

Du darfst deinen Körper in ein Milieu bringen, in dem deine Regenerationskräfte für dich besonders gut arbeiten können.

3.3 Wie kommunizieren deine Zellen miteinander, und wie wird der jeweilige Zustand überhaupt hervorgerufen?

Die Biochemie ist eine der Antworten. Hier geht es um Prozesse, die deine Zellen auf äußere Reize reagieren lassen, diese umwandeln, als Signal in das Zellinnere weiterleiten und so einen zellulären Effekt erzeugen. Auslöser dieser biochemischen Prozesse sind Rezeptoren, respektive Proteine, die die Informationen von außen aufnehmen.

»Jeder Gedanke und jedes Gefühl hat Einfluss auf deine Zellen und damit auf deine Gene.«

»Lang anhaltende negative Gedanken und chronischer Stress können zu einer beeinträchtigten Versorgung und Funktion der Zellen führen.«

Dabei verfügt jede Zelle über Rezeptoren für ganz bestimmte Funktionen, sodass sämtliche Sinnesreize abgedeckt sind. So besitzt zum Beispiel die Haut Rezeptoren, die Signale für das Spüren und Fühlen weitergeben. Die Rezeptoren von Zunge und Nase sind für das Schmecken und Riechen verantwortlich. Die Proteine besitzen die Fähigkeit, die Zelle so zu steuern, dass sie bestimmte Stoffe produziert, die Zellteilung einleitet oder auch auf andere Weise reagiert – je nach Information.

Nicht nur Gedanken, Gefühle sowie Hormone wirken auf deine Zellen, sondern auch alles, was du aktiv zuführst: Nahrung, Nahrungsergänzungsmittel, Medikamente. Diese Substanzen dringen in deine Zellen ein und treten wieder aus. Die an den Rezeptoren ablaufenden Reaktionen verändern oder steuern häufig die Zellfunktionen. Ein Beispiel dafür ist die Bindung von Insulin an die Rezeptoren auf der Zellmembran, um den Blutzuckerspiegel zu regulieren und zu ermöglichen, dass Glukose in die Zellen eindringt.

Die Rezeptoren sind die feinsten Antennen in deinem Körper. Gedanken, Schwingungen, Frequenzen können darüber aufgenommen werden und so unser biologisches Verhalten steuern. Das ist ein Ausgangspunkt für Erklärungsansätze von energetischem Heilen. Rezeptoren reagieren aber auch auf physische Reize, auf Arzneimittel, auf Substanzen, die produziert werden, zum Beispiel die Hormone.

Hormone lösen biologische, epigenetische Prozesse aus, damit am Ende bestimmte Gene abgelesen werden können. Bei Freude schüttet dein Körper zum Beispiel größere Mengen des Glückshormons Dopamin aus, was die Zellen dazu veranlasst, eine Reihe von Reaktionen auszulösen, die oft dazu führen, dass bestimmte Gene abgelesen und entsprechende Proteine produziert werden. Im entgegengesetzten Fall – bei Angst und Stress – schüttet dein Körper Stresshormone aus, die jede Zelle deines Körpers in den Überlebensmodus drängen. Die Kommunikation der Zellen verschlechtert sich, und sie schützen sich vor dem Eindringen von potenziell schädlichen Stoffen. Wird die Zellmembran krank, können auch Nährstoffe nicht mehr ausreichend in die Zelle eindringen und gleichzeitig Stoffwechselprodukte und Umweltgifte nicht mehr ausreichend austreten. Die Zelle kann eine Mangelernährung erleiden, was ihr die Fähigkeit nimmt, Energie zu produzieren, und zu Disharmonien im Körper führt.

3.4 Die Genetik als Bauplan deiner Zellen

Häufig wird die Zelle in der Biologie (in der Physik sind es die Atome) als kleinste Einheit eines Lebewesens definiert. Sie besteht aus vielen noch kleineren Teilen, die alle eine bestimmte Aufgabe haben.

Alle Zellen besitzen dasselbe Erbgut, wenngleich die Zellen nicht alle ein identisches Erscheinungsbild haben. Jeder Mensch hat 23 verschiedene Chromosomenpaare, die zu einem Teil aus einem zweieinhalb Meter langen DNA-Strang bestehen. Man spricht von einer DNA-Doppelhelix, da die Struktur der DNA an eine gedrehte Leiter erinnert, die aus zwei langen gewundenen Strängen besteht. Die Grundbausteine der DNA sind Nukleotide, die sich jeweils aus drei Komponenten zusammensetzen, nämlich aus einer Phosphatgruppe, einem Zucker (Desoxyribose) und aus einer von vier Stickstoffbasen (Adenin, Cytosin, Guanin, Thymin). Diese Basen verbinden sich über Wasserstoffbrücken und bilden die Stufen der DNA-Doppelhelix. Adenin paart dabei stets mit Thymin und Cytosin stets mit Guanin.

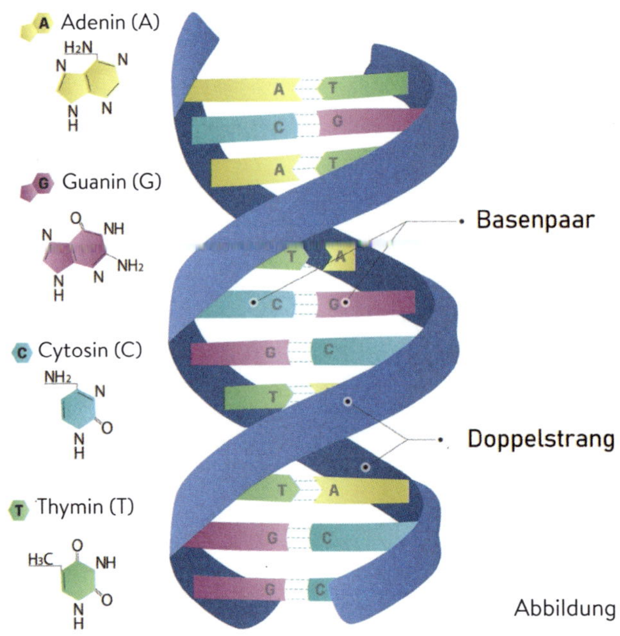

Abbildung 4: DNA

Ein bestimmter Abschnitt einer Basensequenz bildet dann ein Gen. Die DNA ist in die Zelle eingepackt. Damit sie gut geschützt ist, wickelt sie sich um die Proteine, die sogenannten Histone, die in den Chromosomen liegen. 44 Chromosomen bilden 22 gleiche Paare; lediglich ein Paar entscheidet darüber, ob du als Mann (XY-Paar) oder als Frau (XX-Paar) geboren bist. Aus dem Code deines Gens wird das Protein gebaut, das die Funktionen im Körper übernimmt.

Deine Gene bergen die Information für sämtliche Stoffwechselprozesse in deinem Körper, aber auch zum Beispiel die Augenfarbe oder die Haarfarbe.

»Eine gesunde Zellmembran ist die Voraussetzung für eine gute Kommunikation deiner Zellen.«

3.5 Wie funktioniert das Ablesen des Gens und damit die Produktion des Proteins?

Die Histone verpacken die DNA nicht nur, sondern sie reagieren auch auf Signale von außen. Wo genau abgelesen wird, wird durch die Promotor-Proteine reguliert. Kommt nun ein Signal, verändert sich die Form der Histone, um die sich die DNA wickelt, und die DNA wird an einer bestimmten Stelle ablesbar. Bei der Transkription dockt das Signal an und die RNA-Polymerase kann damit beginnen, den Code abzulesen sowie eine Kopie dieses DNA-Stranges zu machen, der ein Gen bildet. Diese Kopie nennen wir messenger-RNA (mRNA). Sie funktioniert als Informationsträger des DNA-Codes eines bestimmten Gens.

Die mRNA wandert aus dem Zellkern in das Zytoplasma und wird von den Ribosomen abgelesen. Aus dieser Information entsteht eine Aminosäurenkette, die ihrerseits ein Protein bildet. Die Abfolge der unterschiedlichen Aminosäuren ist im kopierten Code der mRNA gespeichert und bestimmt letztendlich darüber, wie sich ein Protein faltet, und damit einhergehend, welche Funktion es im Körper übernimmt. Es gibt 21

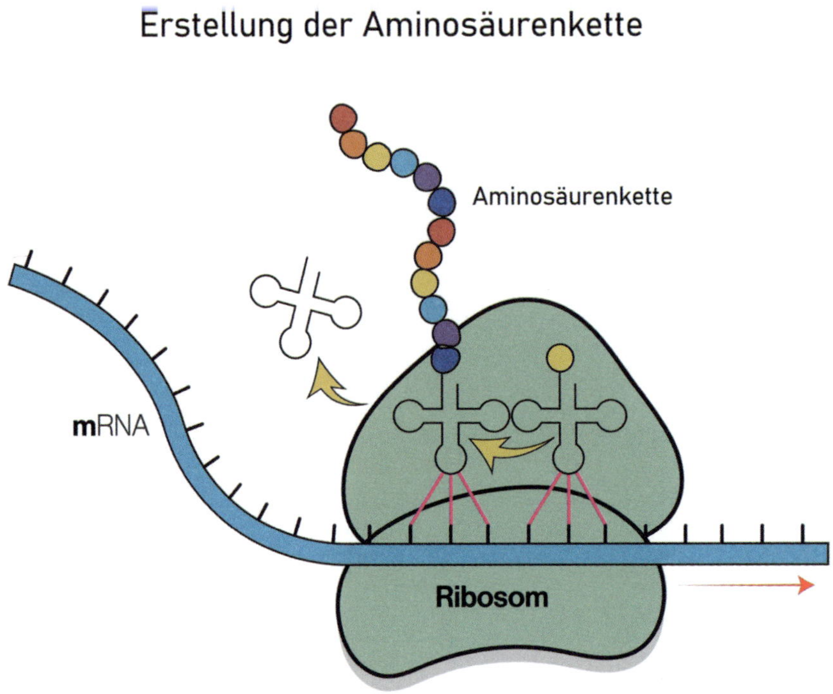

Abbildung 5: Aminosäurenkette

bekannte Aminosäuren, von denen mittlerweile neun essenziell sind. Diese müssen dem Körper täglich von außen zugeführt werden, was bedeutet, dass du im Rahmen deiner Ernährung darauf achten darfst, dass dies auch in ausreichender Menge erfolgt. Dein Körper baut die über die Nahrung zugeführten Proteine zu Aminosäuren ab, um mit diesen wiederum mithilfe der mRNA selbst ein Protein zu bauen.

Ohne Proteine kein Körper!

Es gibt eine ganze Menge an Proteinen, die die Abläufe in deinem Körper regulieren. Hier ein paar Beispiele:

- Verdauungsenzyme, die deine Nahrung aufspalten
- Enzyme für die Energiegewinnung
- Immunzellen für dein Immunsystem

Wir vergleichen unsere DNA gern mit einem Kochbuch, in dem etwa 22 500 Rezepte Platz finden. Aus jedem der Rezepte können einzelne Proteine hergestellt werden. Bei der geschätzten Anzahl von circa 80 000 bis 400 000 unterschiedlichen Proteinen[1] in deinem Körper wird schnell klar, dass diese Vielfalt durch die komplexe Regulation der Genexpression und nicht allein durch die Anzahl der Gene erklärt werden kann. Die Epigenetik spielt eine wichtige Rolle bei der Steuerung dieser Prozesse, indem sie bestimmt, welche Gene unter bestimmten Bedingungen aktiv sind und somit zur Produktion der verschiedenen Proteine beitragen.

3.6 Die Epigenetik als flexibler Mechanismus für Genregulierung

Lange dachte die Wissenschaft, dass der Informationsfluss streng linear und unveränderlich sei:

DNA → mRNA → Protein

Inzwischen weiß man, dass dieser Prozess komplexer ist. Signale aus der Umwelt und andere regulatorische Mechanismen beeinflussen, wie schnell und effizient Gene abgelesen werden und ob sie an- oder abgeschaltet werden. Diese Prozesse sind Teil der epigenetischen Regulation und anderer Kontrollmechanismen, die die Genexpression modifizieren können.

1 Rösch, H. (2014): »Vom Genom zum Interaktom«, online verfügbar unter https://www.mpg.de/6351866/genom_interaktom#:~:text=Geht%20man%20heute%20von%2020.000,Proteine%20kann%20keine%20Zelle%20%C3%BCberleben, letzter Zugriff am 13.08.2024.

Fallbeispiel eineiige Zwillinge

Die Anlage der Gene bei eineiigen Zwillingen ist zu 100 Prozent identisch. Das zeigt das Ablesen der Gene direkt nach der Geburt. Bereits nach zwölf Monaten unterscheiden sich die Zwillinge im Ablesen ihrer Gene deutlich, wenngleich sie weiterhin dieselben Gene in sich tragen.

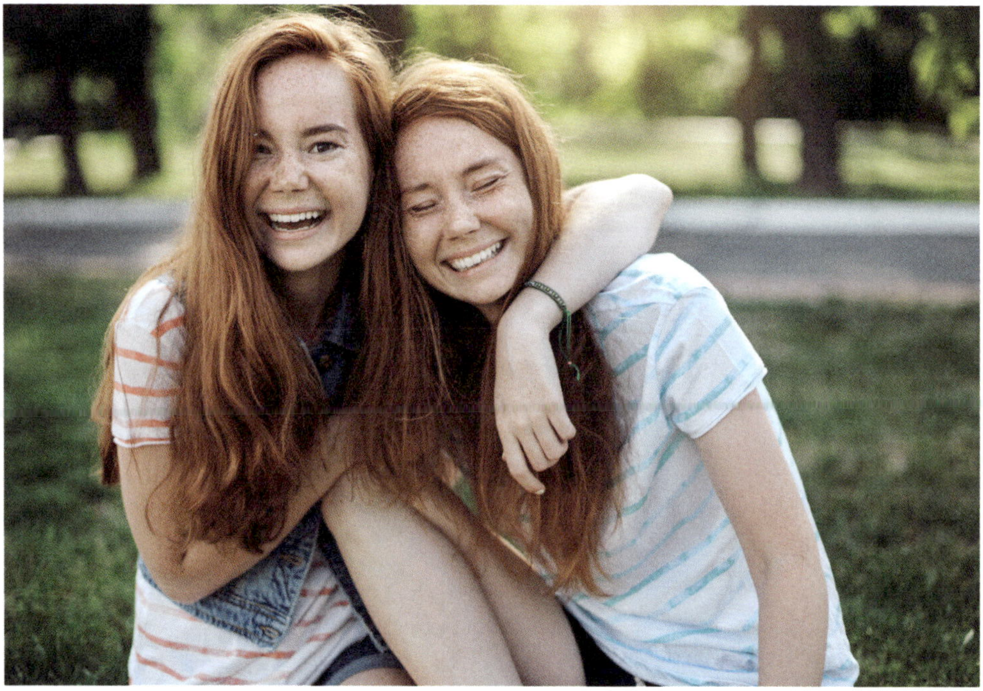

Abbildung 6: eineiige Zwillinge

Persönliche Faktoren im Lebensstil lassen das Epigenom, das auf der DNA sitzt, sich unterschiedlich entwickeln. Dieses Phänomen verstärkt sich mit den Jahren. Es ist also beispielsweise möglich, dass die Zwillinge die Anlage für Diabetes in sich tragen, die Krankheit jedoch nicht zwangsläufig bei beiden ausbrechen muss. Studien[2] zufolge erfordert es keine Mutation eines Gens, um zu erkranken. Das ist mit einer Wahrscheinlichkeit von ungefähr 5 Prozent eher die Ausnahme, gemäß der Analyse der Gene und des Epigenoms.

2 Paul, D. S. et al. (2016): »Increased dna methylation variability in type 1 diabetes across three immune effector cell types«, in: *Nature Communications* 7, DOI: 10.1038/ncomms13555.

Wusstest du, dass etwa 25 Prozent deiner Lebenserwartung durch genetische Faktoren bestimmt werden? Die restlichen 75 Prozent werden durch Umwelteinflüsse, Lebensstil und andere nicht-genetische Faktoren beeinflusst.[3] Das bedeutet, dass du einen erheblichen Einfluss auf deine Gesundheit und Lebenserwartung hast – eine sehr gute Nachricht, findest du nicht auch?

Du hast viele Möglichkeiten, positiv auf deine Gesundheit einzuwirken. Es wäre vermessen zu denken, dass Genetik und die Epigenetik in keinerlei Wechselwirkung zueinanderstehen. Ganz im Gegenteil. Sie sind miteinander verbunden und sollten niemals isoliert betrachtet werden.

Sind deine Zellen im permanenten Austausch mit der Umwelt, dann ist auch dein Körper im permanenten Austausch mit der Umwelt. Zur Umwelt gehören auch das extrazelluläre Gewebe sowie das Milieu, das jede Zelle umgibt und das aus Mineralien, Vitaminen, Hormonen, Signalmolekülen sowie Wasser besteht.

Elf Faktoren, die Einfluss auf dein Epigenom und auf deine Gesundheit nehmen:

1. Deine Bewegung
2. Deine Ernährungsweise
   - Welchen Stellenwert räumst du deiner Nahrung ein?
   - Welche Nahrungsmittel kann dein Körper optimal verwerten?
3. Ist dein Körper in der Lage, Nährstoffe aufzunehmen und damit zu arbeiten?
4. Wie stark ist dein Körper mit Umweltgiften belastet? (Entgiftung)
5. Wie geht dein Körper mit entzündlichen Reizen um?
6. Welche Qualität hat dein Schlaf und wie fühlst du dich nach dem Aufwachen?
7. Wie gehst du mit Stress, belastenden Emotionen und Erfahrungen um?
8. Fühlst du dich in deinem sozialen Umfeld wohl?
9. Wie spricht deine innere Stimme mit dir? (Glaubenssätze)
10. Hast du Vertrauen in das Leben und dadurch einen entspannten Körper?
11. Lebst du im Einklang mit der Natur?

Fallbeispiel Mäuse

Zwei Mäuse sind genetisch identisch. Der einzige Unterschied liegt in der Ernährung der Mutter während der Schwangerschaft, was sich auf die Gesundheit und das Erscheinungsbild der Mäuse auswirkt. Eine Maus ist dünn, gesund und vital, während die andere

3 Reed, M. P. et al. (2008): »The heritability of human longevity: a population-based study of 17,304 Norwegian twins«, in: *Nature Genetics* 40.5, S. 540–544.

*»Wie du deine Umwelt
und dein Leben gestaltest,
nimmt Einfluss auf
deine Genaktivität.«*

Maus dick ist und unter typischen chronischen Erkrankungen wie Diabetes, Herz-Kreislauf-Erkrankungen, Bluthochdruck und Fettleibigkeit leidet.[4]

Wenn die Mutter vor und während der Schwangerschaft nicht genügend Methylgruppen über die Nahrung aufnimmt, die für die Genregulation essenziell sind, können bestimmte Gene, die Krankheiten fördern, nicht effektiv ausgeschaltet werden.

Durch epigenetische Regulationsmechanismen können Zellen flexibel auf Signale von außen reagieren. Diese Mechanismen werden im Epigenom gespeichert, das in den chemischen Modifikationen der DNA und der Histone verankert ist.

3.7 Mechanismen der Genregulierung

Durch epigenetische Modifikationen – chemische Veränderungen an DNA-Basen oder Histonen – werden Gene an- und abgeschaltet. Sie führen dazu, dass die DNA stark, schwach oder auch gar nicht ablesbar ist.

Nicht die Anzahl der Gene ist bedeutsam, sondern die Regulation der Gene.

Diese erfolgt über die drei epigenetischen Mechanismen der DNA-Methylierung, Histonmodifikation und microRNAs.

3.7.1. DNA-METHYLIERUNG

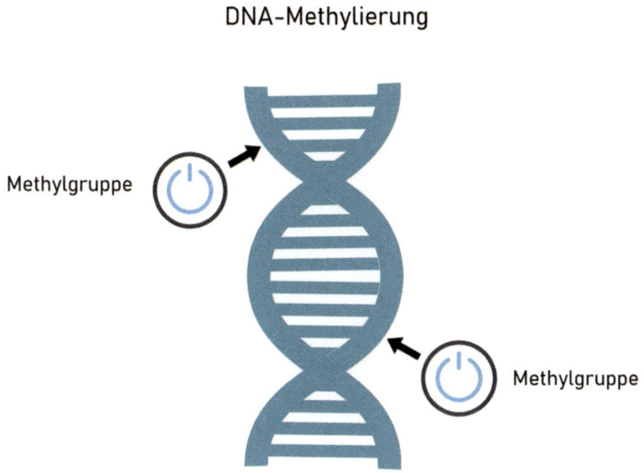

Abbildung 7: Methylierung

4 Duke University Medical Center (2003): »Common Nutrients Fed To Pregnant Mice Altered Their Offspring's Coat Color«, in: *ScienceDaily*, 1 August 2003, online verfügbar unter https://www.sciencedaily.com/releases/2003/08/030801081754.htm, letzter Zugriff am 13.08.2024.

Bei einer Methylierung bindet sich eine Methylgruppe – bestehend aus einem Kohlenstoffatom und drei Wasserstoffatomen – an ein anderes Molekül, typischerweise an die DNA. Methylierung findet in deinem Körper ständig statt und ist essenziell für das Leben. Sie ist notwendig, um epigenetische Modifikationen vorzunehmen und damit die Genexpression zu steuern. Darüber hinaus spielt sie eine Rolle bei der Herstellung von Neurotransmittern und der Entgiftung des Körpers. Die Methylierung der DNA erfolgt durch Enzyme, die sogenannten DNA-Methyltransferasen. Diese Enzyme fügen Methylgruppen gezielt an bestimmte Stellen der DNA hinzu, was in der Regel zur Repression der Genaktivität führt, indem der Zugang zur DNA eingeschränkt wird. Eine DNA-Methylierung kann somit zur Stilllegung von Genen führen, während eine Demethylierung das Potenzial hat, Gene zu aktivieren. Eine Zunahme der DNA-Methylierung führt in der Regel zu einer Abnahme der Genaktivität.

Ein Beispiel für DNA-Methylierung:

Die Bienenvölker bestehen zum großen Teil aus den Arbeiterbienen. Nur wenige Larven entwickeln sich zu Königinnen. Bedeutsam ist, dass die Larven im frühen Entwicklungsstadium alle identisch sind, ihre DNA sich also komplett gleicht. Jedoch gibt es einen Faktor, der darüber entscheidet, in welche Kategorie sich die Larven entwickeln – und das ist ihre Ernährung. Zu Arbeiterinnen werden jene Larven, die sich nach dem dritten Stadium nur noch von Honig und Pollen ernähren. Larven, die über sämtliche Entwicklungsstadien hinweg ausschließlich Gelée Royale zu sich nehmen, entwickeln sich zu Königinnen.

Es kann aber auch sein, dass ein bestimmtes Gen stumm geschaltet sein sollte, da es defekt ist, nicht gebraucht wird oder schlichtweg schädlich für deinen Körper ist. Ein klassisches Beispiel hierfür sind die Onkogene. Sind diese angeschaltet, dann ist das Krebsrisiko erhöht. Auch die Gene von Viren sollten stumm geschaltet sein, denn die humanen endogenen Retroviren sind zum Beispiel in der Lage, sich in dein Genom einzubauen. Infizieren diese Viren auch deine Keimzellen, dann vererbst du die viralen Sequenzen an deine Nachkommen. Jedoch wird dies in der Natur nicht häufig beobachtet.

Ohne DNA-Methylierung würden sämtliche Gene zu jeder Zeit abgelesen werden, und wir wären nicht lebensfähig.

Der Methylkreislauf (Methioninzyklus) macht den Mechanismus der DNA-Methylierung überhaupt erst möglich und ist essenziell für den epigenetischen Mechanismus der Methylierung, der in deinem Körper optimal funktionieren sollte. Sowohl der Prozess der Über-Methylierung als auch der Prozess der Unter-Methylierung kann zu vielen Problemen in deinem Körper führen. Mit jeder Mahlzeit, mit deinem Stresslevel und mit deiner Balance kannst du tagtäglich den Kreislauf beeinflussen. Fehlen die erforderlichen Methylgruppen, kann es zu ernsthaften gesundheitlichen Problemen führen.

3.7.2. DIE HISTONMODIFIKATION

Fast die gesamte DNA in unseren Zellen ist um Histonproteine gewickelt. Histone sind basische Proteine des Zellkerns, die dabei helfen, die DNA kompakt zu verpacken und zu schützen. Gene, die abgelesen werden sollen, sind weniger dicht verpackt, und die DNA ist locker um die Histone gewickelt, was den Zugang für die Ableseprozesse erleichtert. Bis heute sind mehr als 140 verschiedene Arten von Histonmodifikationen bekannt, was die Vielfalt und Komplexität der Genregulation unterstreicht. Zwei wichtige Modifikationen sind die Acetylierung und die Methylierung. Die Acetylierung ist ein Vorgang, bei dem die positive Ladung der Lysinreste an den Histonen neutralisiert wird, wodurch die DNA-Struktur gelockert und die Genexpression erleichtert wird. Methylierung kann je nach Kontext entweder die Genexpression aktivieren oder unterdrücken.

In Stammzellen spielen Histonmodifikationen eine sehr wichtige Rolle. Stammzellen weisen eine Kombination von aktivierenden und repressiven Modifikationen an regulatorischen Bereichen der DNA auf. Dies ermöglicht es ihnen, flexibel auf verschiedene Signale zu reagieren und sich in unterschiedliche Zelltypen zu differenzieren, weshalb sie als pluripotent bezeichnet werden. Die Entwicklung einer Stammzelle hängt von den Signalen aus ihrer Umgebung ab, die ihre Differenzierung steuern. Diese Signale können sowohl chemischer Natur (wie Wachstumsfaktoren, Hormone, Nährstoffe) als auch physikalischer Natur (wie die Steifheit des Gewebes und mechanische Kräfte) sein. Differenzierung bezeichnet den Prozess, bei dem sich Stammzellen unter dem Einfluss genetischer und umweltbedingter Signale in spezialisierte Zelltypen wie Leber-, Haut- oder Nervenzellen entwickeln.

In kranken Zellen treten häufig Fehler in den epigenetischen Programmen auf. Dabei können Zellen ihr epigenetisches »Gedächtnis« verlieren, was zu einer fehlerhaften Aktivierung oder Deaktivierung von Genen führt. Dies kann die Produktion fehlerhafter mRNAs und damit die Entstehung von Krankheiten zur Folge haben. Ein gesunder, naturverbundener Lebensstil kann dazu beitragen, das Risiko solcher epigenetischen Fehlregulationen zu verringern.

3.7.3. MicroRNA (miRNA)

In den letzten 30 Jahren hat die Forschung großes Augenmerk auf microRNA gelegt. Im Jahr 1993 wurde die erste microRNA entdeckt. Sie spielt eine entscheidende Rolle bei der Genregulation. Dieser Prozess wird mit dem Begriff RNA-Interferenz beschrieben. Außerhalb des Zellkerns beeinflusst die microRNA die Regulation von Genpro-

»Durch eine drastische Verbesserung deines Lebensstils sind epigenetische Fehler reversibel.«

dukten wie beispielsweise der mRNA. Über Verbindungen zwischen den Zellen können microRNAs ausgetauscht werden, wodurch die Zellen miteinander kommunizieren können. Auf diese Weise können epigenetische Prozesse über Organe hinweg in deinem Körper ausgelöst werden. Obwohl microRNAs hauptsächlich im Zytoplasma wirken, gibt es Hinweise darauf, dass sie auch in den Zellkern transportiert werden können und dort möglicherweise die Transkription beeinflussen oder an der Regulation der Chromatinstruktur beteiligt sind. Die direkte Beteiligung von microRNAs an epigenetischen Veränderungen im Genchromatin ist jedoch ein Bereich aktueller Forschung und noch nicht so klar definiert wie ihre Rolle in der posttranskriptionellen Genregulation.

Wie wirken microRNAs außerhalb des Zellkerns?

Verbindet sich eine microRNA mit einer mRNA im Zytoplasma einer Zelle, wird die mRNA praktisch ausgeschaltet und kann von den Ribosomen nicht mehr in ein Protein übersetzt werden. Indirekt führt dies zur Unterdrückung der entsprechenden Gene. Dein Körper produziert microRNAs auf ähnliche Weise wie mRNAs. Beim Ablesen der DNA-Sequenz entsteht eine microRNA anstelle einer mRNA. Etwa 60 Prozent der Gene werden durch microRNAs indirekt reguliert. Je nach Gewebe und spezifischer Zelle werden microRNAs aus der DNA transkribiert und regulieren so die Physiologie deines gesamten Körpers.

Ein interessanter Aspekt ist, dass microRNAs in unserer Nahrung enthalten sind und nach der Aufnahme möglicherweise unsere Genexpression beeinflussen können. Dies ist ein relativ neues Forschungsfeld und noch Gegenstand von Diskussionen. Es gibt Studien, die darauf hindeuten, dass pflanzliche microRNAs nach der Aufnahme durch die Nahrung in menschliche Körperzellen gelangen und dort die Funktion bestimmter mRNAs beeinflussen könnten. Allerdings sind diese Ergebnisse nicht eindeutig und werden kontrovers diskutiert, da es schwierig ist, nachzuweisen, dass diätetische microRNAs die Verdauungsprozesse überleben, in ausreichender Menge aufgenommen werden und spezifisch genug sind, um menschliche Gene zu regulieren. Die meisten Experten sind vorsichtig bei der Interpretation dieser Ergebnisse und betonen, dass weitere Forschung erforderlich ist, um zu klären, inwieweit diätetische microRNAs tatsächlich einen signifikanten Einfluss auf die menschliche Genexpression haben.

Hier schließt sich der Kreislauf zur Nahrung. Du kannst jetzt vermutlich verstehen, warum genmanipulierte Nahrungsmittel potenziell schädlich sein könnten.

Häufig ist in menschlichen Krebszellen ein epigenetisch reguliertes An- und Abschalten von microRNAs zu beobachten. Forscher finden nicht selten eine fehlerhafte DNA-Methylierung an den Promotoren, die für die Transkription der microRNAs verantwortlich sind.[5] Diese Fehlregulation kann dazu führen, dass wichtige mRNAs entweder verringert, abgebaut oder fehlerhaft translatiert werden, was möglicherweise die Entwicklung und das Fortschreiten von Krebs fördert.

3.7.4 METHYLKREISLAUF (METHIONINZYKLUS)

Die Aktivität vieler Gene in Zellen wird durch Methylierung gesteuert, was die Bedeutung einer ausgewogenen Methylierung in deinem Körper besonders hervorhebt.

Fallbeispiel

Eine junge Frau, Anfang 30, möchte nach ihrem Studium beruflich Fuß fassen und hat für sich klar definiert, dass sie eine gut bezahlte Stelle anstrebt. Sie ist bereit, sich vollkommen dafür einzusetzen, merkt jedoch nach einiger Zeit, dass sie an ihre energetischen Grenzen stößt. In ihrem Beruf bleibt wenig Raum, auf ihre persönlichen Grenzen zu achten, und so übergeht sie sie. Ihre Ernährung leidet darunter: Statt ausgewogen zu essen, greift sie zu süßen Teilchen, Coffee-to-go, Sandwiches vom Bäcker und Kantinenessen. Abends fehlt ihr die Energie und Motivation, um zu kochen; stattdessen bestellt sie beim Lieferservice oder nimmt ein Fertiggericht aus dem Supermarkt mit nach Hause.

Wie wirkt sich dieser Lebensstil auf Dauer auf die Gesundheit der Frau aus?

In einem herausfordernden Berufsalltag benötigt der Körper ausreichende Nährstoffe, um mit dem Stress klarzukommen, darunter auch solche, die Methylgruppen bereitstellen. Je mehr Stress, desto höher ist der Bedarf an diesen Nährstoffen. Eine ausgewogene und proteinreiche Ernährung ist daher besonders wichtig. Mit einer Ernährung, die hauptsächlich aus Pizza, Pasta & Co. besteht, riskierst du schnell einen Nährstoffmangel, was den Körper zusätzlich belastet und ihn in einen anhaltenden Stresszustand versetzen kann. Wenn dieser Modus über einen längeren Zeitraum anhält, kann er toxisch wirken: Der Körper befindet sich dauerhaft im Stress und schüttet vermehrt Adrenalin und Noradrenalin aus. Um sich wieder zu entspannen, müssen diese Stresshormone mithilfe des Enzyms COMT (Catechol-O-Methyltransferase) abgebaut werden. Ein effektiver Abbau dieser Hormone ist entscheidend für einen erholsamen Schlaf, der lebensnotwendig ist, um den Körper wieder ins Gleichgewicht zu bringen und neue Energie zu tanken.

5 Suzuki, H. et al. (2012): »DNA methylation and microRNA dysregulation in cancer«, in: *Mol Oncol* 6(6), S. 567–578, DOI1: 10.1016/j.molonc.2012.07.007.

»Nahrung ist
nicht nur Energie.
Nahrung ist tatsächlich
Information.«

Methionin, eine essenzielle Aminosäure, ist eine wichtige Komponente im Methylierungszyklus. Zusammen mit Magnesium ist dein Körper in der Lage, über Enzymprozesse das Molekül S-Adenosylmethionin (SAMe) zu synthetisieren. SAMe fungiert als Hauptspender von Methylgruppen in zahlreichen biochemischen Prozessen, darunter die Methylierung durch das Enzym COMT (Catechol-O-Methyltransferase). Wenn dein Körper chronischem Stress ausgesetzt ist, benötigt COMT vermehrt Methylgruppen, wodurch der SAMe-Vorrat erschöpft werden kann. Dies kann einen Teufelskreis in Gang setzen, bei dem der Körper dauerhaft im Stressmodus verharrt. In diesem Zustand können sich die Zellen nicht regenerieren, der Aufbau der Zellmembranen und Entgiftungsprozesse werden beeinträchtigt, und das Risiko für Krankheiten steigt.

Zu Beginn äußert sich chronischer Stress oft durch erhöhte Reizbarkeit, Schwierigkeiten beim Abschalten der Gedanken, Probleme beim Entspannen und schlechten Schlaf. Hinzu kommen häufig Verdauungsprobleme, da der Darm unter Stress weniger effizient arbeitet und das Mikrobiom – unsere Darmflora – in Mitleidenschaft gezogen wird. Nicht selten suchen Betroffene Ablenkung in übermäßiger Arbeit und entwickeln eine Tendenz zum Workaholismus.

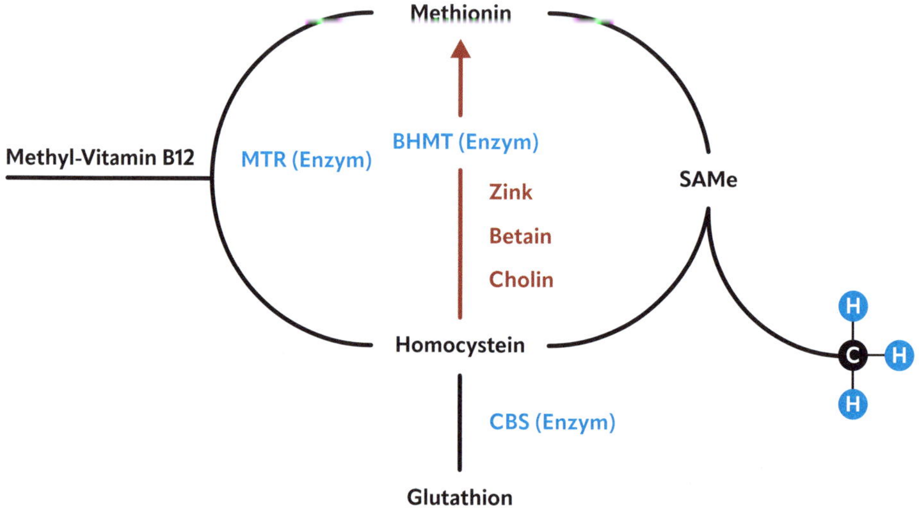

Abbildung 8: Methylkreislauf, zur besseren Veranschaulichung vereinfacht dargestellt

Neben einer gesunden Ernährung und einem geringen Stresslevel ist es wichtig zu wissen, ob in deinem Körper ein Mangel an Vitaminen und Mineralien vorherrscht, damit dieser nach Möglichkeit entsprechend supplementiert werden kann. Für einen gut funktionierenden Methylkreislauf braucht dein Körper:

- Methionin
- Glycin
- Cystein
- Glutamin
- Magnesium
- Selen
- Zink
- Vitamin B6 (bioaktiv)
- Vitamin B12 (bioaktiv)
- Folsäure (bioaktiv)
- Cholin
- Betain

Bei der jungen Unternehmensberaterin in unserem Fallbeispiel ist die Erschöpfung vor allem in einer protein-, vitamin- und mineralstoffarmen Ernährung bei gleichzeitig hohem Stress und kaum vorhandener Regeneration zu finden.

4

WARUM GENE NICHT ALLES BESTIMMEN

Der menschliche Organismus ist ein faszinierendes Zusammenspiel von Genen und Umweltfaktoren. Die Epigenetik spielt eine entscheidende Rolle bei der Beantwortung der Frage, warum unsere Gene nicht alles bestimmen. Gene sind zweifellos von grundlegender Bedeutung für unsere biologische Identität, da sie den Bauplan für Proteine und damit für die Funktionsweise unserer Zellen bereitstellen. Dennoch ist die schlichte Anwesenheit von bestimmten Genen allein nicht ausreichend, um das gesamte Spektrum der menschlichen Vielfalt und Anfälligkeit für Krankheiten zu erklären.

Die Epigenetik untersucht Veränderungen in der Genaktivität, die nicht auf Veränderungen in der DNA-Sequenz selbst zurückzuführen sind. Diese Veränderungen können durch Umweltfaktoren beeinflusst werden und nehmen eine nicht zu unterschätzende Rolle dabei ein, wie Gene gelesen und interpretiert werden. Einer der grundlegenden epigenetischen Mechanismen ist die DNA-Methylierung, bei der Methylgruppen an die DNA gebunden werden. Diese Methylierung kann die Genaktivität beeinflussen, indem sie entweder die Genexpression fördert oder hemmt.

Die Umwelt, einschließlich Ernährung, Stress, Umweltgiften und Lebensstil, kann diese epigenetischen Veränderungen beeinflussen. Studien[6] haben gezeigt, dass die Ernährung einer schwangeren Frau die DNA-Methylierung im sich entwickelnden Fö-

6 Pauwels, S. et al. (2017): »Maternal intake of methyl-group donors affects DNA methylation of metabolic genes in infants«, in: *Clin Epigenet* 9(16), DOI: 10.1186/s13148-017-0321-y.

tus beeinflussen kann, was wiederum langfristige Auswirkungen auf die Gesundheit des Kindes haben kann. Dies verdeutlicht, dass unsere Umwelt einen direkten Einfluss auf die epigenetischen Markierungen hat, die wiederum die Genaktivität regulieren.

Es wurde entdeckt, dass bestimmte epigenetische Markierungen bei Mäusen von einer Generation auf die nächste übertragen werden können. Dies bedeutet, dass nicht nur die genetische Information in der DNA, sondern auch epigenetische Merkmale möglicherweise an die Nachkommen weitergegeben werden können, was die Frage aufwirft, inwieweit unsere Umwelt und Lebensweise nicht nur unsere eigene Gesundheit, sondern auch die Gesundheit zukünftiger Generationen beeinflussen.[7] Können wir etwas dafür tun, dass wir diese Dinge nicht mehr weitergeben?

Ein großer Ansatz besteht darin, die jüngeren Generationen darüber aufzuklären, dass sie durch einen bewussteren Umgang mit ihrem Leben viel für sich selbst und ihre Nachkommen tun können. Die Welt könnte sich dadurch ein Stück weit besser entwickeln. Unser Verhalten hat die Kraft einer weitreichenden positiven Wirkung innerhalb der Gesellschaft. Das Bewusstsein darüber zu erlangen, dass der Umgang mit uns selbst ausdrückt, wie wir mit den Generationen umgehen. Einerseits macht es deutlich, wie groß die Verantwortung ist, die wir in uns tragen, andererseits gibt es uns das befriedigende Gefühl, dass jeder Einzelne von uns seinen Beitrag leisten kann. Wir sind die Lebens- und Generationengestalter durch den Umgang mit uns selbst und im kollektiven Miteinander.

Bis zum Jahr 2003 wurde das Erbgut im Rahmen des Humangenomprojekts sequenziert. Wissenschaftler stellten fest, dass der menschliche Bauplan, also das Genom, aus ungefähr 20 000–25 000 Genen[8] besteht. Im Vergleich dazu: Eine Fruchtfliege besteht aus etwa 14 000 Genen[9], was bedeutet, dass wir Menschen lediglich doppelt so viele Gene in uns tragen wie eine einfache Fruchtfliege, die kein Sprachzentrum besitzt. Ein Fadenwurm hat ungefähr so viele Gene wie wir Menschen. Unglaublich, oder?

Wieso ist der Mensch komplizierter aufgebaut als eine kleine Fliege?

Beim Menschen sind die Zwischenräume zwischen den Genen sehr groß, wohingegen jene bei der Fliege verhältnismäßig klein sind. Bei uns Menschen ist also mehr Information zwischen den Genen gespeichert. Was die Gene an- und abschaltet, bremst und reguliert, ist dem großen und relativ neuen Feld der Epigenetik zuzuschreiben.

---

7 Dies konnte bei Mäusen gezeigt werden. Es kann die Annahme getroffen werden, dass dies beim Menschen ebenso möglich ist.

8 National Human Genome Research Institute (Hg.): »The Human Genome Project«, online verfügbar unter https://www.genome.gov/human-genome-project, letzter Zugriff am 13.08.2024.

9 Adams, M. D. et al. (2000): »The Genome Sequence of Drosophila melanogaster«, in: *Science* 287, S. 2185–2195, DOI: 10.1126/science.287.5461.2185.

Die Fellfarbe von Mäusen wird zum Beispiel durch die Epigenetik beeinflusst, insbesondere durch die Nahrung. In Abhängigkeit des Futters, das die Mäuse bekommen, ändert sich das Methylierungsmuster in deren Erbgut. Dann kann es passieren, dass sich die Farbe ihres Fells von braun zu ockergelb ändert.

Am Anfang standen Fragen wie:

- Warum sieht ein Mensch aus, wie er aussieht?
- Warum verhält er sich so und nicht anders?
- Wieso besitzen manche den Unternehmergeist und andere eher eine Beamtenmentalität?
- Wieso sind manche Menschen hilfsbereit und andere nicht?

Natürlich sind Verhaltensweisen nicht nur den Genen zuzuschreiben, sondern der jeweiligen Familienprägung, den gesellschaftlichen Regeln, der schulischen Erziehung und anderen Faktoren.

Der Beitrag der Gene zu den unterschiedlichen Verhaltensmerkmalen ist stets relativ gering. Es sind die Umwelteinflüsse, die dominieren.

Ein paar statistische Fakten:

Die Körpergröße ist zu 80 Prozent genetisch festgelegt, die restlichen 20 Prozent können aufgrund der Ernährung in der Kindheit variieren.[10]

Forschungen zeigen, dass bei manchen Menschen die Gene nur etwa 25 Prozent der Veranlagung zu Übergewicht ausmachen, während der genetische Einfluss bei anderen Menschen sogar bis zu 70–80 Prozent betragen kann.[11]

Spannend wird es bei der Intelligenz, die zu etwa 50 Prozent erblich ist.[12] Allerdings gibt es in der Forschung hier unterschiedlichen Schätzungen. Wie intelligent ein Mensch dann wirklich ist, hängt maßgeblich von den Umwelteinflüssen ab, das heißt, von Elternhaus, Schule, Gemeinschaft, Ernährung und individueller Förderung des Kindes.

Letztendlich bekommt jeder mit der Geburt einen großen Baukasten an genetischem Material, der im Laufe der Zeit neu sortiert, erweitert und angepasst wird. Unsere Gene sind nicht allein dafür verantwortlich, wer wir sind. Die Epigenetik zeigt, dass Umweltfaktoren und individuelle Erfahrungen eine tiefgreifende Wirkung auf die Re-

10 Lango Allen, H. et al. (2010): »Hundreds of variants clustered in genomic loci and biological pathways affect human height«, in: *Nature* 467, S. 832–838, DOI: 10.1038/nature09410.

11 Harvard Health Publishing (Hg.) (2019): »Why people become overweight«, online verfügbar unter https://www.health.harvard.edu/staying-healthy/why-people-become-overweight, letzter Zugriff am 13.08.2024.

12 Plomin, R.; von Stumm, S. (2018): »The new genetics of intelligence«, in: *Nat Rev Genet* 19(3), S. 148–159, DOI: 10.1038/nrg.2017.104.

»Die DNA wird von Generation zu Generation übertragen. Wir, die Autoren, nehmen an, dass dies auch für Teile des Epigenoms gilt. Dieses ist jedoch reversibel und kann sich verändern.«

gulation der Genaktivität haben. Es ist dieses komplexe Zusammenspiel zwischen Genen und Umwelt, das die Vielfalt und Anpassungsfähigkeit der menschlichen Spezies erklärt. In der Erforschung der Epigenetik liegt nicht nur ein tieferes Verständnis für die Funktionsweise des menschlichen Körpers, sondern auch die Möglichkeit, durch gezielte Interventionen auf epigenetischer Ebene die Gesundheit und das Wohlbefinden zu fördern.

4.1 Wie intelligent sind unsere Gene?

Die Frage nach der Intelligenz unserer Gene ist eine komplexe und faszinierende, die Wissenschaftler seit langem beschäftigt. Unsere Gene sind Träger der genetischen Informationen, die die Grundlage für die Entwicklung und Funktion unseres Organismus bilden. Ihre Rolle geht jedoch weit über die einfache Bereitstellung von Bauplänen für Proteine hinaus. Zunächst beeinflussen unsere Gene auf grundlegende Weise unsere physische Erscheinung, unsere Anfälligkeit für bestimmte Krankheiten und viele andere biologische Merkmale. Die Intelligenz unserer Gene zeigt sich nicht nur in der statischen Bereitstellung von genetischem Material, sondern auch in ihrer erstaunlichen Fähigkeit zur Anpassung. Epigenetische Mechanismen, wie die bereits erwähnte DNA-Methylierung, ermöglichen es den Genen, auf Umweltreize zu reagieren und ihre Aktivität entsprechend zu modulieren. Dies bedeutet, dass unsere Gene in der Lage sind, auf Veränderungen in der Umwelt, Ernährung, bei Stress und anderen Einflüssen zu reagieren, was eine dynamische Anpassungsfähigkeit widerspiegelt.

Darüber hinaus ist die intelligente Art und Weise, wie unsere Gene interagieren, Teil eines hochkomplexen Netzwerks. Genetische Regulation erfolgt nicht isoliert, sondern in Zusammenarbeit mit vielen anderen Genen und Molekülen. Diese Netzwerke erlauben eine präzise Steuerung der Entwicklungsprozesse, die während des gesamten Lebens stattfinden. Genexpression und genetische Interaktionen spielen eine entscheidende Rolle bei der Differenzierung von Zellen, der Bildung von Geweben und Organen sowie der Aufrechterhaltung des Gleichgewichts im Organismus.

Es ist nicht unwichtig zu betonen, dass die Intelligenz der Gene nicht allein durch die genetische Information bestimmt wird, sondern auch durch die Wechselwirkung mit Umweltfaktoren. Diese komplexe Interaktion zwischen Genen und Umwelt formt nicht nur unsere physische Erscheinung, sondern beeinflusst auch kognitive Faktoren wie Lernfähigkeit und Anpassung.

Gene stoßen Prozesse an. Ob und wie sie ausgeführt werden, bestimmen später die Proteine. Ungefähr 80 000 bis 400 000 verschiedene menschliche Proteine sind bekannt. Sie sind die entscheidenden Bausteine für all das, was man auf den ersten Blick an deinem Körper nicht sehen kann, nämlich Organe, Knorpel, Muskeln, Knochen, Bindegewebe. Aber auch für alles, was sofort von außen sichtbar ist, also Haut, Haare, Nägel. Die Proteine tragen Verantwortung dafür, ob deine Haare blond, braun oder schwarz sind, denn sie liefern den Farbstoff, der in deinen Haaren eingelagert ist.

Moderne genetische Forschungen haben gezeigt, dass die Augenfarbe durch die Interaktion mehrerer Gene bestimmt wird, was zu einer größeren Vielfalt und weniger vorhersehbaren Mustern führt. Das bedeutet, dass die tatsächliche Wahrscheinlichkeit für die Augenfarbe eines Kindes aus einer Kombination von grünen und braunen Augen nicht so einfach in Prozent ausgedrückt werden kann. Es ist also richtig, dass die Augenfarbe von den Genen der Eltern abhängt, die genaue Vererbung jedoch komplexer und nicht einfach in feste Wahrscheinlichkeiten eingeteilt werden kann.

Wie wir bereits wissen, können Gene an- und ausgeschaltet oder auch gedimmt werden. Unser Körper ist derart schlau, dass lediglich jene Gene zu einem gewissen Grad aktiv sind, die wir auch zum jeweiligen Zeitpunkt benötigen.

Die Enzyme zur Verdauung von Kohlenhydraten brauchst du nur dann, wenn du beispielsweise Brot, Reis oder Nudeln isst. Diese einfache und einleuchtende These ist auf sämtliche Situationen in deinem Körper übertragbar. Masern-Antikörper brauchst du nur dann, wenn sich dein Körper gegen eingedrungene Masernviren schützen muss. Solange dies nicht der Fall ist, macht er auch nichts dagegen. Es fehlt der Impuls dazu. Daher sinken nach einiger Zeit im Blut auch die Antikörper, wenn ein Reiz von außen, also eine erneute Infektion mit dem Erreger, ausbleibt.

Deine Gene liefern die Informationen für die Proteine deines Immunsystems. Sie erkennen Eindringlinge, setzen sich zur Wehr und schützen so dein Immunsystem. Es gibt zu fast jedem Eindringling ein passendes Protein, was dazu führt, dass dein Körper lediglich leicht oder gar nicht erkrankt.

In deinem Körper befinden sich natürliche Killerzellen, die zum angeborenen Immunsystem gehören. Sie haben die Aufgabe, bestimmte Zellen zu töten. Die Killerzellen sind in der Lage, geschädigte oder infizierte Zellen zu erkennen und deren Zelltod herbeizuführen. Natürliche Killerzellen können uns vor Krankheiten schützen, wie beispielsweise Infektionen und Krebs. Dabei können sie nicht nur einzelne Tumorzellen abtöten, sondern auch mehrere Zellen nacheinander gezielt zerstören.

Die geschilderten Mechanismen klingen sehr positiv und machen Hoffnung, dass wir ein Leben lang gesund sind. Jedoch ist dies nicht immer der Fall. Unsere Zellen benötigen Fürsorge. Sie sind die Basis für einen funktionierenden Stoffwechsel, für die Energiegewinnung und für eine gute Gesundheit. Rund um die Uhr sind sie im Einsatz, um sämtliche Prozesse perfekt ablaufen zu lassen: Psyche, Immunsystem, biologisches Alter, Leistungsfähigkeit – jene Parameter, die dich im Alltag funktionieren lassen. Dafür benötigen die Zellen jedoch Schutz in Form eines gesunden Lebensstils und Milieus.

Deine Organe sind mit Epithelzellen bedeckt, die eine Schutzbarriere aufbauen und sich an verändernde Gegebenheiten anpassen können. Werden Moleküle in das Gewebe transportiert und von dort auch wieder heraus, dann sind ebenfalls Epithelzellen beteiligt. Enge Verbindungspunkte bilden eine molekulare Barriere zwischen den Zellen und versiegeln das Gewebe. In etwa so, wie wenn Wasser auf einem kalten Glasfenster kondensiert und dabei Tröpfchen bildet. Epithelzellen verhindern, dass Substanzen oder Krankheitserreger zwischen den Zellen hindurchtreten können.

Zellen produzieren Energie durch das Verbrennen von Nährstoffen. Sauerstoff ist ein entscheidendes Element bei diesem Vorgang. Steht dieser nicht ausreichend zur Verfügung, kann das Gewebe dauerhafte Schäden erleiden. Aufgabe der Zellen ist es, den Mangel an Sauerstoff zu erkennen und zu reagieren. Sie sind in der Lage, innerhalb von wenigen Minuten, ihren Energieverbrauch zu regulieren und anzupassen, indem sie die Produktion von Proteinen zurückfahren. Bei einem ausbalancierten Sauerstoffniveau verbrennen die Mitochondrien Sauerstoff und stellen dadurch Energie zur Verfügung. Bei Sauerstoff- oder Nährstoffmangel werden die Mitochondrien umprogrammiert, und die Zellen können trotzdem weiterwachsen.

Vor allem im fortschreitenden Alter kann es häufig vorkommen, dass deine Zellen nicht ausreichend mit Sauerstoff und Nährstoffen versorgt werden. Sie passen sich jedoch an diesen Mangel an und stellen ihre Energieversorgung auf Glykolyse um, bei der Zucker ohne Sauerstoff abgebaut wird. Auch Krebszellen können von diesem Problem betroffen sein, da einige Tumore schlecht durchblutet sind und daher nur begrenzt Sauerstoff und Nährstoffe erhalten.

Sind unsere Zellen nicht optimal versorgt, dann bemerken wir das nicht mal. Unser Körper kann das eine Zeit lang gut kompensieren. Allerdings steigt mittel- und langfristig die Gefahr für Stoffwechselkrankheiten, was wir zu Beginn höchstens daran festmachen können, dass wir abgeschlagen und energielos sind oder an Gewicht zunehmen.

Die beeindruckende Intelligenz unserer Gene zeigt sich besonders deutlich im Prozess der Evolution. Über unzählige Generationen hinweg haben sich Gene angepasst und weiterentwickelt, um die Überlebensfähigkeit von Organismen in ihrer jeweiligen Umwelt zu fördern. Diese Anpassungen erfolgen nicht zufällig, sondern basieren auf genetischen Variationen, die durch Mutationen und genetische Rekombination entstehen. Wenn Teile der DNA neu angeordnet werden und dabei eine veränderte genetische Information entsteht, bezeichnet man dies als genetische Rekombination.

Ein weiterer bemerkenswerter Aspekt ist das Anpassungsvermögen unserer Zellen, der sich auf die Fähigkeit bezieht, dass Zellen und Organismen ihre Struktur und Funktion in Reaktion auf Umweltreize verändern können. Dieser Prozess spielt eine tragende Rolle bei der Anpassung an sich ändernde Bedingungen. Beispielsweise können Gehirnzellen ihre Verbindungen neu organisieren, was als neuronale Plastizität bekannt ist. Dies ermöglicht es uns, auf neue Herausforderungen zu reagieren, zu lernen und uns an unterschiedliche Umgebungen anzupassen.

Die intelligente Art und Weise, wie unsere Gene wirken, erstreckt sich auch auf die Kommunikation zwischen verschiedenen Zellen und Geweben. Signalmoleküle, die von Genen produziert werden, orchestrieren komplexe Prozesse während der Entwicklung und Aufrechterhaltung des Organismus. Diese Kommunikation ist entscheidend für die Koordination von Wachstum, Reparatur und Immunantwort.

Es ist wichtig zu betonen, dass die Intelligenz unserer Gene nicht absolut deterministisch ist. Während unsere genetische Ausstattung eine grundlegende Rolle spielt, interagiert sie ständig mit Umweltfaktoren. Diese Interaktion ermöglicht eine gewisse Flexibilität und Anpassungsfähigkeit. Es ist dieses Zusammenspiel von genetischer Information und Umwelt, das die Vielfalt und Individualität innerhalb der menschlichen Population erklärt.

Die Erforschung der genetischen Intelligenz hat nicht nur Auswirkungen auf das Verständnis der biologischen Grundlagen des Lebens, sondern eröffnet auch Möglichkeiten für medizinische Anwendungen. Die Entschlüsselung genetischer Mechanismen kann dazu beitragen, Krankheiten besser zu verstehen und personalisierte Therapieansätze zu entwickeln.

4.2 Jede Zelle ein Unikat?

Dein Körper besteht aus Billionen von Haut-, Leber-, Nerven-, Muskel- und Blutzellen – unzählbar viele Zellen und damit auch ebenso viele Genome, von denen jedes wiederum 6 Milliarden Bausteine umfasst. Dies alles zu erforschen, mag absurd klingen. Obwohl alle Zellen aus den gleichen Bausteinen bestehen, gibt es so viele unterschiedliche Zellen, die sich in Größe, Funktion, Form und Lebensdauer unterscheiden.

Alles beginnt in deinem Körper mit einem Genom, das sich bei der Zellteilung dupliziert. Während dieses Prozesses können Fehler auftreten, aber es gibt Reparaturmechanismen, die die meisten dieser Fehler korrigieren. Jede Zelle in deinem Körper hat ein nahezu identisches, aber nicht ganz identisches Genom, was bedeutet, dass es kleine Unterschiede zwischen benachbarten Zellen geben kann. Im Durchschnitt können bei jeder Zellteilung einige Fehler auftreten, obwohl die genaue Anzahl variieren kann. Bereits nach der ersten Zellteilung unterscheidet sich das Genom von dem der befruchteten Eizelle. Bis zur Geburt eines Säuglings hat sich jede Zelle in seinem Körper etwa 30- bis 50-mal geteilt.

Gene sind anpassungsfähig, da sie stets in Bewegung sind. Was auch gut ist, denn wir benötigen diese Vielfalt in uns, damit wir mit der Umwelt mithalten können.

Alzheimer hat eine genetische Komponente. Besonders die ε4-Variante des Apolipoprotein E (ApoE)-Gens ist ein bekannter Risikofaktor für die Entwicklung von Alzheimer. Studien zeigen jedoch, dass ein gesunder Lebensstil – einschließlich regelmäßiger körperlicher Aktivität, einer ausgewogenen Ernährung, geistiger und sozialer Aktivität – das Risiko für Alzheimer deutlich senken kann. Auch wenn ein gesunder Lebensstil nicht garantiert, dass Alzheimer vermieden wird, kann er dazu beitragen, die Wahrscheinlichkeit zu reduzieren, insbesondere bei Menschen mit einer genetischen Prädisposition.[13]

Woher kennt eine Körperzelle eigentlich ihre Funktion?

Obwohl alle Zellen in deinem Körper denselben genetischen Bauplan besitzen, sind sie nicht alle gleich. Jede Zelle – sei es eine Herzzelle, Hautzelle, Haarzelle oder Nervenzelle – hat spezifische Aufgaben und Funktionen. Während die Haarzelle für das Wachstum und die Struktur des Haares verantwortlich ist, ist die Herzzelle für die rhythmische Kontraktion des Herzens zuständig. Interessant ist die Frage, wie eine Herzzelle weiß, dass sie eine Herzzelle und keine Haarzelle ist, und umgekehrt.

Auf jeder Zelle sitzen Schaltermoleküle, die bestimmte Informationen sowohl an- als auch abschalten können. Mit diesem Wissen lässt sich erklären, dass bei einer Haarzelle die Gene für die Haarfunktionen aktiviert und andere Programme dagegen abgeschaltet sind. Vergleichbar mit einer Festplatte, auf der eine große Anzahl an unterschiedlichen Programmen gespeichert ist und gestartet werden muss, damit sie arbeitet. Bereits im embryonalen Stadium, also im Mutterleib, erfährt die Zelle ihre Zuständigkeit.

Auch beim Eindringen von beispielsweise einem Grippevirus verändern sich die zellinternen Abläufe. Im schlimmsten Fall übernimmt das Grippevirus die Vorherrschaft, und die Zelle erfährt eine Umprogrammierung. Sie erzeugt Bestandteile eines Virus, der Eindringling hat freie Bahn und kurbelt die Produktion an. In andere Zellen können die Viren jedoch aufgrund des Schutzmechanismus nicht eindringen. Sie bleiben verschont. Da Gene nicht kontinuierlich abgelesen werden, können durch das Eindringen

13 Solomon, A. et al. (2021): »Effect of a Multidomain Lifestyle Intervention on Estimated Dementia Risk«, in: *J Alzheimers Dis* 82(4), S. 1461–1466, DOI: 10.3233/JAD-210331.

eines Grippevirus viele Gene aus ihrem Schlummerzustand geholt und vor allem jene Gene aktiviert werden, die gegen die Infektion kämpfen.

Obwohl Zellen anfangs ein ähnliches genetisches Profil haben, können sich ihre inneren Eigenschaften und Funktionen schon nach kurzer Zeit erheblich unterscheiden.

Die Lebensdauer sowie die Qualität der Zelle zu unterstützen, ist elementar, da viele Gefahren lauern, zum Beispiel die freien Radikale. Diese Moleküle weisen aufgrund eines fehlenden Elektrons Defizite in der Struktur auf und streben danach, dieses Defizit durch ein fremdes Elektron auszugleichen. Das ist gut und schlecht zugleich. Freie Radikale können unterstützend wirken, wenn es um das Bekämpfen von Krankheitserregern geht. Sind jedoch zu viele freie Radikale in deinem Körper, dann können sie eine Gefahr für deine körpereigenen Zellen darstellen. Antioxidantien können freie Radikale neutralisieren. Ebenfalls sind eine gesunde Ernährung sowie Sport sehr vorteilhaft für die Gesundheit deiner Zellen. Nur Zellen, die fit sind, lassen deinen Körper gut funktionieren.

Jede Zelle in unserem Körper ist ein einzigartiges und hoch spezialisiertes Unikat. Diese Einzigartigkeit ergibt sich aus einer Vielzahl von Faktoren, die während der Entwicklung und Differenzierung auftreten. Die Grundlage für diese Einzigartigkeit liegt in der genetischen Information, die in der DNA jeder Zelle enthalten ist. Doch ist es nicht nur die genetische Information selbst, sondern auch die Art und Weise, wie diese Informationen interpretiert und umgesetzt werden, die jede Zelle zu einem individuellen und komplexen Baustein unseres Organismus macht.

Zu Beginn des Lebens entsteht aus einer einzigen befruchteten Eizelle unser gesamter Körper durch einen komplexen Prozess der Zellteilung und -differenzierung. Während sich die Zellen teilen, spezialisieren sie sich auf bestimmte Aufgaben und entwickeln sich zu verschiedenen Zelltypen, die die verschiedenen Gewebe und Organe unseres Körpers bilden. Diese Spezialisierung wird durch die Regulation der Genexpression gesteuert, wobei bestimmte Gene in jeder Zelle aktiviert oder deaktiviert werden.

Die Differenzierung der Zellen führt zu verschiedenen Zelltypen wie Neuronen, Muskelzellen, Hautzellen und vielen anderen. Jeder dieser Zelltypen trägt dazu bei, spezifische Funktionen im Körper zu erfüllen. Die Einzigartigkeit jeder Zelle liegt in den unterschiedlichen Mustern der aktivierten Gene und den daraus resultierenden Proteinen. So entstehen Gewebe mit unterschiedlichen Strukturen und Funktionen, die miteinander koordiniert arbeiten, um den Organismus als Ganzes zu unterstützen.

Darüber hinaus gibt es epigenetische Faktoren, die zur Einzigartigkeit jeder Zelle beitragen. Epigenetik bezieht sich auf Veränderungen in der Genaktivität, die nicht auf Veränderungen in der DNA-Sequenz zurückzuführen sind. Während der Entwicklung werden epigenetische Markierungen an die DNA angebracht, die die Genexpression beeinflussen. Diese Markierungen können von Umweltfaktoren beeinflusst werden und tragen dazu bei, dass Zellen ihre spezifischen Identitäten beibehalten.

Die Umgebung, in der sich eine Zelle befindet, spielt ebenfalls eine entscheidende Rolle. Die Wechselwirkung zwischen Zellen und ihrer Umgebung, einschließlich benachbarter Zellen und extrazellulärer Matrix, beeinflusst ihre Funktion und Identität. Dieser zelluläre Dialog trägt zur weiteren Differenzierung und Spezialisierung bei.

Schließlich spielen auch der Zeitpunkt der Zellteilung sowie die spezifischen Bedingungen, denen eine Zelle ausgesetzt ist, eine Rolle bei ihrer Einzigartigkeit. Selbst Zellen desselben Typs können aufgrund kleiner Unterschiede in ihrem umgebenden Mikromilieu oder in den Bedingungen ihrer Entstehung leicht voneinander abweichen.

Insgesamt macht die Kombination aus genetischer Information, epigenetischen Faktoren, zellulärem Umfeld und Zeitpunkt der Entwicklung jede Zelle zu einem einzigartigen Element in unserem komplexen Organismus. Diese Einzigartigkeit ermöglicht es dem Körper, vielfältige Funktionen zu erfüllen und auf eine sich ständig verändernde Umgebung zu reagieren. Es unterstreicht die erstaunliche Komplexität und Präzision, die in der Zell- und Entwicklungsbiologie existiert, indem Zellen nicht nur spezialisierte Aufgaben erfüllen, sondern auch durch komplexe Kommunikationsprozesse koordiniert zusammenarbeiten, um dem gesamten Organismus zu dienen.

5

DIE BEDEUTUNG DER UMWELTFAKTOREN: WIE BEEINFLUSSEN ERNÄHRUNG, STRESS UND BEWEGUNG UNSERE GENE?

Der Einfluss der Umweltfaktoren auf unsere Gene, insbesondere in Bezug auf Ernährung, Stress und Bewegung, ist ein faszinierendes Thema der Epigenetik. In den letzten Jahrzehnten haben zahlreiche Studien verdeutlicht, dass diese Umweltfaktoren einen signifikanten Einfluss auf die Aktivität und Expression unserer Gene haben können, indem sie epigenetische Veränderungen in unserem Erbgut hervorrufen.

Eine ausgewogene Ernährung ist für unsere Gesundheit von entscheidender Bedeutung. Aber wie genau kann die Ernährung unsere Gene beeinflussen? Forschungen haben gezeigt, dass bestimmte Nährstoffe und Verbindungen in unserer Nahrung epigenetische Veränderungen in unseren Zellen hervorrufen können. Beispielsweise kann eine Mangelernährung während der frühen Entwicklung in der Kindheit oder im Mutterleib zu langfristigen Veränderungen in der DNA-Methylierung führen, wodurch die Aktivität bestimmter Gene beeinflusst wird. Studien haben gezeigt, dass dies zu einem erhöhten Risiko für spätere Stoffwechselerkrankungen wie Diabetes und Fettleibigkeit führen kann. Auf der anderen Seite bewirken bestimmte Nahrungsergänzungsmittel und pflanzliche Verbindungen, wie beispielsweise Folat oder Resveratrol, positive epigenetische Veränderungen, die mit einer verbesserten Gesundheit und einem verringerten Risiko für bestimmte Krankheiten zusammenhängen.

Neben der Ernährung spielt auch der Stress eine wichtige Rolle bei der Beeinflussung unserer Gene. Chronischer Stress kann zu einem erhöhten Cortisolspiegel führen; Cortisol ist ein Hormon, das den Stoffwechsel und das Immunsystem beeinflusst. Erhöhte Cortisolwerte können – insbesondere durch DNA-Methylierung – epigenetische Veränderungen in unserem Erbgut verursachen. Dies kann zu einer veränderten Genexpression führen, die mit einer erhöhten Anfälligkeit für psychische Erkrankungen wie Depressionen und Angstzustände verbunden ist. Interessanterweise haben Forscher auch herausgefunden, dass Stress während der Schwangerschaft epigenetische Veränderungen im Epigenom des Babys hervorrufen kann, was sich langfristig auf die psychische Gesundheit des Kindes auswirken kann.

Ein weiterer wichtiger Umweltfaktor, der unsere Gene beeinflusst, ist die körperliche Aktivität. Regelmäßige Bewegung hat nachgewiesene Vorteile für unsere Gesundheit, aber sie hat auch Auswirkungen auf unsere genetische Ausstattung: verbesserte Insulinempfindlichkeit, geringeres Entzündungsniveau, erhöhte Stresstoleranz. Diese Veränderungen können das Risiko für Diabetes und Herz-Kreislauf-Erkrankungen verringern.

Die Auswirkungen von Ernährung, Stress und Bewegung auf unsere Gene sind nicht zwangsweise dauerhaft. Epigenetische Veränderungen können reversibel sein und sich mit der Zeit anpassen, wenn sich unsere Umweltbedingungen ändern. Dies bedeutet, dass wir potenziell Einfluss auf unsere genetische Prädisposition für bestimmte Krankheiten nehmen können, indem wir bewusste Entscheidungen in Bezug auf unsere Ernährung, unser Stressniveau und unsere körperliche Aktivität treffen.

Darüber hinaus gibt es auch Forschungsergebnisse, die darauf hindeuten, dass epigenetische Veränderungen, verursacht durch Umwelteinflüsse, über Generationen hinweg vererbt werden können. Das heißt, die Auswirkungen von Ernährung, Stress und Bewegung können Einfluss auf die epigenetische Programmierung der Keimbahn haben und somit auch an spätere Generationen weitergegeben werden. Dieses Konzept der transgenerationalen Epigenetik ist ein aufstrebendes Forschungsgebiet, das zeigt, dass unsere Umwelt und Lebensweise nicht nur unsere eigene Gesundheit beeinflussen, sondern auch die potenzielle Gesundheit unserer Nachkommen.

Insgesamt zeigt die Forschung zur Epigenetik und zu den Auswirkungen von Umweltfaktoren auf unsere Gene, wie komplex und dynamisch unser genetisches Erbe ist. Sie betont die Bedeutung von Prävention und gesunden Lebensgewohnheiten, um positive epigenetische Veränderungen zu fördern und das Risiko für Krankheiten zu reduzieren. Es ist ein aufregendes Forschungsgebiet mit vielversprechenden Möglichkeiten, das unser Verständnis von Genetik und Gesundheit weiter vertiefen wird.

Die Bedeutung der Umweltfaktoren für unsere Gene und ihre Auswirkungen auf die Gesundheit kann nicht genug betont werden. Es ist eine Erinnerung daran, dass wir nicht passiv unseren Genen ausgeliefert sind. Wir können aktiv beeinflussen, wie unsere Gene funktionieren, indem wir bewusste Entscheidungen in Bezug auf Ernährung, Stressmanagement und Bewegung treffen. Sie dienen als Schalter, die die Aktivität unserer Gene einstellen können.

5.1 Nutri-Epigenetik: Wie Nahrung unsere Gene reguliert

Die Nutri-Epigenetik ist ein faszinierendes Forschungsgebiet, das die Wechselwirkungen zwischen unserer Ernährung und der Regulation unserer Gene untersucht. Die traditionelle Vorstellung von Genen als statische Einheiten hat sich in den letzten Jahrzehnten durch die Erkenntnisse der Nutri-Epigenetik stark verändert. Statt einer rein genetischen Determinierung unserer Gesundheit erkennen wir nun, dass unsere Ernährungsweise einen signifikanten Einfluss auf die Aktivität und Expression unserer Gene haben kann.

Die Nutri-Epigenetik basiert auf der Erkenntnis, dass unsere Ernährung bestimmte Moleküle und Verbindungen enthält, die epigenetische Veränderungen, also chemische Modifikationen an der DNA oder an den Proteinen, um die die DNA gewickelt ist, in unseren Genen hervorrufen können. Diese Modifikationen können die Genexpression beeinflussen, indem sie bestimmte Gene an- oder abschalten.

Die Erkenntnisse der Nutri-Epigenetik haben bedeutende Auswirkungen auf unser Verständnis von Gesundheit und Krankheit. Sie zeigen, dass unsere Ernährung nicht nur dazu dient, unseren Körper mit Energie und Nährstoffen zu versorgen, sondern auch unser Epigenom beeinflussen kann.

Die Nutri-Epigenetik eröffnet auch neue Wege für personalisierte Medizin und Prävention. Indem wir mehr über die spezifischen epigenetischen und genetischen Profile eines Individuums erfahren, können wir die Ernährungsempfehlungen und therapeutischen Ansätze gezielter gestalten. Dies ermöglicht eine individuell angepasste Behandlung für jeden Klienten, basierend auf seinen einzigartigen genetischen Voraussetzungen und den epigenetischen Veränderungen, die durch seine Ernährung induziert werden können.

Die meisten chronischen und altersbedingten Erkrankungen gehen mit einer Veränderung der Methylierung einher. Und das beginnt nicht erst, wenn wir geboren sind, sondern bereits im Mutterleib, was bedeutet, dass Schwangere einen Einfluss auf die Genexpression und somit auf die spätere Gesundheit ihres ungeborenen Kindes nehmen können. Um an dieser Stelle gleich den Druck für dich als Leserin respektive Leser herauszunehmen: Du bist dem Verhalten deiner Vorfahren nicht machtlos ausgeliefert, wenngleich eine gute Basis durchaus von Vorteil ist. Wir alle wissen, dass es einfacher ist, Prävention zu betreiben, als bei bestehenden Krankheiten einzugreifen. Jedoch ist jeder Tag ein guter Tag, um epigenetische Wirkfaktoren in deinen Alltag zu integrieren.

Wie bereits in Kapitel 2 beschrieben, ist ein gut funktionierender Methylkreislauf das A und O für deinen Körper. Und dafür sind die entsprechenden Nährstoffe erforderlich, vor allem Folsäure, Vitamin B12, Betain, Cholin, Zink, Magnesium, Selen, Vitamin B6, Vitamin B2 und Methionin.

5.1.1 FOLSÄURE

Der Folsäurebedarf eines gesunden Menschen liegt bei ungefähr 400 µg (Mikrogramm) pro Tag. Aufgrund zunehmender Belastung mit Umwelttoxinen, chronischem Stress und immer häufiger vorkommenden chronischen Krankheiten ist der Bedarf jedoch weitaus höher. Folsäure findest du insbesondere in pflanzlichen Lebensmitteln, wie Hülsenfrüchten, grünem Gemüse und Vollkorngetreide sowie in tierischer Leber und im Eigelb. Mit der nachfolgenden Tabelle kannst du die Menge an Folsäure sehr leicht berechnen:

Hülsenfrüchte	Folsäuregehalt in µg pro 100 g
Augenbohnen	540
Mungbohnen	490
Limabohnen	360
Kichererbsen	340
Erbsen, getrocknet	340
Weiße Bohnen, dick	205
Weiße Bohnen, normal	185
Kidneybohnen	182
Linsen	170–230
Erdnüsse	170

Gemüse	
Grünkohl	185
Grüne Gemüseerbsen	160
Petersilieblätter	150
Feldsalat	145
Spinat	145
Brokkoli	115
Endiviensalat	110
Porree, Lauch	105
Rosenkohl	100
Blattfenchel	100
Wirsingkohl	90
Blumenkohl	90
Rote Bete	85
Sellerieknolle	75
Kohlrabi	70
Schnittbohnen	70
Chinakohl	65
Kopfsalat	60
Pastinake	60
Getreide	
Roggen	145
Weizen	85
Gerste	65
Dinkel	50
Buchweizen	50
Amaranth	49
Quinoa	49
Hafer	35–85

Mais	25
Hirse	20
Reis	19
Nüsse und Ölsamen	
Sonnenblumenkerne	121
Mohnsamen	100
Sesamsamen	97
Walnüsse	75
Zedernüsse	75
Leinsamen	73
Haselnüsse	70
Cashewkerne	69
Pistazien	60
Macadamianüsse	50
Mandeln	45
Paranüsse	40
Pekannüsse	39
Kokosnüsse	30
Tierische Innereien, Ei	
Rinderleber	590
Hühnerleber	380
Kalbsleber	240
Schweineleber	135
Hühnerei	67
Sonstige Lebensmittel	
Bierhefe, getrocknet	3.170

Tabelle 1: Folsäuregehalt, entnommen aus S.W. Souci, W. Fachmann, H. Kraut (2004): Lebensmitteltabelle für die Praxis – Der kleine Souci, Fachmann, Kraut, 3. Auflage, Stuttgart.

Gesunde Menschen schaffen es, ihren Bedarf an Folsäure über Vollkornprodukte, Nüsse, Samen, Gemüse und zwei bis drei Portionen Hülsenfrüchte pro Woche zu decken. Haben gesunde Menschen jedoch einen erhöhten Bedarf an Folsäure aufgrund von äußeren zehrenden Umweltbedingungen, ist der Bedarf an Folsäure weitaus höher und kann meist über die Nahrung nicht mehr abgedeckt werden.

5.1.2 VITAMIN B12

Der Tagesbedarf an Vitamin B12 liegt bei 3 µg (Mikrogramm). Das klingt jetzt nicht viel, dennoch haben viele Menschen einen Mangel, vor allem Veganer, da pflanzliche Lebensmittel wenig Vitamin B12 enthalten. Aber auch Vegetarier und Fleischesser sind immer häufiger betroffen. Das mag daran liegen, dass der Methylkreislauf hochtourig fährt und so der Verbrauch von Vitamin B12 für die Bildung von Methylgruppen sehr hoch ist oder der Körper Vitamin B12 aus der Nahrung nicht ordnungsgemäß aufnehmen kann. Gründe dafür können sein:

- Erhöhtes Stresslevel
- Hohe Strahlenbelastung mit Elektrosmog
- Langanhaltende Entgiftungsprozesse durch chronische Belastung mit Umweltgiften
- Chronische Erkrankungen
- Chronische Belastung mit Viren (zum Beispiel: Epstein-Barr)

Die nachfolgende Übersicht gibt Aufschluss über den Gehalt an Vitamin B12 in Lebensmitteln:

Fisch und Muscheln	Vitamin-B12-Gehalt in µg pro 100 g
Muscheln, gemischt	18,6
Austern	15
Hering, Atlantik	13,7
Makrele	12
Forelle	7,8
Lachs	6,9
Garnelen	1,7

Milch und Käse	
Camembert	3,1
Emmentaler	3,1
Edamer	2,1
Körniger Frischkäse	1
Kuhmilch	0,4
Fleisch	
Rind	2,9–5,2
Lamm	3,6
Huhn	0,4
Alternativen für Veganlebende	
Nahrungsergänzung (wichtig)	Bierhefe
Chlorellaalgen	Shiitake-Pilze
Norialgen	

Tabelle 2: Vitamin B12, entnommen aus S.W. Souci, W. Fachmann, H. Kraut (2004): Lebensmitteltabelle für die Praxis – Der kleine Souci, Fachmann, Kraut, 3. Auflage, Stuttgart.

5.1.3 BETAIN

Betain ist ein vitaminähnlicher sekundärer Pflanzenstoff, der sowohl vom Körper selbst hergestellt als auch über die Nahrung aufgenommen werden kann. Es ist schon erstaunlich, wie wenig Aufmerksamkeit Betain bis heute in der Gesundheitswelt erhalten hat, obwohl es dazu beiträgt, die Osmoregulation im Dünndarm zu unterstützen und damit gleichzeitig eine positive Wirkung auf das Mikrobiom hat.

Hier die Tabelle mit den Lebensmitteln, die Betain enthalten:

Nahrungsmittel	Betain in mg pro 100 g
Quinoa, roh	630
Rote Bete, konserviert, abgetropft	250
Roggen	150
Spinat	100
Weizen	70
Süßkartoffel	35
Rindfleisch	15–35
Pilze	10

Tabelle 3: Betain, entnommen aus S.W. Souci, W. Fachmann, H. Kraut (2004): Lebensmitteltabelle für die Praxis – Der kleine Souci, Fachmann, Kraut, 3. Auflage, Stuttgart.

5.1.4 CHOLIN

In Kapitel 2 sprechen wir von der Wichtigkeit der Phospholipide als Bestandteil der Zellmembran für deinen Körper. Cholin wird unter anderem für die Bildung der Phospholipide, für die Gallenflüssigkeit und für die Entgiftungsprozesse in der Leber gebraucht. Veganer oder strenge Vegetarier, die auf Milch und Eier verzichten, haben ein erhöhtes Risiko für einen Mangel an Cholin und sollten daher folgende Lebensmittel berücksichtigen:

Nahrungsmittel	Portion	Cholin in mg
Rindfleisch, gekocht	100 g	417
Cornflakes	1 Tasse	172
Kabeljau	100 g	83,5
Shrimps	100 g	78,5
Lachs	100 g	65,83
Kohl	1 Tasse	63
Brokkoli	1 Tasse	62
Erdnussbutter	2 Esslöffel	20
Kuhmilch	100 ml	16,75

Tabelle 4: Cholin, entnommen aus S.W. Souci, W. Fachmann, H. Kraut (2004): Lebensmitteltabelle für die Praxis – Der kleine Souci, Fachmann, Kraut, 3. Auflage, Stuttgart.

»Der Darm
ist die Wurzel
der Gesundheit.«

Magnesium und Zink finden sich hauptsächlich in Vollkorngetreide, Nüssen, Ölsamen und Hülsenfrüchten.

Vitamin B2 und B6 sind enthalten in Bohnen, Linsen, Erbsen und Kichererbsen sowie in sämtlichen Getreidearten wie Weizen, Emmer, Dinkel, Roggen und auch in Quinoa. Sprechen wir von Getreide, dann sprechen wir von Vollkorn. Denn Produkte aus Auszugsmehlen, wie Weißmehl und geschältem Reis, sind keine Lieferanten von Vitamin B, sondern vielmehr Räuber, da sie für die Verbrennung im Stoffwechsel eine Menge an B-Vitaminen benötigen, diese jedoch nicht als Grundsubstanz mitbringen. Aber Achtung: Bestimmte Getreidesorten wie Weizen, Dinkel oder Roggen enthalten Gluten, was nachweislich unseren Darm schädigen kann. Wir empfehlen mittlerweile, gänzlich auf glutenhaltige Getreidesorten zu verzichten, selbst wenn keine nachgewiesene Glutenunverträglichkeit oder Zöliakie besteht.

5.1.5 DAS MIKROBIOM

Was ist nun das Mikrobiom, das bereits häufiger erwähnt wurde?

Der Darm ist von etwa 100 Billionen Bakterien besiedelt, die sich in den Schleimhäuten der Wände von Dünn- und Dickdarm befinden. Kein Mikrobiom gleicht dem anderen. Die Anzahl der Bakterien variiert von Mensch zu Mensch und daher auch von Mikrobiom zu Mikrobiom. Gründe dafür sind Ernährung, Herkunft, Geburt, Schlaf, Stress, Hygiene und Umweltbedingungen – also wie wir mit unserem Körper umgehen. Das Mikrobiom ist dein individueller Fingerabdruck und wurde dir sozusagen in die Wiege gelegt. Die Zeit der Schwangerschaft, der Geburt sowie die Monate nach der Geburt formen unser Mikrobiom.

In einem gesunden Darm befinden sich etwa 500–1 000 unterschiedliche Bakterienstämme. Ungefähr die Hälfte aller Darmbakterien ist bei jedem von uns identisch, die andere Hälfte ist völlig individuell. Je mehr unterschiedliche Darmbakterien sich in einem Mikrobiom befinden, desto gesünder ist es. Ideal ist es, wenn sich die guten und die schlechten Darmbakterien die Waage halten. Überwiegen jedoch die schlechten, dann können neben Darmbeschwerden auch andere gesundheitliche Probleme auftreten, die zunächst gar nicht mit dem Darm in Verbindung gebracht werden, wie zum Beispiel Depressionen oder Erschöpfungssymptome.

Fallbeispiel

Eine Frau Mitte 30, Mutter von zwei Kindern und wieder im Beruf integriert, wirkt glücklich. Es scheint, als habe sie ihre Bestimmung gefunden und für den Moment ihre Ziele erreicht. Familie und Beruf stehen im Einklang, was gesellschaftlich wichtig ist. Was jedoch hinter den Kulissen abläuft und gern ignoriert wird, ist ein verändertes Stimmungsbild; auch kann es unter anderem zu Migräne oder auch Essstörungen kommen. Die Frau geht irgendwann zum Arzt, der nicht helfen kann. Sie geht zum nächsten Arzt und zum übernächsten Arzt, bis sie auf Anraten eine Psychotherapie beginnt.

Das Mikrobiom hat neben seiner Funktion, den Darm am Laufen zu halten, die Aufgabe, das Immunsystem stabil zu halten, um es vor krankmachenden Viren und Bakterien zu bewahren. Im Dickdarm ist es verantwortlich für die Verdauung von Ballaststoffen aus pflanzlicher Nahrung. Einen ziemlich großen Effekt hat das Mikrobiom jedoch auf die Psyche und somit auch auf das Gehirn. Die Wissenschaftler sind sich einig, dass der Darm und das Mikrobiom intensiv und wechselseitig mit dem Gehirn kommunizieren. So bekommt der Darm nicht nur Anweisungen aus dem Gehirn, sondern sendet auch selbst Signale dorthin. Daher resultiert auch die Bezeichnung des zweiten Gehirns für den Darm. Er beeinflusst grundlegende Emotionen, das Schmerzempfinden, die sozialen Interaktionen sowie einige unserer Entscheidungen. Deshalb spricht man hier auch häufig von der Darm-Hirn-Achse.

Speiseröhre und Dickdarm sind mit etwa 100 Millionen Nervenzellen durchzogen, was das enterische Nervensystem (enteron, altgriech. = Darm), auch als Bauchhirn bezeichnet, bildet. Darm und Gehirn kommunizieren über eine Art Nervenautobahn, worüber die Signale zwischen Gehirn und Darm geschickt werden. 90 Prozent der Kommunikation gehen vom Darm aus, und nur 10 Prozent vom Gehirn. Außerdem wird der Darm durch Hormone und Neurotransmitter beeinflusst.

Die Darmbakterien werden für die Produktion von bestimmten Neurotransmittern wie Serotonin, Dopamin und GABA benötigt. Diese Neurotransmitter senden Signale über die Darm-Hirn-Achse an das Gehirn und auch wieder zurück. Dadurch haben die Darmbakterien Einfluss auf Gedächtnis, Emotionen und Stressempfinden.

Das körpereigene Glückshormon Serotonin hat eine antidepressive, entspannende und motivationsfördernde Wirkung. Haben wir zu wenig Serotonin, entstehen Ängste, aggressives Verhalten, Schlaf- und Essstörungen, Migräne, Zwänge, Depression, Gedächtnisminderung, Reizdarm oder auch eine veränderte Schmerzwahrnehmung. Dieser Mangel führt insgesamt zu einem körperlichen Unwohlsein.

Serotonin ist ein Neurotransmitter, der die Nervenzellen und Bereiche im Gehirn stimuliert, die für emotionales Empfinden verantwortlich sind.

Kommen wir noch mal zurück zum Fallbeispiel der Mutter, die sich inzwischen für eine Psychotherapie entschieden hat, die jedoch noch nicht anschlägt. Sie bekommt Antidepressiva verordnet. Das kann in manchen Fällen sinnvoll sein, um eine Therapie zu unterstützen. In unserem Fall kommt die Patientin jedoch nicht wirklich weiter, und

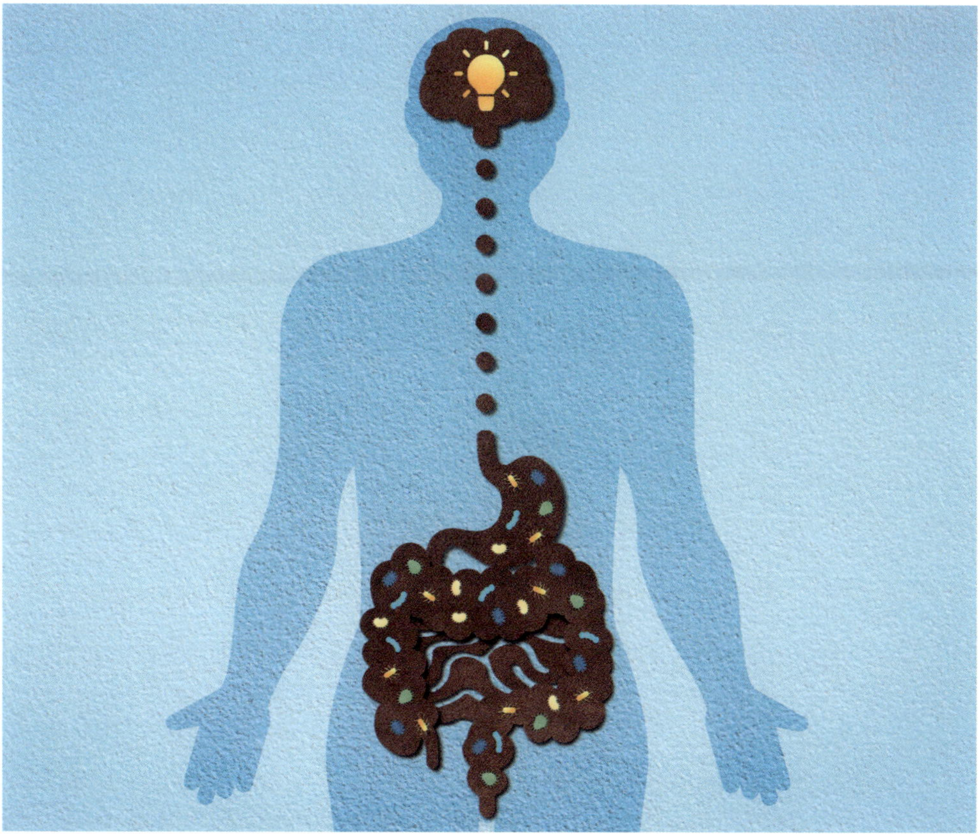

Abbildung 9: Darm-Hirn-Achse

sie wechselt zu einem Coach, um mit ihm zusammen an der Verbesserung ihres Lebensstils zu arbeiten und eine Empfehlung für einen versierten Arzt zu erhalten. Der Alltag der Frau gestaltet sich zusehends schwieriger, da ihr Zustand bereits sehr lange anhält und sie sich in einer Depression befindet. Erst jetzt kommt sie zu einem versierten Arzt, der auch den Darm und die Darm-Hirn-Achse prüft. Ihr Darm hat eine Dysbiose, das heißt, es fehlen die guten Darmbakterien, was zur Folge hatte, dass die Produktion von Serotonin zu gering ist. Außerdem weist der Darm Entzündungen auf. Darmbakterien und deren Dysbalance haben einen großen Effekt auf die psychische und physische Gesundheit.

Da der Darm und sein Mikrobiom eine so große Wirkung haben, lohnt es sich, zu überlegen, wie man dieses symbiotische Zusammenspiel gesund halten kann. Die eine richtige Ernährungsweise für alle scheint es nicht zu geben, da wir einfach alle viel zu unterschiedlich sind. In drei Punkten sind sich die Therapeuten jedoch einig:

1. Raffinierter Zucker und eine zu zuckerreiche Ernährung sind der optimale Nährboden für Darmpilze.
2. Darmbakterien benötigen Ballaststoffe als Nahrung.
3. Eine optimale Verdauung, bei der ausreichend Verdauungsenzymen vorhanden sind, ist von entscheidender Bedeutung.

Auf diesen drei Punkten sollte dein Augenmerk liegen, wenn du dir Gedanken über deine Ernährung und deine damit zusammenhängende Gesundheit machst. So kann sich das Mikrobiom aus eigener Kraft innerhalb von wenigen Wochen wieder ins Gleichgewicht bringen. Symptome und Erkrankungen, die durch Darmpilze ausgelöst wurden, können verschwinden.

Ist jedoch deine Darmbarriere gestört, dann kann es zu Entzündungen und zu einer Barrierestörung der Darmschleimhaut kommen, dem Leaky-Gut-Syndrom. Die Barrierefunktion der Darmschleimhaut im Bereich des Dünndarms ist dabei gestört, sodass Krankheitserreger – Bakterien, Pilze, Toxine – sowie unvollständig verdaute Partikel aus dem Darm in den Blutkreislauf gelangen und diverse Erkrankungen auslösen.

5.1.6 ZUCKER

In unsere Praxis kommen nahezu jeden Tag Menschen, deren Mikrobiom aus dem Gleichgewicht geraten ist. Wodurch kommt es eigentlich, dass so viele Menschen davon betroffen sind? Ein Grund sind Pilze, die unser Darm durch den raffinierten Haushaltszucker und die zuckerreiche Ernährung züchtet. Wenn wir diese Zuckerart vermeiden, eine gute Verdauung haben und Ballaststoffe zuführen, dann kann sich das Mikrobiom innerhalb von wenigen Wochen wieder erholen und die Symptome können verschwinden.

Befindet sich dein Mikrobiom in einer Dysbalance, ist es hilfreich, den Genuss von herkömmlichen Zuckerarten so weit wie möglich einzuschränken. Kann auf Zucker nicht verzichtet werden, dann sind alternative Süßungsmittel in Erwägung zu ziehen, wie zum Beispiel:

- Echter Bienenhonig
- Vollrohrzucker
- Kokosblütenzucker
- Ahornsirup
- Agavendicksaft
- Dattelsirup

- Apfel- oder Birnendicksaft
- Getreidemalzsirup
- Naturbelassener Getreidesirup

5.1.7 BALLASTSTOFFE

Ballaststoffe erzeugen ein gesundes Milieu und fördern das Wachstum der gesunden Darmbakterien. Innerhalb von wenigen Tagen bis Wochen können Störungen im Mikrobiom oder sogar Darmpilzerkrankungen therapiert werden. Dafür ist wichtig:

- Viel Gemüse, pflanzliche Lebensmittel und Präbiotika
- Zufuhr von Nukleotiden als Nahrungsergänzungsmittel
- Unterstützung durch ein Probiotikum, das eigene Bakterienstämme beinhaltet.

Eine ausgewogene Ernährung mit viel Gemüse, pflanzlichen Lebensmitteln und Ballaststoffen kann die Gesundheit des Mikrobioms im Darm unterstützen. Ballaststoffe sind unverdauliche Kohlenhydrate, die als Nahrung für die gesunden Darmbakterien dienen und die Vielfalt der Darmflora fördern. Diese gesunden Bakterien sind wichtig für Verdauung, Immunfunktion und die Aufrechterhaltung eines gesunden Darmmilieus.

Nukleotide stellen eine Maßnahme dar, mit der das Wachstum der Darmbakterien und auch der Bifidobakterien angeregt werden kann. Substituiert man über einen Zeitraum von acht Wochen Nukleotide, so weisen die Darmzotten eine um 25 Prozent erhöhte Oberfläche und eine bessere Integrität auf. Außerdem können sich die Symptome bei diagnostiziertem Reizdarmsyndrom verbessern.

Nukleotide sind Bausteine der DNA, der microRNAs und der messenger-RNAs. Zum Teil werden diese Basen vom Körper selbst gebildet, zum Teil werden sie über die Nahrung aufgenommen. Früchte und Gemüse enthalten lediglich einen sehr geringen Anteil an Nukleotiden, in tierischen Lebensmitteln ist der Anteil definitiv höher.

Nukleotide sind vielfach wirksam. Nicht nur im Darm, sondern auch als Vorbereitung für Impfungen zur Steigerung der Immunantwort sowie als Nahrungsergänzungsmittel zur erhöhten Produktion von Antikörpern und Immunzellen, um das Infektionsrisiko zum Beispiel nach Operationen zu vermindern.

Eine exogene Gabe von Nukleotiden ist im jeweiligen Fall in Betracht zu ziehen, da bei einem Mangel viele Zellprozesse im Körper beeinträchtigt sein können.

*»Wir sind,
was wir essen,
verdauen und
absorbieren.«*

5.1.8 VERDAUUNG

Basis für ein gutes Mikrobiom ist eine gute Verdauung. Vermutlich fragst du dich jetzt, was eine gute Verdauung denn konkret bedeutet. Hier kommt die sehr simple Lösung: Wir essen Nahrungsmittel, die uns Nährstoffe zur Verfügung stellen und durch die wir Energie bekommen. Das ist stark heruntergebrochen der Verdauungsprozess.

Gehen wir davon aus, dass wir ausreichend Nährstoffe über unsere Nahrung zu uns nehmen, dann stellt sich die Frage: Sind wir in der Lage, diese Nährstoffe im Verdauungsprozess so klein und verfügbar zu machen, dass wir sie im Darm aufnehmen können und dadurch der gesamte Organismus davon profitieren kann? Erst dann, wenn die Nahrung den Darm passiert, wird sie von unserem Körper aufgenommen.

Die Verdauung beginnt im Mund. Das Kauen ist der Schlüssel zu einer wirksamen Verdauung. Alles, was nach dem Kauvorgang passiert, muss unser Körper für uns regeln. Kauen wir nicht ausreichend, dann hat unser Körper eine harte Arbeit, um die Nahrung in ihre Mikronährstoffe zu zerlegen. Kein Wunder, wenn es zu Krämpfen, Gasproduktion und Müdigkeit kommt. Im Dünndarm muss alles bereits ganz klein sein. Fette, Kohlenhydrate und Eiweiße werden hier mithilfe von Gallenflüssigkeit und Verdauungsenzymen zu kleinsten Molekülen zerbrochen, um von der Darmwand aufgenommen zu werden.

Die gesündeste Ernährung kann völlig sinnlos sein, wenn wir nicht in der Lage sind, sie ordentlich zu verdauen und Nährstoffe daraus aufnehmen können.

Was kann im Rahmen des Verdauungsprozesses alles schiefgehen?

Esshygiene ist hier das Schlüsselwort. Die nachfolgende Aufzählung hilft dir dabei, herauszufinden, an welchen Punkten du bei dir selbst ansetzen kannst, um mögliche Störungen zu beheben. Die Impulse mögen auf den ersten Blick sehr einfach klingen, haben allerdings einen großen Effekt:

1. Iss langsam, denn die Verdauung braucht Zeit. Hektik und Essen zwischen Tür und Angel sind kontraproduktiv. Randnotiz: Es dauert ungefähr 20 Minuten, bis der Darm dem Gehirn signalisiert, dass er gesättigt ist. So kann es leicht passieren, dass zu viel gegessen wird, was später zu Blähungen führt. Tipp: Lege zu Beginn des Essens immer wieder das Besteck zur Seite und mache eine Pause. Jeden Bissen bewusst zu genießen, ist gut für deine Verdauung und deine Achtsamkeit.
2. Kaue jeden Bissen etwa 20- bis 30-mal. Je weniger du kaust, desto mehr muss dein Verdauungstrakt arbeiten, was zu Müdigkeit und Blähungen nach dem Essen führt. Gründlicher kauen bedeutet automatisch auch langsamer essen.

3. Verleihe deinem Essen eine hohe Bedeutung und zelebriere es. Essen ist keine Zeitverschwendung, erledige es daher niemals einfach so nebenher. Genieße dein Essen und versuche, damit im Moment zu sein und mit allen Sinnen Farben, Aromen und Konsistenz aufzunehmen – vor allem unter dem Blickwinkel, dass das Essen deinen künftigen Körper erschafft.
4. Setze dich hin zum Essen, dann kann dein Nervensystem entspannen und in den parasympathischen Modus übergehen und mehr Verdauungsflüssigkeit ausgeben. Dein Körper soll durch die Nahrungsaufnahme eine bewusste Pause erhalten und damit Energie und Kraft für die Zeit danach sammeln.
5. Atme langsam und ruhig, bevor du mit dem Essen beginnst, denn dein Körper benötigt Sauerstoff, um richtig zu verdauen.
6. Trinke während den Mahlzeiten nicht zu viel Wasser, denn es verdünnt den Säuregehalt der Magensäure und verlangsamt die Verdauung, was je nach Grad der Empfindlichkeit zu einem frühzeitigen Völlegefühl und einem Aufstoßen kommen kann. Langfristig kann dies zu einer Unterversorgung mit Vitamin B12, Magnesium und Eisen führen. Wenn du es schaffst, dann trinke 20 Minuten vor dem Essen nichts mehr. Trinke über den Tag verteilt.

5.1.9 IMMUNSYSTEM

Es ist kein Geheimnis, dass deine Ernährung dein Immunsystem beeinflusst. Wusstest du, dass sich 70 bis 80 Prozent der Lymphknoten, die ein wichtiger Teil des Abwehrsystems sind, im Darm befinden? Ein angegriffenes Milieu im Darm belastet nicht nur das Immunsystem, sondern trägt sogar zu seiner Schwächung bei.

Entscheidend für ein gutes Immunsystem sind:

- Eine gute Versorgung mit Nährstoffen, also mit hochwertigem Eiweiß, ungesättigten Fettsäuren, Vitaminen und Mineralstoffen
- Ein gesundes Milieu im Darm durch mikrobiomfreundliche, gesunde, natürliche und überwiegend pflanzliche Lebensmittel
- Eine geringe Umweltbelastung durch Vermeidung von Pflanzenschutzmitteln (Pestizide, Herbizide und andere), Schwermetallen oder anderen Umweltgiften
- Eine stabile psychische Verfassung ohne Ängste, Ärger und länger anhaltenden Stresszustand

Für das Immunsystem ist das Thema Verdauung absolut relevant. Was nicht richtig verdaut ist, reizt das Immunsystem.

Sämtliche Vorgänge im Körper hängen zusammen. Eine isolierte Betrachtung wäre fahrlässig, denn der Mensch ist keine Maschine, die mit ausreichend Kraftstoff rundläuft. Die Mechanismen arbeiten nicht unabhängig voneinander, sondern sie hängen alle zusammen.

5.1.10 WASSER

Wasser ist lebensnotwendig. Entscheidende Stoffwechsel- und Enzymkreisläufe sowie die Erneuerung von Zellen und Gewebe würden ohne Wasser nicht funktionieren. Wasser ist wichtig für unsere Organe. Es löst Bestandteile der Nahrung wie Zucker, Salz, einen Teil der Vitamine und Mineralstoffe und transportiert die gelösten Nährstoffe im Blut zu den Zellen. Bei sämtlichen Ausscheidungsvorgängen über die Nieren und den Urin ist Wasser die Basis. Wasser ist auch ein Kühlmittel, denn bei Hitze oder beim Sport verhindert das Ausscheiden von Wasser, also der Schweiß, dass die Körpertemperatur ansteigt. Ausreichend zu trinken ist absolut wichtig, damit wir sowohl unsere Gesundheit als auch unsere Leistungsfähigkeit aufrechterhalten können.

Für unser Überleben ist ausreichendes Trinken, ebenso wie Atmen, wichtiger als Essen. Was meinen wir damit? Ohne Nahrung können wir ein paar Wochen überleben, ohne Trinken ein paar Tage und ohne Atmen gerade mal ein paar Minuten.

Ein paar Fakten zum Wasser:

- Wir Menschen bestehen zu etwa 70 Prozent aus Wasser.
- Lediglich 0,3 Prozent des Wasservorkommens weltweit ist Trinkwasser.
- 2,5 Prozent des Trinkwassers ist im Eis der Polarkappen und Gletschern gefroren.
- 99 Prozent der menschlichen Moleküle bestehen aus Wasser.
- Wasser unterstützt beim Abnehmen, es reguliert den Blutzuckerspiegel.
- Wasser ist lebensnotwendig: Ohne Wasser überlebt ein Mensch nur wenige Tage.

Trinken wir zu wenig, bekommen wir Kopfschmerzen und können uns nicht mehr so gut konzentrieren. Wasser ist unter anderem für deine Leistungsfähigkeit verantwortlich. Ein Mangel ist also unbedingt zu vermeiden.

Der tägliche Flüssigkeitsbedarf von Menschen ist unterschiedlich, denn er ist abhängig von Körpergröße, Körperfettanteil, Alter, Klima, Lebensstil und vom körperlichen Fitnesszustand. Wenngleich der Körper eines Neugeborenen noch sehr klein und fragil ist, so ist doch sein Bedarf an Wasser am höchsten. Der Stoffwechsel von Babys ist außerordentlich schnell, deshalb sollte täglich fast ein Drittel ihrer Körperflüssigkeit durch Trinken ersetzt werden. Im Alter sinkt der Wasserbedarf.

Ein Anhaltspunkt für die adäquate Wassermenge pro Tag sind 30 Milliliter pro Kilo Körpergewicht. Eine zu große oder zu geringe Wasserzufuhr hat Konsequenzen. Bei einer Dehydration, einem Mangel, leidet unsere Gesundheit: Das Blut fließt nicht mehr so schnell, das Herz hat mehr Arbeit, die Versorgung mit Nährstoffen und Sauerstoff wird beeinträchtigt, Giftstoffe verbleiben im Körper, da die Nieren weniger Wasser ausspülen. Tritt dieser Zustand kurzzeitig auf, ist dies nicht so schlimm; bei längeren Phasen jedoch zieht dies Probleme nach sich und es treten Symptome der Dehydrierung auf:

- Trockene Mundschleimhaut
- Müdigkeit
- Trockene Haut
- Dunkel gefärbter Urin
- Schwindel
- Kopfschmerzen
- Einschränkung von Wahrnehmung und Konzentrationsfähigkeit

Aber auch eine Übermenge an Wasser ist nicht optimal. Trinken wir zu viel, dann wird viel Wasser in kurzer Zeit gespeichert, was wiederum zur Folge hat, dass Mineralien ausgeschwemmt werden, die der Körper dringend benötigt. Faustregel: Mehr als 0,8 Liter Wasser pro Stunde tut deinem Körper nicht gut.

Auch in unserer Nahrung steckt bereits ein Teil unserer Trinkmenge.

Abschließend lässt sich sagen, dass die Nutri-Epigenetik ein faszinierendes und sich schnell entwickelndes Forschungsgebiet ist, das unsere Sichtweise auf Genetik, Ernährung und Gesundheit revolutioniert. Sie verdeutlicht, dass unsere Genexpression nicht nur durch unsere genetische Ausstattung festgelegt ist, sondern auch durch unsere Ernährungs- und Lebensgewohnheiten beeinflusst werden kann. Dies bietet eine Vielzahl neuer Möglichkeiten zur Förderung der Gesundheit und Prävention von Krankheiten auf individueller Ebene.

5.2 Physio-Epigenetik: Die Bedeutung von Bewegung

Die Physio-Epigenetik ist ein faszinierendes und spannendes Forschungsgebiet, das in den letzten Jahren immer mehr Aufmerksamkeit erlangt hat. Sie beschäftigt sich mit dem Einfluss von Bewegung auf unsere physiologischen Prozesse und die epigenetische Regulation unserer Gene.

»Bewegung ist nicht nur für uns wichtig, sondern auch für unsere nächsten Generationen.«

Was genau bringt uns nun diese spannende Disziplin? Warum sollten wir uns überhaupt mit der Physio-Epigenetik beschäftigen?

Ein grundlegender Aspekt liegt darin, dass sie unser Verständnis davon revolutioniert, wie unsere Gene funktionieren. Lange Zeit wurde angenommen, dass unsere DNA unveränderlich ist und unser Schicksal somit vorbestimmt sei. Doch die Entdeckungen der Epigenetik haben gezeigt, dass dies nicht der Fall ist.

5.2.1 BEWEGUNG

In diesem Kapitel geht es um die Physis. Die tägliche sportliche Betätigung ist einfach so wichtig, wenn es um den Zusammenhang zwischen Bewegung und Epigenetik geht. Sport hat eine große Auswirkung auf die Physiologie und auf die Psyche, denn durch Sport verändern sich ziemlich schnell die epigenetischen Muster in unseren Muskeln und Fettzellen. Je intensiver und regelmäßiger der Sport, desto größer ist der Effekt auf unser Epigenom der trainierten Muskelzellen. Wissenschaftler, unter anderem Macsue Jacques, konnten bei regelmäßigem Sport eine vorteilhafte Veränderung in hunderten Genen feststellen. Nur jene Zellen, die trainiert wurden, zeigten epigenetische Veränderungen.[14]

Einige Gene haben einen positiven Effekt auf den Zellstoffwechsel und tragen dazu bei, dass ein Mensch langsamer altert. Kurz gesagt: Sport hält jung!

Studien zeigen, dass Patientinnen mit Brustkrebs bei einem sechsmonatigen moderaten Training die Aktivität des Tumorsuppressorgens L3MBTL1 erhöhen konnten.[15] Sport spielt auch eine Rolle bei der Prävention von Entzündungen und chronischen Erkrankungen. Sport wirkt sich auf die mitochondrialen Proteine aus. Du erinnerst dich, die Mitochondrien sind die Kraftwerke unserer Zellen.

Regelmäßige Bewegung hat einen positiven epigenetischen Einfluss auf unser Nervensystem und auf unser braunes Fettgewebe, das für die Wärmeerzeugung im Körper zuständig ist. Je mehr braunes Fettgewebe du hast, umso geringer ist dein Risiko für Übergewicht und die damit verbundene Krankheit Diabetes Typ-2. Epigenetische Mechanismen entscheiden darüber, ob sich Vorläuferzellen in weißes Fett oder in braunes Fett verwandeln.

Viele Studien beweisen, dass sich Sport positiv auf Diabetes, Herz-Kreislauf- und Krebserkrankungen auswirkt. Bewegung wirkt besonders positiv auf die Prävention von

---

14 Jacques, M. et al. (2019): »Epigenetic changes in healthy human skeletal muscle following exercise – a systematic review«, in: *Epigenetics* 14(7), S. 633–648, DOI: 10.1080/15592294.2019.1614416.

15 Zeng, H. et al (2012): »Physical activity and breast cancer survival: an epigenetic link through reduced methylation of a tumor suppressor gene L3MBTL«, in: *Breast Cancer Res Treat* 133(1), S. 127–135. DOI: 10.1007/s10549-011-1716-7.

Diabetes Typ-2. In Deutschland leiden ungefähr 7 Millionen Menschen an Diabetes, davon sind 95 Prozent vom Typ-2 betroffen. Regelmäßige Bewegung führt dazu, dass unsere Muskeln mehr Zucker aufnehmen können und das unabhängig vom Insulinspiegel.

Positive Auswirkungen von Sport:

- Es können Entzündungen reduziert werden.
- Sport kann sich positiv auf Diabetes Typ-2 und die Insulinsensitivität auswirken.
- Regelmäßiger Sport kann dazu beitragen, das Risiko von bestimmten Krankheiten zu senken.
- Durch regelmäßige Bewegung wird das körpereigene Abwehrsystem gestärkt, wodurch der Körper besser gegen die schädlichen Wirkungen freier Radikale geschützt ist.

5.2.2 BIOHACKING

Du möchtest dein Potenzial ausschöpfen? Und dies auf allen Ebenen? Das geht nur, wenn du deinen Körper so gut kennst, dass du verstehst, wie die Prozesse in deinem Körper ineinandergreifen.

Das Biohacking verbindet die Erkenntnisse aus der Biologie, der Lehre über den menschlichen Körper, mit der Philosophie des Hackings. Jeder, der sich selbst optimieren, schneller regenerieren und leistungsfähiger sein möchte, kommt am Biohacking nicht vorbei.

Als Biohacker experimentierst du viel mit deinem Körper und kennst ihn daher sehr gut. Du hast ein ausgezeichnetes Körpergefühl, weißt, worauf dein Körper in welcher Form reagiert und was er gerade braucht. Du trägst deine Blaulichtblockerbrille abends auch in Gesellschaft, wenn es erforderlich ist. Du setzt dich gern vor eine Rotlichtlampe, und im Winter gehst du in den See zum Baden. Die Aufzählungen klingen jetzt eher körperorientiert. Jedoch, wie immer in der Epigenetik, geht es auch beim Biohacking darum, den Körper in seiner Ganzheit zu hacken, also auch den Geist miteinzubeziehen. Denn der Zugang zum Körper geht über beide Kanäle, was bedeutet, Körper bedingt Geist und umgekehrt.

Eine der ältesten Formen des Biohacking ist die Meditation, die bereits seit Jahrtausenden als Entspannungstechnik praktiziert wird. Wie du meditierst, spielt keine Rolle, ob im Schneidersitz, beim Wandern oder beim Wäschemachen.

Wie ist nun Biohacking an unsere Epigenetik geknüpft?

Durch die Untersuchung der DNA wird das Erbgut auf kleine genetische Unterschiede, sogenannte *Single Nucleotide Polymorphisms* (SNPs), geprüft. SNPs sind ge-

»Als Biohacker ist es dein Ziel, deine Gesundheit zu optimieren.«

erbte und vererbbare genetische Varianten, die an bestimmten Positionen in der DNA auftreten. Diese winzigen Unterschiede können entscheidend beeinflussen, wie unser Körper auf verschiedene Umwelteinflüsse, wie beispielsweise Nahrungsmittel, Medikamente oder Umweltfaktoren, reagiert. Sie können auch Hinweise darauf geben, ob eine Person ein erhöhtes Risiko für bestimmte Krankheiten hat. Mithilfe dieser Tests lassen sich nicht nur Informationen über die Abstammung und das gesamte Erbgut gewinnen, sondern auch die komplexen Mechanismen verstehen, die die Funktion der Gene steuern. Das Wissen über SNPs ermöglicht es, individuelle Gesundheitsstrategien zu entwickeln und personalisierte Empfehlungen für Prävention und Behandlung zu geben.

In diesem Kapitel haben wir einen ersten Einblick in die spannende Welt der Physio-Epigenetik gewonnen und gesehen, welch enormes Potenzial sie birgt. Es lohnt sich definitiv, weiterhin intensiv in dieses Forschungsgebiet einzutauchen und seine Entwicklung mit großer Spannung zu verfolgen.

5.2.3 SCHLAF- UND ERHOLUNGSTRACKER

Es gibt Schlaf- und Erholungstracker, die du 24/7 – ja, sogar beim Duschen – tragen kannst. Sie zeichnen deine Daten zu Schlaf, Erholung und Aktivität auf, und du kannst sie über eine App auslesen. Du erhältst handfeste Auswertungen zu deinem Schlaf und damit verbundene Tipps für deine Gewohnheiten, um deine Lebensqualität zu verbessern. Denn ein schlechter Schlaf wirkt sich direkt auf deine Erholung aus und damit auch auf deine Leistungsfähigkeit.

Die Tracker sind mit Sensoren ausgestattet, die mit einer hohen Genauigkeit die Herzfrequenz und Herzfrequenzvariabilität aufzeigen.

Tagsüber halten die Tracker deine Aktivität, deine Schritte, deine verbrauchten Kalorien und auch deine Inaktivität fest. Nachts zeichnen sie die Ruheherzfrequenz, die Herzfrequenzvariabilität, deine Atemzüge pro Minute sowie die Körpertemperatur auf.

Im Schlaf werden folgende Parameter aufgezeichnet:

- Zubettgehzeit
- Schlafdauer
- Gesamtzeit im Bett
- Schlafqualität
- Schlafphasen
- Wachphasen

5.2.4 KÄLTETHERAPIE

Thermoregulation

Damit unsere Zellen optimal arbeiten können, benötigt unser Körper eine konstante Temperatur von ungefähr 37 °C, bei der Stoffwechsel, Sauerstofftransport und Muskelaktivität am besten funktionieren. Auch die Durchblutung ist abhängig von der Körpertemperatur. Ist deine Umgebungstemperatur warm, werden dein Körperkern sowie deine Extremitäten stärker durchblutet als bei kalten Außentemperaturen.

Wenn die Temperatur in deinen Zellen sinkt, verlangsamen sich die biochemischen Prozesse, was zu einer Störung der zellulären Funktionen führen kann. Infolgedessen können wichtige Moleküle und Nährstoffe nicht mehr effizient an die Orte im Körper transportiert werden, an denen sie benötigt werden.

Diese Fakten machen deutlich, dass eine gute Thermoregulation in deinem Körper unabdinglich ist für einen gut funktionierenden Organismus.

Kalte Thermogenese

Bei der kalten Thermogenese heizt dein Körper unter Einfluss von Kälte auf. Sie läuft überwiegend in den Mitochondrien des braunen Fettgewebes – im Bereich von Schlüsselbein, Hals und Wirbelsäule – ab.

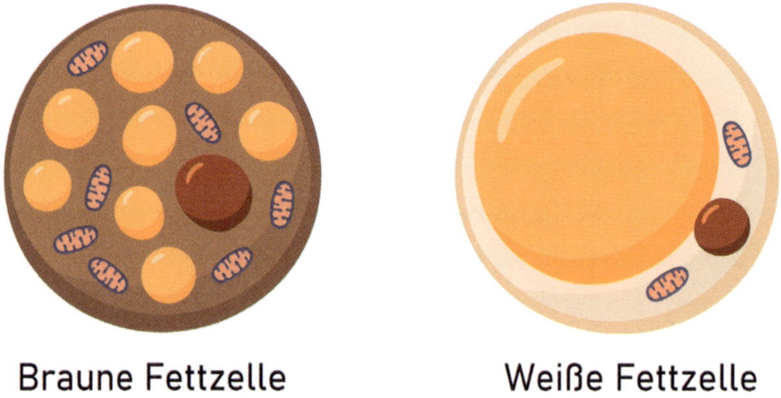

Abbildung 10: Weiße und braune Fettzellen

Die wohl bekanntesten fünf Kältetherapien sind:

1. Kalte Dusche: am einfachsten, da sie jeder zu Hause anwenden kann.
2. Abhärtung nach Kneipp: Mit einem Schlauch werden Beine, Arme und das Gesicht mit einem dicken Wasserstrahl abgespült. Wissenschaftler der Universität Jena haben die Wirksamkeit der Kneippschen Güsse belegt.[16] Sie stellen einen intensiven Reiz für den Körper dar und stärken dadurch die Abwehrkräfte. Es genügt, die Güsse an einzelnen Körperteilen durchzuführen.
3. Kältekammern (Kryokammern): Der Körper wird für wenige Minuten einer Temperatur von -110 bis -160 °C ausgesetzt, wodurch die Regeneration und die Stoffwechselvorgänge der Zellen beeinflusst werden sollen.
4. Kaltes Wasserbad: Aufenthalt im Wasser, das ungefähr eine Temperatur von 15 °C hat. Dein Körper kann länger im Wasser bleiben und bekommt einen gewissen Kältereiz. Eingesetzt wird das Kältebad zum Vorkühlen des Körpers bei Wettkämpfen.
5. Eisbad: Die Wassertemperatur beträgt weniger als 5 °C. Das Eisbad wird hauptsächlich nach Wettkämpfen angewendet, um Entzündungen vorzubeugen. Ein neuer Trend gewinnt an Popularität: Immer mehr Menschen probieren zu Hause in einer Eistonne oder im Winter für kurze Zeit ein Eisbad in einem See. Wir empfehlen diese Praxis ebenfalls und nennen es: Eisbaden

Grundsätzlich empfehlen wir, Kältereize lediglich kurzzeitig einzusetzen. Eine Integration der Kältetherapie in den Alltag ist in jedem Fall anzuraten. Wir Autoren wenden das Eisbaden selbst auch an.

Vorteile der Kältetherapie

- Entzündungshemmend
- Schmerzlindernd bei chronischen Entzündungen
- Vorbeugend bei Muskelkater
- Stimmungsaufhellend
- Aktiviert Mitochondrien und braunes Fettgewebe

16 Uhlemann, C. (2005): »Jetzt Grippe & Co nach Kneipp mit kaltem Wasser vorbeugen«, online verfügbar unter https://www.uniklinikum-jena.de/Uniklinikum+Jena/Aktuelles/Archiv/PM_Archiv+2005/Jetzt+Grippe+_+Co+nach+Kneipp+mit+kaltem+Wasser+vorbeugen-p-16048.html, letzter Zugriff am 26.06.2024.

Nachteil der Kältetherapie

Die Anwendung der Kältetherapie eignet sich nicht ohne Einschränkung und sollte im individuellen Fall mit einem auf Kältetherapien spezialisierten Arzt abgeklärt werden. Insbesondere ist der Einsatz einer Kältetherapie zu überdenken, wenn ein Infekt oder eine chronische Krankheit vorliegt.

Wie kannst du in das Kältetraining einsteigen?

Ein absolut moderater Einstieg ist in jedem Fall zu empfehlen. Vor allem dann, wenn du dein Herz-Kreislaufsystem langfristig trainieren möchtest. Trinkwasser hat eine Temperatur zwischen 14 und 17 °C, je nach Ort und Jahreszeit. Und genau dieser Bereich ist ein idealer Einstieg.

Dein Fahrplan in den ersten fünf Wochen

Woche 1: Dusche Füße und Hände nach dem warmen Duschen mit kaltem Wasser ab.

Woche 2: Dusche Arme und Beine nach dem warmen Duschen mit kaltem Wasser ab.

Woche 3: Dusche Arme, Beine und Oberkörper nach dem warmen Duschen mit kaltem Wasser ab.

Woche 4: Dusche den gesamten Körper inklusive Kopf nach dem warmen Duschen mit kaltem Wasser ab.

Woche 5: Beginne direkt mit dem kalten Duschen und, falls nötig, dusche anschließend warm. Starte beim kalten Duschen wie in Woche 1 mit deinen Füßen und Händen. Taste dich von Woche zu Woche schrittweise mit weiteren Körperbereichen vor.

Spüre in dich hinein, wie du dich dabei fühlst, und gehe nur so weit, wie es für dich angenehm ist. Wenn du dir zu schnell zu viel zumutest, ist das kontraproduktiv und bringt dich von deinem Ziel ab. Gib dir die Zeit, die du brauchst. 30 bis 60 Sekunden können am Anfang einen guten Richtwert darstellen. Du kannst die Wochen auch verlängern, um einen guten Rhythmus für dich zu finden. Beim Kältetraining geht es darum, deinen Körper und dein Nervensystem an diesen Stressfaktor zu gewöhnen und durch den Kältereiz in die Entspannung zu kommen.

Achtung!

Gehe als Einsteiger niemals allein zum Eisbaden, sondern mit mindestens einer weiteren Person.

Bei einer Wassertemperatur von 14 °C nimmt die Körpertemperatur um 0,15 °C pro Minute ab.

Bei einer Wassertemperatur von 2 °C liegt die Abkühlung bei 0,35 °C pro Minute.

Plane daher keine Eisbäder, die deine Körpertemperatur um mehr als 1 °C absenken.

Eine übermäßige Abkühlung kann zu einer Hypothermie (Untertemperatur) führen, das heißt, deine Körpertemperatur sinkt auf unter 35 °C, was nicht nur zu Gesundheitsschäden, sondern zu einem Versagen deiner Organe führen und damit einhergehend den Tod bedeuten kann.

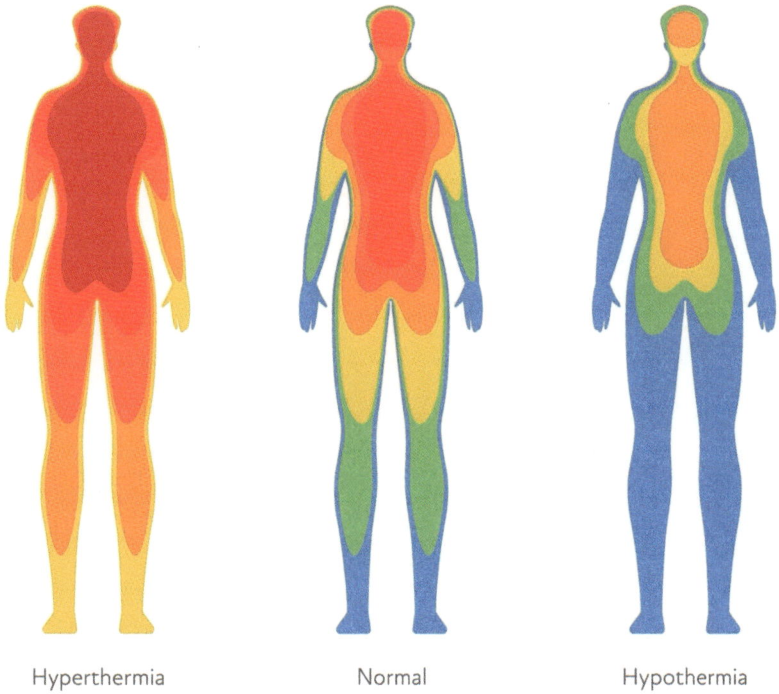

Abbildung 11: Hypothermie

Beim richtigen Einsatz bringt die Kältetherapie viele gesundheitliche Vorteile mit sich. Entscheidend dabei sind jedoch das richtige Maß sowie das Anwendungsgebiet.

5.2.5 STRAHLUNG

Wir decken hier nicht das gesamte Feld der Strahlung ab, sondern beschränken uns auf die optische Strahlung – das sichtbare Licht – und dabei insbesondere auf die Rotlicht- und Infrarotlichtstrahlung.

Nur ein sehr kleiner Bereich des Lichtspektrums ist für das menschliche Auge sichtbar. Dazu gehören sämtliche Farben des gesamten Regenbogens.

Rotlicht

Rotes Licht hat eine Wellenlänge von etwa 750 Milliardstel Meter (Nanometer), violettes Licht entspricht etwa 400 Nanometern. Die restlichen Farben befinden sich dazwischen. Sichtbares Licht stimuliert über die Netzhaut und den Sehnerv und beeinflusst wichtige Bereiche des Gehirns und des limbischen Systems. Farbiges Licht, im Speziellen das Rotlicht, wirkt nicht nur lokal, sondern kann durch die Stimulation der Mitochondrien die Zellenergieproduktion fördern, was positive Effekte auf die Heilung und Regeneration von Gewebe haben kann. Es unterstützt die Wundheilung, reduziert Entzündungen und kann die Hautelastizität verbessern.

Bist du zum Beispiel über einen gewissen Zeitraum zu wenig Licht ausgesetzt, kann dein autonomes Nervensystem in ein Ungleichgewicht kommen. Die Folge sind physische und emotionale Defizite sowie eine Störung der Stoffwechselkreisläufe.

Was kann Rotlicht in deinem Körper bewirken?

1. Es stärkt deine Abwehrkräfte.
2. Es verbessert die Regeneration.
3. Es unterstützt die Wundheilung.
4. Es lindert Hautkrankheiten (unter anderem Akne, Neurodermitis).
5. Rotlichtlampen am Abend unterstützen einen normalen Melatoninhaushalt, da Blaulicht aus anderen Lichtquellen die natürliche Melatoninproduktion des Körpers reduzieren kann.

Infrarotlicht

Infrarotlicht ist elektromagnetische Strahlung, die sich in Richtung größerer Wellenlängen an die sichtbare Strahlung anschließt und bis in den Bereich der Mikrowellen reicht. Infrarotlicht ist für das menschliche Auge unsichtbar. Jedoch können wir Menschen über unsere Haut die wärmende Wirkung der Infrarotstrahlung wahrnehmen.

»Wir Menschen brauchen unbedingt sichtbares Licht, damit das Gehirn richtig funktionieren kann.«

Dadurch, dass wir in der Lage sind, die Energie der Infrarotstrahlung aufzunehmen, erfahren wir ihre Wirkung in unserem Körper. Moleküle werden in Schwingung versetzt, und wir spüren Wärme. Eine natürliche Quelle der Infrarotstrahlung ist die Sonne.

Gemäß einiger Studien hat das Infrarotlicht im Nahwellenbereich (800–950 Nanometer) verschiedene Signalwege, welche die Mitochondrien stimulieren können.[17]

Was bedeutet das für dich und deinen Körper?

In Zeiten, in denen die Sonne nicht häufig scheint oder du schlichtweg keine Möglichkeit hast, dich dem natürlichen Sonnenlicht auszusetzen, kannst du das Infrarotlicht als Ersatz verwenden, um den Stoffwechsel der Mitochondrien und die damit verbundene Energie zu steigern.

Positive Effekte von Infrarotlicht:

- Lindert Erkältungen und Nasennebenhöhlenentzündungen
- Wirkt entzündungshemmend
- Lässt Schleimhäute abschwellen
- Unterstützt bei Entgiftungsprozessen
- Kurbelt die Produktion von ATP (Adenosintriphosphat = Energiemolekül) an
- Wirkt bei der Behandlung von Abszessen

5.2.6 DIE HORVATH-UHR

Alt? Jung? Dazwischen?

Stellst du dir auch immer mal wieder die Frage, wie alt du bist? Dein kalendarisches Alter kennst du, darüber brauchen wir nicht zu diskutieren. Aber dein biologisches Alter, kennst du das? Vielleicht bist du an dieser Stelle verwundert, wenn wir dir sagen, dass du dein biologisches Alter mithilfe eines Tests bestimmen kannst. Dies sogar auf etwa zweieinhalb Jahre genau. Der Test bietet dir die Möglichkeit, anhand deines Ergebnisses an den entsprechenden Stellschrauben zu drehen, um deine Lebensjahre zu regulieren. Du weißt inzwischen, dass du durch eine Veränderung deines Lebensstils deinen Körper verjüngen kannst.

Der Test zeigt dir an, wie schnell du bis heute gealtert bist und wie du wahrscheinlich weiterhin altern wirst, wenn du deinen aktuellen Lebensstil und die Bedingungen in deinem Alltag beibehältst. Bevor du jedoch in dieses Experiment einsteigst, ist es

17 Tafur, J.; Mills, P. J. (2008): »Low-intensity light therapy: exploring the role of redox mechanisms«, in: *Photomedicine and laser surgery* 26(4), S. 323–328. DOI: 10.1089/pho.2007.2184; Sommer, A. P. (2019): »Mitochondrial cytochrome c oxidase is not the primary acceptor for near infrared light-it is mitochondrial bound water: the principles of low-level light therapy«, in: *Annals of translational medicine* 7(Suppl 1), S. 13. DOI: 10.21037/atm.2019.01.43.

wichtig, dass du dir die Frage stellst, ob du überhaupt dein biologisches Alter erfahren möchtest. Möchtest du der Wahrheit ins Auge schauen, dann überlege dir, was du mit der Information aus dem Test anfangen möchtest. Das Testergebnis kann sowohl in die eine als auch in die andere Richtung ausschlagen. Bist du dazu bereit? Ein negatives Resultat kann durchaus zu Stress in deinem Körper führen. Fällt die Erkenntnis positiv aus, kannst du von den unterschiedlichen Optionen profitieren, die die Epigenetik in Bezug auf ein achtsames Leben bietet.

Initiativ wurde der Test entwickelt, um mit der dadurch entnommenen Speichelprobe das biologische Alter von Tätern in der Kriminologie bestimmen zu können. Das war die Ausgangsbasis in der Wissenschaft, um letztendlich an diesem aussagekräftigen Test weiterhin intensiv zu forschen. Der Biomathematiker Steve Horvath hat inzwischen mehr als 13 000 menschliche Gewebeproben gesammelt und analysiert. Faszinierend dabei ist, dass die Uhr in fast allen Körperteilen gleich tickt.[18] Die Horvath-Uhr findet weltweit Einsatz bei der Messung, welche Faktoren Einfluss haben auf die Geschwindigkeit des Alterns. Wir wissen inzwischen, dass sich regelmäßiges Meditieren positiv auf den Alterungsprozess auswirkt. Zudem altern Meditierende langsamer in Abhängigkeit davon, wie lange sie die Meditationstechnik bereits anwenden.

Auf diesem Test basieren nun neuere epigenetische Tests, die dir zeigen, ob du bereits gesund lebst oder ob du in bestimmten Bereichen noch Verbesserungen vornehmen kannst. Diese epigenetischen Tests sind ein guter Indikator für deinen Lebensstil und können dir dabei helfen, deine Gesundheit aktiv zu gestalten und positiv zu beeinflussen.

Wenn du mehr darüber erfahren möchtest, scanne einfach diesen QR-Code.

5.2.7. HERZFREQUENZVARIABILITÄT (HFV) ODER HERZRATENVARIABILITÄT (HRV)

Emotionen wirken sich auf deinen Körper aus. Das ist dir sicherlich bereits bestens bekannt. Auch dein Herz schlägt in deinem Lebenstakt. In stressigen Momenten ist dein Körper herausgefordert, dein Herz schlägt schneller. Bist du entspannt, dann geht es dein Herz auch ruhiger an. Es besteht demnach ein direkter Zusammenhang zwischen deinem Gemütszustand und deinem Herzschlag.

18 Gibbs, W. W. (2014): »Epigenetische Uhr. Auf ein paar Monate genau«, online verfügbar unter https://www.spektrum.de/news/epigenetische-uhr-verraet-unser-alter-auf-wenige-monate-genau-spektrum-de/1285389, letzter Zugriff am 09.10.2023.

Wenn wir dir sagen, dass inzwischen 80 Prozent der Konsultationen beim Hausarzt mit dem Thema Stress zusammenhängen, dann wird dich das – in Abhängigkeit deiner eigenen Lebenssituation – mehr oder weniger überraschen. Emotionen und der damit verbundene Stress sind zu den Hauptauslösern für das Krankheitsaufkommen innerhalb unserer Gesellschaft geworden. Reden wir von Stress, dann reden wir automatisch von chronischem Stress. Denn der kurzzeitige Stress stellt keine extensive Gefahr dar. Dauerhafter Stress hingegen bringt deine Regenerationsfähigkeit aus der Spur.

Hunderte von Studien haben sich in den letzten Jahren mit der Herzratenvariabilität auseinandergesetzt. Zum einen sind die Möglichkeiten, die HRV zu messen, in der Vergangenheit einfacher geworden, und zum anderen haben Forscher und Mediziner erfahren, dass viele Bereiche im Körper und auf Ebene der Gesundheit einen direkten Zusammenhang zur Herzratenvariabilität aufweisen. Ein Feld, das inzwischen große Beachtung findet in der Medizin, insbesondere bei chronischen Erkrankungen.

Bei einer niedrigen Herzratenvariabilität, die bereits bei einer Messung von zwei Minuten festgestellt werden kann, ist der Vagusnerv geschwächt.

Menschen mit chronischen Erkrankungen weisen häufig eine niedrigere HRV auf, was auf ein beeinträchtigtes autonomes Nervensystem und eine erhöhte Stressbelastung hindeutet.

Wusstest du, dass die Herzratenvariabilität eine Auswirkung auf unsere psychische und physische Gesundheit hat?

Sportler haben mit ihrer Aktivität – sofern sie in einem gesunden Maß erfolgt – Einfluss auf die Herzratenvariabilität. Grundsätzlich kann Sport die HRV beeinflussen und steigen lassen.

Die Formel ist relativ simpel:

Hohe HRV = Das autonome Nervensystem ist sehr flexibel und anpassungsfähig. Dies ist ein Indikator für einen guten Gesundheits- und Erholungszustand.

Niedrige HRV = Das autonome Nervensystem ist nicht sehr flexibel und anpassungsfähig. Dies ist ein Indikator für einen schlechten Gesundheits- und Erholungszustand.

Es lohnt sich also wirklich, da mal genauer hinzusehen, da sich die Herzratenvariabilität auf alle Bereiche unseres Lebens auswirkt: auf unsere Gesundheit, unsere Leistungsfähigkeit und unser Wohlbefinden.

Im Jahr 2002 haben die Wissenschaftler McCraty und Singer eine Definition für die Herzratenvariabilität geliefert:

»Die HRV ist ein Maß für die neurokardiologische Funktion, das die Herz-Gehirn-Kommunikation sowie die Dynamik im autonomen Nervensystem (ANS) widerspiegelt.«[19]

---

19 McCraty, R.; Singer, D. H. (2002): »Neurocardiology and the heart-brain connection: Heart Rate Variability as a measure of neurocardiological function«, Institute of HeartMath.

»Es gibt einen Zusammenhang zwischen einer reduzierten HRV und einem körperlichen und psychischen Unbehagen.«

Im übertragenen Sinne bedeutet dies: Ein gesundes Herz schlägt nicht immer im gleichen Rhythmus, sondern passt sich variabel der aktuellen Belastung an. Durchschnittlich liegt der Ruhepuls eines gesunden Erwachsenen bei 60 bis 90 Schlägen pro Minute.

Die HRV ist der Spiegel der Aktivität deines autonomen Nervensystems, also des Zusammenspiels von Sympathikus und Parasympathikus. Vereinfacht gesagt: bremsen, beschleunigen, bremsen, beschleunigen. Dabei entsteht ein Muster, das den Herzschlag repräsentiert. Das Phänomen, dass dein Herz kontinuierlich und unaufhörlich beschleunigt und bremst, nennt man Herzratenvariabilität. Dein Herz beschleunigt und bremst Tag und Nacht, ohne Bewegung, mit Bewegung. Es herrscht stets ein gewisses Maß an Variabilität vor.

Stelle dir vor, du befindest dich im Hotelzimmer und schläfst. Plötzlich schrillt der Alarm, du wirst wach und stellst fest, dass es der Feueralarm ist und es im Hotel brennt. Flucht ist angesagt. Dein Sympathikus ist maximal aktiv und schützt deinen Körper, indem er dich vor dem Feuer weglaufen lässt. Sobald du realisierst, dass du außer Gefahr bist, kommt dein Parasympathikus ins Spiel und lässt dich wieder vom Gas runtergehen – Situation überstanden.

Die Herzratenvariabilität ist der Ausdruck deiner Anpassungsfähigkeit und Flexibilität. Im Falle des Hotelbrands benötigst du ein Herz, das extrem schnell beschleunigen kann, um deine Muskeln mit Sauerstoff und Nährstoffen zu versorgen. Ist die Situation entschärft und fällt der Stress ab, dann ist es gut, wenn dein System in der Lage ist, schnell wieder herunterzufahren, um nicht unnötig Energie zu vergeuden.

Je mehr dein Herz die Fähigkeit besitzt, Ausschläge nach unten und oben zu machen, desto größer ist seine Flexibilität. Die Höhe der Amplitude ist entscheidend. Denke daran, wie du als Kind auf einer Schaukel gesessen hast. Hattest du viel Power, dann konntest du die Schaukel gut in Schwung bringen; bei wenig Energie war die Bewegung der Schaukel entsprechend moderat und die Ausschläge waren kleiner.

Personen mit hoher Variabilität können besser mit Stress umgehen als Personen mit einer niedrigen Variabilität. Mit etwas Erfahrung und Gespür für die eigenen Emotionen ist es möglich, den Parasympathikus und den Sympathikus zu steuern und von einer Dysbalance in die Balance zu kommen.

Bei einer niedrigen Herzratenvariabilität kannst du folgende Aspekte berücksichtigen:

- Bewegung: weg vom Couch-Potato hin zum sportlich aktiven Menschen. Es muss nicht bedeuten, dass du gleich einen Halbmarathon läufst. Zügiges Gehen oder Walken ist schon sehr gut. Vorzugsweise in der Natur, denn dort wird der Parasympathikus besser aktiviert.

- Ernährung: Übergewicht reduzieren über die richtige Ernährung und über Bewegung.
- Stress: Häufigster Faktor für eine reduzierte Herzratenvariabilität ist der chronische Stress. Den gilt es, unbedingt zu reduzieren.
- Herzkohärenz: Lerne, wie du eine Herzkohärenz aufbaust und damit deinen Parasympathikus stärkst. Mehr dazu später in diesem Kapitel.
- Schlaf: Dein Schlaf ist das Resultat deiner Abendgestaltung und deines Stressmanagements tagsüber. Abends sind Ruhe und Muße sehr wertvoll. Es empfiehlt sich, keine aufregenden Inhalte zu konsumieren. Entscheidend ist vielmehr die Mentalität des Um-das-Lagerfeuer-Sitzens. Was jedoch nicht bedeutet, dass es mit dem reinen Sitzen oder Liegen getan ist, sondern vielmehr damit, was dich gedanklich abends beschäftigt.

Ein starrer Herzrhythmus ist nicht das Ziel, sondern dein Körper braucht Variabilität. Optimal ist es, wenn dein Ruhepuls durch eine Meinungsverschiedenheit, ein Ärgernis oder ähnliche Erlebnisse in die Höhe gebracht wurde und er sich danach wieder ungefähr dort einpendelt, wo er sich vor dem Ereignis befunden hatte. Untersuchungen zeigen, dass Menschen subjektiv empfinden, dass ihr Puls wieder am Ausgangspunkt angekommen ist. Unterziehen sich diese Personen konkreten Messungen, dann stellt sich heraus, dass hier eine Abweichung vorliegt und ihr Empfinden nicht deckungsgleich mit den Messergebnissen ist. Die innere Ausgeglichenheit ist demnach lediglich ein Gefühl, jedoch kein messbar nachvollziehbarer Zustand.

Dein emotionales Erleben ist an dein Körperempfinden gekoppelt. Flacher Atem, beschleunigter Herzschlag, erhöhter Blutdruck, feuchte Hände, trockener Mund, feuchte Stirn sind nur einige der Symptome, die auf Angst hindeuten. Du fühlst nicht das, was dich im Außen bedroht, sondern das, was in deinem Körper passiert, das, was sich unangenehm in dir anfühlt.

Die Sprache des Körpers ist entscheidend und bietet einen wunderbaren Weg, um mit deinem Körper in Kontakt zu kommen. In einem Zustand des inneren Ausgleichs, des Wohlfühlens, schwingt dein Herzrhythmus (nahezu) sinusförmig auf und ab. Wir sprechen dann von Kohärenz. Bei einem Gefühl des inneren Unwohlseins, bei Angst, Frust und anderen Emotionen entsteht das Gegenteil von Kohärenz, nämlich Inkohärenz. Betrachtet man die kohärenten und inkohärenten Messergebnisse, so fällt auf, dass der Puls nahezu identisch ist.

Was sich jedoch unterscheidet, ist das, was innerhalb dieser Herzschläge passiert. Im autonomen Nervensystem laufen unterschiedliche Vorgänge ab. Definitiv kostet es deinen Körper weniger Energie, wenn das Herz gleichmäßig schwingt. Chronischer

»Dein Körper ist die Spielwiese deiner Emotionen.«

Stress führt zu einem dauerhaft inkohärenten Herzrhythmus und dadurch zum Gefühl des Ausgelaugtseins.

Das Training von Kohärenz bringt für dich folgende Vorteile:

- Mehr Gelassenheit in schwierigen Situationen
- Harmonischere Beziehungen
- Weniger Müdigkeit und Erschöpfung
- Förderung der körpereigenen Regenerationsprozesse
- Verbesserte Koordination und gesteigertes Reaktionsvermögen
- Gesteigerte Problemlösungsfähigkeit
- Leichterer Zugang zur intuitiven Intelligenz
- Förderung des Lern- und Auffassungsvermögens

Bei der Verbesserung der Herzkohärenz geht es nicht nur darum, Stress zu reduzieren, sondern darum, dass du in herausfordernden Momenten in der Lage bist, eine angemessene Reaktion zu zeigen, einen kühlen Kopf zu bewahren und damit einhergehend die richtigen Entscheidungen zu treffen. Herzkohärenz ist so viel mehr als das bloße Beobachten deines Ruhepulses.

Wie kannst du deine Herzkohärenz verbessern?

Es ist vermutlich einfacher, als du es dir vorgestellt hast. Eine gute Möglichkeit ist eine regelmäßige und vertiefte Atmung. Ein Atemzyklus kann zwischen acht und zehn Sekunden dauern und im Rahmen des herzfokussierten Atmens ablaufen. Was bedeutet, dass du deine Aufmerksamkeit in die Herzgegend richtest und dir vorstellst, wie dein Atem durch dein Herz ein- und ausströmt. Atme dabei etwas langsamer und tiefer als gewöhnlich.

Du kannst die herzfokussierte Atmung auch anwenden, um deinen Fokus vor der Meditation auszurichten.

5.3 Psycho-Epigenetik: Ein Blick auf dein soziales Umfeld

Die Psycho-Epigenetik ist ein aufstrebendes interdisziplinäres Forschungsfeld, das die Interaktionen zwischen psychologischen Prozessen, genetischer Expression und sozialen Umwelteinflüssen untersucht. Das Feld erwuchs aus der Erkenntnis, dass Biologie und Umwelt, Gene und Erfahrungen, nicht als getrennte oder widersprüchliche Einflussfaktoren auf menschliches Verhalten betrachtet werden können, sondern ein komplexes Zusammenspiel zeigen. Die Psycho-Epigenetik ist somit der Versuch, die Forschungslücke zwischen traditioneller Genetik und Umweltpsychologie zu füllen und die Debatte »Natur versus Erziehung« durch ein integratives Modell zu ersetzen.

Es wird untersucht, wie Erlebnisse und Umwelteinflüsse, einschließlich Stress und soziale Interaktionen, Veränderungen in der Genregulation bewirken und somit langfristig die psychische Gesundheit prägen können.

In Bezug auf das soziale Umfeld ist interessant, dass unser soziales Umfeld ein wesentlicher Bestandteil unserer täglichen Umwelt ist und somit einen starken Einfluss auf unser Epigenom haben kann. So kann beispielsweise der Umgang mit Stress, der oft durch unsere sozialen Beziehungen und Interaktionen mitbestimmt wird, einen erheblichen epigenetischen Einfluss haben. Ebenso haben soziale Erfahrungen wie Bindung, soziale Isolation oder sogar sozioökonomische Statusunterschiede das Potenzial, epigenetische Veränderungen herbeizuführen.

Das wird noch bedeutender, wenn man beachtet, dass diese epigenetischen Veränderungen die Funktionsweise unseres Gehirns und damit auch unser psychisches Wohlbefinden maßgeblich beeinflussen können. Studien haben gezeigt, dass traumatische Erlebnisse und Stress zu epigenetischen Veränderungen führen können, die wiederum mit psychischen Störungen wie Depressionen oder Angstzuständen in Verbindung gebracht werden.[20]

Es ist jedoch wichtig zu beachten, dass die Beziehung zwischen unserer sozialen Umwelt, unserer Psychologie und unserer Epigenetik nicht einfach ist. Diese Faktoren beeinflussen sich gegenseitig in einer Weise, die komplex und dynamisch ist und von vielen individuellen und kontextuellen Faktoren abhängt. Damit ist die Psycho-Epigenetik ein faszinierender, aber auch herausfordernder Forschungsbereich, der noch in den Kinderschuhen steckt und viele offene Fragen aufwirft.

Die Forschung auf diesem Gebiet hat jedoch das Potenzial, tiefgreifende Auswirkungen auf unser Verständnis von menschlichem Verhalten und psychischer Gesundheit zu haben. Sie könnte neue Wege zur Prävention und Behandlung von psychischen Störungen aufzeigen und dazu beitragen, die Art und Weise, wie wir über die Interaktion zwischen Genetik und Umwelt denken, neu zu gestalten.

Willkommen auf einer faszinierenden Reise, bei der wir die tiefe Verbindung zwischen unseren Gedanken und der Biologie unseres Körpers erkunden. Wir tauchen nun noch tiefer in die Wissenschaft ein und betrachten ein konkretes Beispiel, das ver-

20 Miller, G. E.; Cole, S. W. (2012): »Clustering of depression and inflammation in adolescents previously exposed to childhood adversity«, in: *Biol Psychiatry* 72(1), S. 34–40, DOI: 10.1016/j.biopsych.2012.02.034; McGowan, P. O. et al. (2009): »Epigenetic regulation of the glucocorticoid receptor in human brain associates with childhood abuse«, in: *Nature Neuroscience* 12, S. 342–348. DOI: 10.1038/nn.2270.

deutlicht, wie unsere Denkweise unmittelbaren Einfluss auf physische Symptome nehmen kann, die sich durch konventionelle Medizin oft nicht erklären lassen.

Vor etwa zehn Jahren erlitt eine Frau einen schweren Unfall, in dessen Folge eine Hälfte ihres Körpers taub wurde. Durch die engagierte Auseinandersetzung mit persönlichen Themen, das Zulassen von tiefen Emotionen und eine intensive Selbstreflexion begann sie, ein erstaunliches Prickeln in der einst tauben Körperhälfte zu spüren.

Ein Phänomen, das die tiefe Verbindung zwischen Geist und Körper auf eindrucksvolle Weise illustriert und zugleich einen Ausblick auf die transformative Kraft eines bewussten Geistes gibt. Die Wissenschaft erklärt diese erstaunliche Symbiose und eröffnet ein faszinierendes Zusammenspiel zwischen den Neurowissenschaften und der Epigenetik. Das Gehirn sendet Signale an den Körper, beeinflusst die Zellfunktionen und moduliert dadurch die Genaktivität, wodurch weitere biochemische Kaskaden im Körper ausgelöst werden.

Unser komplexes System wird durch viele Wege gesteuert. Zwei wichtige Wege stellen wir dir vor: unsere Nervenbahnen und das Hormonsystem.

Nervenbahnen: Angefangen beim zentralen Nervensystem (ZNS) und dem peripheren Nervensystem (PNS), besteht das ZNS aus dem Gehirn und dem Rückenmark. Nervenbahnen fungieren als Übermittler von Impulsen zwischen dem Gehirn und den Organen. Das PNS überträgt diese Impulse zu den verschiedenen Körperbereichen. Das willkürliche Nervensystem, auch somatisches Nervensystem genannt, steuert bewusste Muskelbewegungen und sensorische Informationen. Das autonome Nervensystem, auch vegetatives Nervensystem genannt, reguliert automatische Prozesse wie Herzschlag, Verdauung und Atmung. Diese Systeme arbeiten zusammen und koordinieren eine harmonische Interaktion von bewusster Steuerung und unbewusster Regulierung, um den Körper effektiv zu dirigieren.

Hormonsystem: Das Hormonsystem ist verantwortlich für viele wichtige Hormone wie Schilddrüsenhormone, Stresshormone, Sexualhormone, Vasopressin und Oxytocin. Es wird teilweise durch den Hypothalamus reguliert und spielt eine Schlüsselrolle bei der Koordination verschiedener Körperfunktionen. Hormone, die unter anderem von der Hypophyse gebildet werden, werden über das Blut zu unterschiedlichen Zellen transportiert und beeinflussen eine Vielzahl physiologischer Prozesse. Dies ermöglicht eine präzise Steuerung und Anpassung der Körperfunktionen im Verlauf des Lebens.

Innerhalb dieses Systems – bestehend aus der Großhirnrinde, dem limbischen System und dem Stammhirn – liegt die Schlüsselrolle für bewusstes Denken, Handeln und Sein. Diese Teile des Gehirns interagieren miteinander.

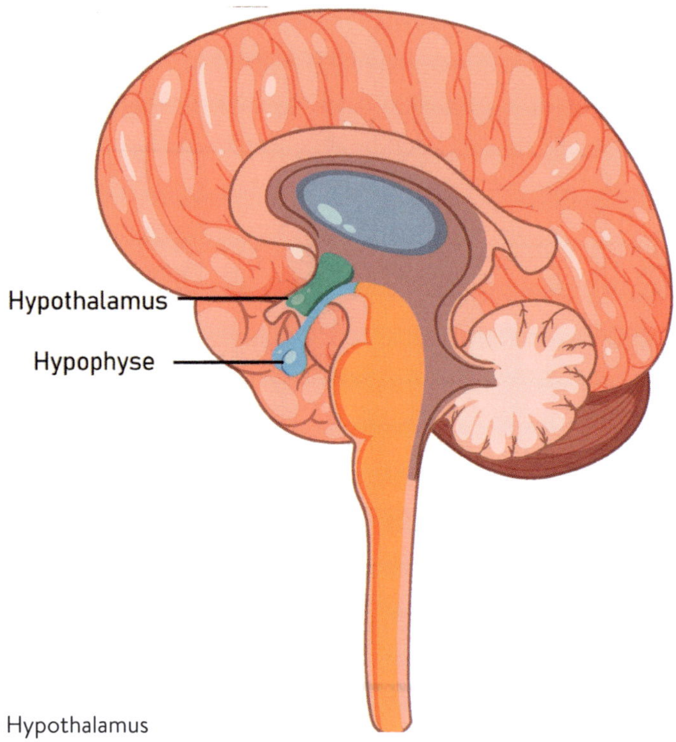

Abbildung 12: Hypothalamus

Großhirnrinde: Diese Region ermöglicht bewusstes Denken, Entscheidungsfindungen und das Verarbeiten von Sprache. Hier formen sich unsere Pläne und Ideen, und hier findet die bewusste Interpretation der Welt um uns herum statt.

Limbisches System: Ein zentraler Akteur für Emotionen und Gefühle, insbesondere die Amygdala, die eine entscheidende Rolle bei der Verarbeitung von Angst und Stress spielt. Diese Region formt unsere emotionale Reaktion auf die Welt und beeinflusst, wie wir auf Herausforderungen reagieren.

Stammhirn: Der älteste Teil des Gehirns, der Instinkte, Überlebensfunktionen und automatische Reaktionen steuert. Hier werden grundlegende Prozesse wie Atmung und Herzschlag reguliert, die oft im Hintergrund arbeiten, aber entscheidend für unser Überleben sind.

Es gibt also den Neokortex für das rationale Denken, wo sich das Bewusstsein und die Wahrnehmung deiner Realität befinden. Er ist in verschiedene Bereiche unterteilt, darunter der Frontallappen und der visuelle Kortex im Okzipitallappen. Der Frontallappen, oft als Bereich der exekutiven Funktionen bezeichnet, kann als Chef des Gehirns betrachtet werden. Er erlaubt uns, über unsere Handlungen zu entscheiden, uns zu konzentrieren, zu erfinden, zu spekulieren, Absichten zu haben oder aufmerk-

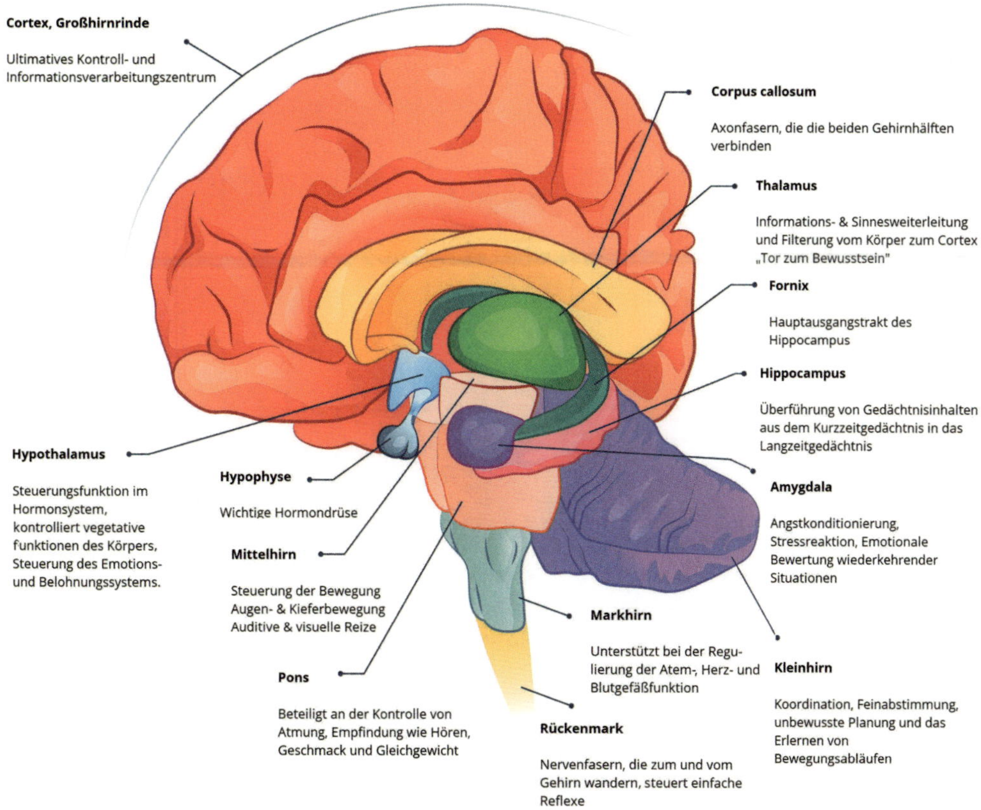

Abbildung 13: Gehirnaufbau und -funktionen

sam zu sein. Er ist der Bereich unseres Gehirns, der emotionale Reaktionen moduliert und neue Möglichkeiten und Chancen erwägt. Im hinteren Teil des Gehirns, im visuellen Kortex, wird der Prozess des Sehens verarbeitet. Die räumliche Orientierung und das Fühlen mit dem Körper sowie motorische Funktionen werden durch andere Bereiche des Neokortex unterstützt. Zusätzlich spielt der Neokortex eine Rolle beim Anlegen eines Langzeitgedächtnisses und der Unterscheidung zwischen Selbst und Nicht-Selbst.

Immer, wenn du etwas Neues lernst, entstehen neue synaptische Verbindungen in deinem Gehirn. Der Neokortex spielt eine zentrale Rolle bei der Speicherung und Verarbeitung von Wissen, das durch Lernen erworben wird. Der nächste Schritt ist die Anwendung dieses Wissens. Wenn du dein Verhalten, deine Handlungen, Gedanken und Absichten anpasst – das heißt, wenn Geist und Körper zusammenarbeiten –, machst du eine neue Erfahrung im Moment. Während einer Erfahrung verarbeiten deine

»Dein Gehirn besteht aus Bereichen, die dir den Weg vom Denken über das Machen zum Sein ermöglichen.«

Sinne die Umgebung, und sensorische Informationen fließen zurück in dein Gehirn, wo Neuronen sich zu neuen Mustern und Netzwerken organisieren. Jede einzelne Erfahrung bereichert also die neuronalen Schaltkreise im Gehirn. Gleichzeitig spielt das limbische System eine Rolle bei der Produktion von Chemikalien, die wir als Gefühle oder Emotionen wahrnehmen, wie etwa Serotonin, Dopamin oder Adrenalin. Wissen kann als Nahrung für den Geist betrachtet werden, während Erfahrung den Körper prägt. Gedanken sind die Sprache des Geistes, und Erfahrung ist die Sprache des Körpers. Wenn du diese beiden Aspekte bewusst gestaltest, indem du neue Gedanken etablierst und Erfahrungen machst, kannst du möglicherweise dein Epigenom beeinflussen und dadurch die Genexpression in deinem Körper verändern.

Sind wir also in der Lage, unsere Gedanken und unseren Geist zu verändern, können wir beeinflussen, welche chemischen Stoffe in unserem limbischen System hergestellt und an unsere Zellen gesendet werden. Im limbischen System befindet sich der Hypothalamus, ein wichtiger Teil des autonomen Nervensystems. Dieser Teil des Gehirns reguliert unterbewusst:

- Blutzucker
- Hormonspiegel
- Körpertemperatur
- Atmung
- Puls

Er schenkt uns automatisch Leben. Produzierst du also diese Chemikalie aus einer Erfahrung heraus, dann beginnt die emotionale Signatur dieser Erfahrung deinen Körper auf eine bestimmte Weise zu verändern, was bedeutet, dass neue Botenstoffe an deine Zellen gesendet werden.

Ein besonderes Augenmerk gilt der Amygdala, einem kleinen, mandelförmigen Komplex von Nervenzellen. Die Amygdala, auch als Mandelkern bezeichnet, ist Teil des limbischen Systems und liegt im vorderen Teil des Schläfenlappens. Sie beeinflusst nicht nur Stressreaktionen, sondern prägt auch die emotionale Bewertung von Erfahrungen. Jeder Mensch reagiert individuell auf Stress, der oft auf persönlichen Erfahrungen basiert. Die Amygdala kann regelrecht auf Angst konditioniert werden und Stress wird daher als etwas höchst Persönliches betrachtet. Die Bedeutung dieser emotionalen Prägung darf nicht unterschätzt werden, denn sie formt, wie wir die Welt um uns herum wahrnehmen und darauf reagieren.

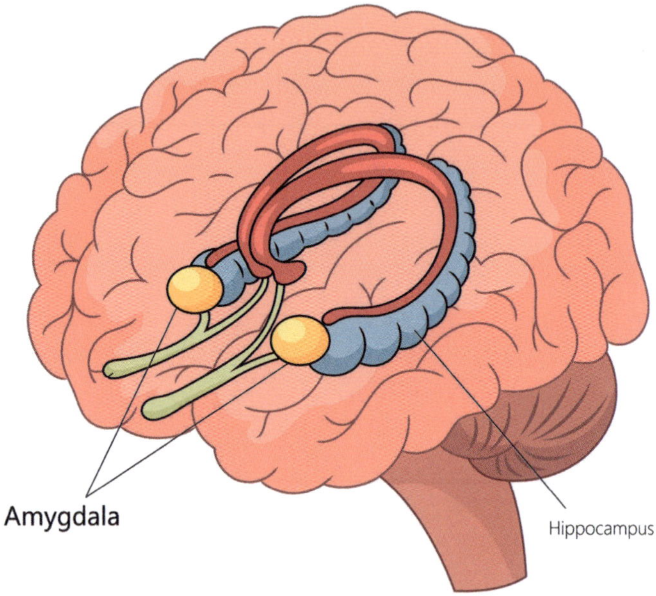

Abbildung 14: Amygdala

Neben den Nervenbahnen und den Hormonen verfügen auch Organe wie der Darm und das Herz über zahlreiche Nervenzellen. Unser Körper gibt direktes Feedback über den Umgang mit Gedanken und Gefühlen. Das Bewusstsein für diese Signale eröffnet uns die Möglichkeit, eine harmonische Verbindung von Geist und Körper anzustreben. Diese Signale sind wie eine innere Landkarte, die uns den Weg zu einem ausgeglichenen und gesunden Leben weist.

Unser Gehirn erlangt Informationen über die Signale aus unserer Umwelt. Dies geschieht über die fünf Sinne: Riechen, Hören, Schmecken, Sehen und Fühlen. Diese Signale können in uns Reaktionen auslösen wie Angst, Freude, Glück, Entspannung, Flucht und Kampf.

Die Erkenntnis, dass der Körper direktes Feedback über den Umgang mit Gedanken und Emotionen gibt, sollte uns dazu ermutigen, vermehrt auf diese inneren Signale zu hören. Der Körper lügt nicht. Er reflektiert unseren Umgang mit Gedanken und Gefühlen. Welche Botschaft möchte er uns übermitteln?

»Höre auf deinen Bauch.«

»Mir läuft die Galle über.«

»Mir fällt ein Stein vom Herzen.«

»Es liegt an dir selbst, Erfahrungen zu kreieren, die dein Leben positiv verändern.«

»Verändert sich dein Geist, dann verändert sich auch dein Körper. Verändern sich deine Erfahrungen und dein Körper, dann wirkt sich das auf deinen Geist aus.«

Dieser Dialog mit dem eigenen Körper ist ein Schlüssel zur Selbsterkenntnis und ermöglicht es uns, bewusster und achtsamer durch das Leben zu gehen. Für den eigenen Heilungsweg ist es sehr hilfreich, diese Signale und Gedanken mehr zu beachten und zu respektieren.

Du kannst es gern als deine Aufgabe betrachten, die transformative Kraft der Gedanken zu entfesseln. In dieser Gedankenkraft liegt ein faszinierendes Potenzial zur bewussten Gestaltung unseres Wohlbefindens.

Zurück zu den Gedanken: Was passiert, wenn du jeden Tag dieselben Gedanken denkst?

Untersuchungen geben Hinweise darauf, dass ein Großteil unserer Gedanken dieselben sind wie am Vortag. Lass das mal auf dich wirken. Da bleibt nicht viel Raum für neue Gedanken. Ein Teil deiner Biochemie entspricht maßgeblich deinen Gedanken, deinem Handeln und deinen Gefühlen. Bleibt also dein Geist in einem destruktiven Gedankenkonstrukt, dann bleibt dein ganzer Körper in diesem Zustand. Was bedeutet: Veränderst du deine Gedanken, die zu neuen Verhaltensmustern und zu neuen Entscheidungen und damit zu neuen Erfahrungen, Gefühlen und Denkstrukturen führen, dann verändert sich die gesamte Biochemie in deinem Körper, und dies mit einer großen Nachhaltigkeit. Oberste Priorität ist es, für einen gesunden Geist zu sorgen, denn er wirkt sich auf biologische und biochemische Prozesse in deinem Körper aus, die in einer Wechselwirkung zueinander stehen.

5.3.1 AUSWIRKUNGEN VON STRESS AUF KÖRPER UND GEIST

Gerade in unserer Leistungsgesellschaft sind die meisten Menschen einen Großteil ihrer Zeit emotionalem Stress ausgesetzt. Menschen erleben Stress, wenn ihr Selbstwert bedroht ist, wenn sie Angst haben, zu versagen, oder auch wenn sie keine Verbundenheit zu Menschen spüren, die ihnen wichtig sind. Oder wenn wir immer wieder destruktive Glaubenssätze abrufen. Manchmal reicht es auch schon, wenn etwas nicht so läuft, wie wir es uns vorstellen. Das kann etwas völlig Banales im Alltag sein. Einer der Hauptfaktoren sind allerdings traumatische oder schmerzhafte Erfahrungen aus der Kindheit und Jugend, die nicht bearbeitet wurden. Unabhängig von der Stressart läuft die Reaktion auf Stress stets nach demselben Muster ab. Eine sehr wichtige Hirnregion für das Erleben von Angst und Stress ist die bereits erwähnte Amygdala, die Teil unseres limbischen Systems ist.

Eine erhöhte Ausschüttung des Stresshormons Cortisol kann eine Reihe von negativen Auswirkungen auf unseren Organismus haben. Bei kurzfristigem, akutem Stress wird die Aktivität des Immunsystems gesteigert, was uns dabei hilft, Entzündungen effektiver zu bewältigen. Doch bei anhaltendem Stress kehrt sich dieses positive Bild um. Das Immunsystem wird geschwächt, und der Körper verliert die Fähigkeit, Krankheitserreger effektiv abzuwehren.

In stressigen Situationen sucht das Gehirn aktiv nach Lösungen, noch bevor der Körper reagiert. Bei erfolgreicher Stressbewältigung entstehen im Gehirn neue neuronale Schaltkreise, die diese Strategien für die Zukunft abspeichern. Dieser Prozess regt auch einen Rückkopplungsmechanismus an, der die weitere Cortisolausschüttung reguliert. Eine bessere Stressbewältigung ermöglicht es, in ähnlichen Situationen bewusster und ruhiger zu reagieren, was zu einer Abnahme der empfundenen Stressbelastung führt.

Die Amygdala, als Schlüsselakteur in der Stressverarbeitung, nutzt zwei evolutionär bedingte Wege für die Stressreaktion. Der schnellere Pfad erfolgt über das sympathische Nervensystem, das den Körper auf Aktivität vorbereitet. Der etwas langsamere Weg führt über den Hypothalamus und setzt eine komplexe Hormonkaskade in Gang. Der Körper aktiviert den Überlebensmodus, sobald er auf Stress reagiert. Dabei mobilisiert das sympathische Nervensystem den Körper mit der Ausschüttung von Adrenalin und Noradrenalin. Diese Hormone erhöhen Herzschlag, Blutdruck sowie Atemvolumen und versorgen die Muskeln mit zusätzlichem Blutzucker. Gleichzeitig signalisiert die Amygdala dem Hypothalamus, der daraufhin das Corticotropin-Releasing-Hormon (CRH) freisetzt. CRH stimuliert die Hypophyse, die Adrenocorticotropin (ACTH) freisetzt. Dieses Hormon aktiviert die Nebennierenrinde zur Produktion von Cortisol. In einem Zusammenspiel versetzen diese Mechanismen den Körper in einen Überlebensmodus.

Kampf oder Flucht?

Diese stressinduzierte Reaktion hat ihren Ursprung in frühen evolutionären Zeiten, in denen es oft um akute Gefahren für Leib und Leben ging. Zum Beispiel löste das Szenario eines Säbelzahntigers eine immense Stressreaktion aus, die entweder in Flucht oder in Kampf resultierte. In solchen Momenten war eine gesteigerte Leistungsfähigkeit überlebenswichtig, während langfristige körperliche Funktionen wie Verdauung, Immunabwehr und sexuelle Lust in den Hintergrund traten. Arme und Beine waren in der akuten Situation die wichtigsten Hilfsmittel, um das eigene Leben zu retten.

Heutzutage sucht das Gehirn nach Lösungen, wie die Angst leichter ertragen werden kann. Unter extremen Stressbelastungen ist das Gehirn jedoch weniger empfänglich für neues Lernen. Dies kann zu kurzfristigen Lösungen wie dem vermehrten Konsum von Rauschmitteln oder Medien führen, anstelle effektiver Bewältigungsstrategien. Langfristig ist es das Ziel, die Kontrolle über stressauslösende Situationen zurückzugewinnen. Kann jedoch keine Lösung gefunden werden, wird dies möglicherweise als Kontrollverlust wahrgenommen.

Hegst du wiederkehrend destruktive Gedanken, ist dein Körper unter Stress. Dies kann die Wachstumsprozesse der Zellen hemmen, was einen äußerst negativen Effekt auf dein Immunsystem hat, das dich vor den Gefahren im Inneren schützt. Stress hingegen warnt vor einer Gefahr im Außen. Die Energie wird durch dein pumpendes Herz in deinen Extremitäten zur Verfügung gestellt. Dein Körper priorisiert jedoch eine äußere Gefahr höher als die regenerativen Prozesse deines restlichen Körpers.

Körperliche Symptome hängen meist auch mit persönlichen Mustern zusammen.

Das bedeutet: mit deinen Gewohnheiten, mit deinen destruktiven Glaubenssätzen und Gedanken, mit dem Umgang mit deinen Gefühlen und Emotionen, mit deinen Einstellungen.

Willst du dich selbst gesund erhalten, dann darfst du die Verantwortung für deine Selbstheilung übernehmen und nicht an andere abgeben oder einer dritten Person übertragen. Ärzte können uns beim Heilungsprozess unterstützen. Jedoch leben wir mittlerweile in einer Welt, in der es nötig geworden ist, sich Wissen über Gesundheit anzueignen. Damit übernimmst du Verantwortung für deine Gesundheit, was dein Innenleben, deine Gedanken und Überzeugungen anbelangt. Diesen Vorteil darfst du für dich nutzen.

Hast du Symptome, dann tust du gut daran, dich zu fragen, was diese mit deinen Glaubens- und Verhaltensmustern zu tun haben. Welche Erfahrungen und Emotionen, die du verdrängst und nicht bewusst bearbeitest, formen deine Persönlichkeit? Wie kannst du deine Persönlichkeit neu ausrichten? Wie kannst du die Richtung ändern, um deine Heilung und die Symbiose von Körper und Geist zu fördern?

Die Psycho-Epigenetik ist ein wirksamer Faktor für deine Selbstheilung. Mit ihr kannst du körperliche Symptome oder Krankheiten positiv beeinflussen. Typische Volkskrankheiten, wie Diabetes Typ 2, Herz-Kreislauf-Erkrankungen oder Demenz, können wir entscheidend durch unseren Lebensstil beeinflussen. Er entscheidet mit über deinen Zustand. Verdrängte Gefühle, destruktive Glaubenssätze und die daraus resultierenden Verhaltensmuster formen unter anderem deinen körperlichen und geistigen Zustand. Dein aktueller Status quo ist die Summe der Traumata und Narben aus der Vergangenheit oder Kindheit, die dich heute noch unbewusst beeinflussen und die du immer wieder durchlebst. Sämtliche Höhen und Tiefen mit den damit verbundenen Botenstoffen, chemischen Reaktionen und Hormonen. Sind diese Traumata und die dazugehörigen belastenden Emotionen und Gedanken nicht gelöst, beeinflussen sie weiterhin deinen Körper.

Welcher Impuls kann hier positiv wirken?

Es gilt, einen neuen Umgang mit deiner Gedanken- und Gefühlswelt zu finden sowie schmerzhafte Gefühle wahrzunehmen und auszudrücken, anstatt sie zu verdrängen oder gar zu leugnen. Ziel sollte sein, die Energie in deinem Körper in den Fluss zu bringen, Frieden mit deiner Vergangenheit zu schließen und positiv nach vorn schauen zu können. Drückst du deine Gefühle nicht auf eine gesunde Art und Weise aus, können sie zu Blockaden in deinem Körper führen, was sich nachteilig auf deine Gesundheit auswirken kann.

Nach den Ausführungen auf den letzten Seiten kannst du dir selbst die Frage beantworten, was es bedeutet, wenn deine täglich wiederkehrenden Gedanken die gleichen Stressprozesse auslösen wie die Begegnungen mit einem Raubtier. Als sich unser Körper vor Millionen von Jahren entwickelte, war er auf kurze Stressreaktionen ausgelegt, das heißt, nach einer Gefahr ist unser Körper innerhalb von kurzer Zeit in die Entspannung und somit in die Phase von Regeneration und Wachstum gewechselt. Heutzutage halten wir oft mit unseren Gedanken, unserem Lebensstil und durch unsere selbst geschaffenen gesellschaftlichen Systeme den Stress so lange in uns aufrecht, bis er chronisch wird. Unser Stresssystem hat sich entwickelt in einer Zeit, in der unser Leben von anderen Werten und Zielen geprägt war und ist nicht mehr auf unser komplexes gesellschaftliches Umfeld und Leben ausgelegt. Heute steht häufig Stress auf der Tagesordnung, und das sieben Tage pro Woche. Das dadurch andauernd geschwächte Immunsystem macht es den Viren und Bakterien in unserem Körper sehr leicht. Sie können sich ungehindert vermehren und so Krankheiten entstehen lassen. Unser Neokortex verarbeitet stressauslösende Gedanken und kann sie verstärken oder abschwächen, je nach individueller Verarbeitungsweise. Er kann uns unreale Dinge als real fühlen lassen.

Dr Joe Dispenza hat eine Untersuchung durchgeführt. Zu Beginn wurden der Cortisolspiegel sowie das Immunglobulin A (bekämpft Bakterien, Viren, Pilze, Keime) von 120 Probanden gemessen. Im Rahmen eines Workshops haben die Probanden täglich dreimal zehn Minuten lang ihre Gefühle von Angst und Frust in Gefühle von Freude, Liebe, Dankbarkeit und Wertschätzung verwandelt. Der Workshop dauerte vier Tage und lieferte ein erstaunliches Ergebnis: Der Cortisolspiegel der Teilnehmer sank um 16 Prozent und der Spiegel von Immunglobulin A stieg um fast 50 Prozent. Das Immunsystem der Probanden arbeitete besser gegen Krankheiten und war somit effektiver als einige Medikamente. In einer anderen Studie wurde evident, dass die Genaktivität von 220 Genen des Immunsystems sich durch Meditation verbesserte.[21]

Das Ergebnis der Untersuchungen ist unglaublich. Umso beeindruckender ist es unter dem Blickwinkel, dass alles mit unseren Gedanken beginnt. Lebst du ständig un-

21 Chandran, V. et al. (2021): »Large-scale genomic study reveals robust activation of the immune system following advanced Inner Engineering meditation retreat«, in: *Proc Natl Acad Sci USA* 118(51), DOI: 10.1073/pnas.2110455118.

»Sind dein Herz und dein Gehirn nicht im Einklang, dann bist du nicht im Einklang.«

ter dem Druck deiner Stresshormone, dann bist du mit deiner Aufmerksamkeit im Außen, was sich in den neuronalen Netzwerken in deinem Gehirn widerspiegelt. Durch den ständig einwirkenden Stress beginnt das Gehirn, Schaltkreise zu aktivieren, die ohne jegliche Struktur wie eine Waffe feuern.

Ziel ist es, die verschiedenen neuronalen Schaltkreise im Gehirn zu vereinen. Das Gehirn arbeitet dann geordneter, und du fühlst dich ausgeglichener. Dein Herz arbeitet in einem ruhigen und konsistenten Zustand. Wollen wir Glück und mehr Gesundheit in unser Leben einladen, geht es darum, unsere Persönlichkeit Schritt für Schritt zu verändern sowie alte Gewohnheiten hinter uns zu lassen, unsere Gedanken zu verändern, schmerzhafte Erfahrungen zu verarbeiten und neue Erfahrungen zu machen. Grundlegende Veränderungen im Verhalten und in der Routine geschehen nicht von heute auf morgen. Dieser Prozess benötigt Zeit und ist mit viel Arbeit und Durchhaltevermögen verbunden. Programme, die schon längere Zeit unbewusst ablaufen, erfordern ebenfalls Zeit für Veränderung.

Die Tausenden Gedanken, die du heute hast, denkst du größtenteils morgen wieder genauso, also ohne signifikante Veränderung. Das darfst du dir immer wieder ins Gedächtnis rufen. Deine Gedanken gestalten zu einem überwiegenden Teil dein Leben. Wie soll sich dann eine Veränderung einstellen? Gleiche Gedanken, gleiche Entscheidungen, gleiche Aktionen, gleiche Erfahrungen, gleiche Emotionen, gleiches Leben, gleiche Gedanken und so weiter. Der Kreislauf ändert sich kaum. Die neuronalen Netzwerke im Gehirn verändern sich auch kaum. Verändert sich deine Persönlichkeit über Jahre kaum, neigt dein Gehirn dazu, weniger flexibel zu sein und verharrt in den gleichen, begrenzten Verhaltensweisen. Es gibt keinen Fortschritt. Stattdessen wiederholen sich bestimmte Überzeugungen und Verhaltensmuster immer wieder auf die gleiche Weise. Deine emotionalen Reaktionen passen sich nicht an neue Situationen an. Es ist ähnlich wie bei einem Computerprogramm, das auf eine bestimmte Reaktion programmiert ist, die es fortlaufend wiederholt.

Deine Gedanken stellen nicht zwangsweise die Wahrheit dar. Das ist die Herausforderung für dich, denn an dieser Stelle ist ein Switch im Kopf zu machen. Wenn du sagst, dass du ab sofort deine Gedanken und deine Persönlichkeit verändern möchtest, dann machen es dir dein Körper und dein Geist keineswegs einfach. Dein Bewusstsein ist zwar in der Lage, deine Wünsche konkret zu formulieren, es kämpft jedoch gegen das mächtige Unterbewusstsein an, das sich so sehr um deine Gewohnheiten kümmert und diese unbedingt beibehalten möchte. Diese Gewohnheiten einfach so zu durchbrechen, ist kaum möglich. Das ist dann der Moment, in dem du Gedanken hast, wie »Okay, ich beginne erst morgen mit der Veränderung« oder »Das schaffe ich doch sowieso nicht«. Es gilt also, neue Glaubenssätze und Gedanken zu verkörpern. Nur dann findet Veränderung statt. Denn unser Unterbewusstsein und unser Körper sind auf unsere Vergangenheit konditioniert. Diese Konditionierung muss Schritt für Schritt verändert werden.

Wachst du zum Beispiel morgens auf und widmest deine Gedanken deinen Problemen, dann kommst du sofort in einen reaktiven, negativen Modus und hängst in der Vergangenheit fest. Veränderst du das nicht, dann wird deine Vergangenheit zu deiner Zukunft. Deine Gedanken- und Gefühlsschleifen haben dich fest im Griff und verleiten dich dazu, die Ursachen für deinen Zustand im Außen zu suchen, da deine Gefühle an die Menschen in deinem Umfeld und an deine Erinnerungen geknüpft sind. Das bedeutet, dass du dich weiterhin in der Zone derselben Gedanken und Gefühle bewegst.

Häufig erzählen Menschen von einer konkreten Erfahrung aus der Vergangenheit, die sie bis heute prägt, und rechtfertigen ihr Verhalten damit. Sie tragen dieselben neurochemischen und biochemischen Reaktionen wegen dieser Erfahrung über Jahre hinweg in sich wie einen Rucksack, den sie nicht abstreifen können. In diesem Fall lebt nicht nur der Geist in der Vergangenheit, sondern auch der Körper, da dieser nicht in der Lage ist, zwischen Gedanken oder inneren Bildern aus der Vergangenheit und der Realität in der Gegenwart zu differenzieren.

Die Entwicklung der eigenen Persönlichkeit sowie die Veränderung unserer Gedanken- und Gefühlswelt stellt einen Abschied von unserer bisherigen Neuro- und Biochemie und somit auch von unserer alten Genexpression dar. Hat dieser Zustand einen Beitrag zu Krankheiten geleistet, dann können wir durch eine Veränderung unserer Persönlichkeit auch diese Krankheiten hinter uns lassen. Der beste Weg, Veränderungen herbeizuführen und damit unsere Zukunft zu verändern, besteht darin, sie selbst zu erschaffen.

Wie kommen wir aus dieser Spirale heraus?

Dafür brauchen wir ein klares Bild davon, wie unsere Zukunft aussehen soll. Wir dürfen verschiedene Fragen beantworten:

Wie wollen wir als Mensch sein?

Was wollen wir fühlen?

Was wollen wir erfahren?

Was wollen wir über uns und über die Welt denken?

Dieser zukünftige Zustand muss in unserem Geist so lebendig werden, dass wir in der Gegenwart damit beginnen, unseren Zukunftsgeist zu leben.

Wie schaffen wir das?

Der Körper muss die Möglichkeit bekommen, die neuen Gedanken und Visionen unseres Zukunftszustandes immer wieder zu erfahren. Und zwar in Kombination mit den zugehörigen Gefühlen und Emotionen als Resultat neuer Botenstoffe in unserem

Körper. Das gelingt – wie bereits oben erwähnt –, da unser Körper nicht unterscheiden kann zwischen Imagination und Realität.

Wie können wir Körper und Geist nun in Einklang bringen?

Dies ist möglich, indem wir die Imagination und die Fähigkeit zur Visualisierung nutzen. Das ist in der Tat eine Superkraft von uns Menschen. Je öfter wir die Visualisierung durchführen, umso mehr gewöhnt sich unser Körper an den neuen Zustand und an die Botenstoffe unseres gewünschten Zukunftszustands. Eine nachhaltige Veränderung unserer Persönlichkeit geht also einzig über unseren Körper und unseren Geist.

Krebspatienten, die eine sogenannte Spontanremission erlebt hatten, wurden befragt, welche Dinge sie in ihrem Leben verändert haben. Dabei wurde deutlich, dass die Remission gar nicht so spontan war. Sieben von neun wiederkehrenden Punkten waren:[22]

1. Kontrolle über die Gesundheit übernehmen
2. Eigener Intuition folgen
3. Unterdrückte Emotionen loslassen
4. Positive Emotionen verstärken
5. Soziale Unterstützung zulassen
6. Spirituelle Verbindung vertiefen
7. Starke Gründe für das Leben haben

Zur Vollständigkeit sei hier noch erwähnt: Die restlichen zwei der insgesamt neun Punkte waren »Die Ernährung radikal umstellen« und »Kräuter und Nahrungsergänzungsmittel einnehmen«.

Gedankenmuster können durch unsere Biochemie Einfluss darauf haben, wie unsere Gene abgelesen werden und in der Folge dein Leben neu ausrichten. Für die Gesundheit von Körper, Geist und Seele spielt die positive Ausrichtung unserer Gedanken eine wichtige Rolle.

5.3.2 DIE ROLLE DER VISUALISIERUNG BEI DER UNTERSTÜTZUNG DES REGENERATIONSPROZESSES

Bei der Visualisierung zur Unterstützung der Regeneration geht es um die Intention und die Vorstellungskraft unseres Geistes. Es gibt viele beeindruckende Berichte über positive Erfahrungen mit diesem Ansatz. Diese Visualisierung beinhaltet die Erstellung

22 Schumacher, K. (2017): »Radikale Remissionen – die 9 Schlüssel zur Heilung«, online verfügbar unter https://scilogs.spektrum.de/medicine-and-more/radikale-remissionen-die-neun-schluessel-zur-heilung/, letzter Zugriff am 09.01.2024.

detaillierter innerer Bilder, die mit der Absicht entwickelt werden, die Regeneration zu fördern. Diese Bilder sollen möglichst genau und lebendig sein, um einen unterstützenden Effekt zu erzielen. Der Klient wird ermutigt, sich regelmäßig mit den betroffenen Körperstellen auseinanderzusetzen und diese Bilder zu nutzen, um eine positive Wirkung zu fördern.

Es ist wichtig, dass Visualisierung regelmäßig durchgeführt wird, da lange Pausen die Wirksamkeit beeinträchtigen können. Je intensiver und konsistenter die Vorstellungskraft genutzt wird, desto potenzieller kann sie unterstützende Effekte haben. Es sollte jedoch betont werden, dass Visualisierung keine medizinische Behandlung ersetzt, sondern als ergänzende Technik zur Förderung des Wohlbefindens dienen kann. Die Visualisierung kann Teil eines umfassenden Ansatzes sein, der auch evidenzbasierte medizinische und therapeutische Interventionen umfasst.[23]

Manche Menschen visualisieren ihre Regeneration täglich zwei Stunden, andere nehmen sich 20 Minuten am Tag Zeit. Das ist absolut individuell.

Nun zur Frage: Wie geht das Visualisieren?

Es geht hierbei um eine Möglichkeit, unseren erwünschten künftigen Zustand oder unsere Regeneration zu visualisieren.

Bei der Visualisierung unseres Zukunftszustandes setzen wir uns mit geschlossenen Augen an einen sicheren und ruhigen Ort. Hier eine kleine Anleitung:

1. Suche dir einen ruhigen Ort: Finde einen Platz, an dem du ungestört bist und dich entspannen kannst.
2. Schließe deine Augen und atme tief ein und aus: Konzentriere dich auf deine Atmung, um deinen Geist zu beruhigen und dich auf die Visualisierung vorzubereiten.
3. Führe dir ein klares Bild deines gewünschten Zukunftszustandes vor Augen: Sei dabei so spezifisch wie möglich.
4. Stelle dir vor, dass du diesen Zustand bereits erreicht hast; nimm wahr, wie er sich anfühlt, wenn du ihn lebst: Visualisiere, wie dein Leben aussieht, nutze alle deine Sinne, um die Erfahrung so real wie möglich zu machen.
5. Fühle die Emotionen, die du haben wirst, wenn du in diesem Zustand lebst. Gefühle und Emotionen wie Freude, Liebe, Dankbarkeit oder Zufriedenheit sind starke Motivatoren.

---

23 Carlson, L. E. et al. (2001): »The effects of a mindfulness meditation-based stress reduction program on mood and symptoms of stress in cancer outpatients: 6-month follow-up«, in: *Support Care Cancer* 9(2), S. 112–123, DOI: 10.1007/s005200000206.

»Dauer und Intensität der Visualisierung bestimmen ihre Wirkung.«

6. Beende diese Visualisierungssession, indem du in die Gegenwart zurückkommst: Öffne deine Augen und nimm das Gefühl mit in deine Gegenwart.
7. Wiederhole die Visualisierung regelmäßig. Mache sie zu einem täglichen Ritual, um deine Gedanken, deinen Körper und deine Handlungen auf den gewünschten Zustand auszurichten.

Bei der Visualisierung der Regeneration folgst du dem gleichen Ablauf. Der einzige Unterschied ist, dass du dich zuvor mit dem Regenrationsprozess eines spezifischen Symptoms oder der Erkrankung auseinandersetzt. In der Visualisierung stellst du dir dann den Regenerationsprozess in Form innerer Bilder intensiv vor.

Die Visualisierung folgt unter anderem dem Wirkmechanismus des Placeboeffekts. Der Glaube, die Gedanken, Emotionen und die veränderte Neuro- und Biochemie, die durch die Visualisierung veranlasst werden, können auf diese Weise zu Regenerations- und Wachstumsprozessen führen.

5.4 Umgang mit Umweltbelastungen und Stressoren

Unser Organismus, ein faszinierendes Zusammenspiel von Millionen von Zellen, reagiert nicht nur auf die Anweisungen seiner Erbgut-Hardware, sondern auch auf die Umwelt, in der er eingebettet ist. Doch wie gestalten wir diese Verbindung zwischen unseren Genen und den Herausforderungen der Welt um uns herum? Wie können wir, inmitten von Umweltbelastungen und Stressoren, die epigenetische Landschaft so gestalten, dass sie zu unserem Wohlbefinden und unserer genetischen Gesundheit beiträgt?

Im Mittelpunkt steht neben den Genen an sich auch die beeindruckende Welt der Epigenetik, die das Zusammenspiel von Genen und Umwelt in einer beispiellosen Tiefe beleuchtet. Unsere Lebensweise, Ernährung, Stressbewältigung und Umweltexposition hinterlassen einen einzigartigen Abdruck auf unserer genetischen Aktivität. Wir möchten mit diesem Buch dazu beitragen, die Komplexität dieses Zusammenspiels zu entwirren, und Wege aufzeigen, wie wir aktiv Einfluss darauf nehmen können.

Unser Schicksal ist nicht ausschließlich durch unsere genetischen Vorgaben vorherbestimmt. Vielmehr bietet uns die Epigenetik die Möglichkeit, durch bewusste Entscheidungen und Lebensgestaltung unsere genetischen Schaltkreise zu beeinflussen. Umweltfaktoren und Stressoren können nicht nur kurzfristige epigenetische Anpassungen auslösen, sondern auch langfristige Veränderungen in unserer epigenetischen Signatur hinterlassen.

Giftstoffe und die damit verbundenen freien Radikale verursachen Zellschäden an der DNA, an der Zellmembran, an den Mitochondrien, was dazu führen kann, dass die Zellen nicht oder nicht optimal miteinander kommunizieren.[24]

Was passiert, wenn dein Organismus überfordert ist und er es nicht mehr schafft, sich selbst zu entgiften?

Lass uns zunächst darauf blicken, wie es überhaupt zu einer Überforderung aufgrund von Stressoren und Giften kommt. Einfach gesagt: Dein Körper ist durch eine große Anzahl an Stressoren belastet, sodass deine Zellen in den Überlebensmodus wechseln und die Gifte nicht mehr effizient genug ausgeschieden werden können. Außerdem gelangen nicht mehr genug Nährstoffe in die Zellen. Wichtig ist es auch zu klären, ob du ein guter oder schlechter Entgifter bist.

Laut Weltgesundheitsorganisation (WHO) ist etwa ein Viertel aller Krankheiten und Todesfälle auf die Belastung mit Schadstoffen in den unterschiedlichsten Lebensbereichen zurückzuführen.[25] Wo findet man im Alltag diese Schadstoffe?

- Ernährung
- Wasser
- Luft
- Wohnung
- Kosmetik
- Sonnencreme
- Zahnpasta
- Putzmittel
- Seife
- Duschgel
- Shampoo
- Elektrosmog

So individuell, wie wir Menschen sind, so individuell ist auch die Reaktion auf die Schadstoffe. Was bei dem einen zu einer Reaktion führt, bleibt beim anderen ohne Auslöser. Was letztendlich im Körper als Giftstoff wirkt und welche Dosis dafür nötig ist, hängt bei jedem Einzelnen von vielen Faktoren ab:

- Vorbelastung durch die Eltern und Ahnen
- Genetische Disposition
- Individuelle Entgiftungsleistung des Körpers
- Quantität der Giftstoffe
- Psychische und physische Komponenten

---

24 Kim, Y. et al. (2013): »Mixtures of glyphosate and surfactant TN20 accelerate cell death via mitochondrial damage-induced apoptosis and necrosis«, in: *Toxicol In Vitro* 27(1), S. 191–197. DOI: 10.1016/j.tiv.2012.09.021.

25 WHO (Hg.) (2018): »Preventing disease through healthy environments: a global assessment of the burden of disease from environmental risks«, Meeting Report vom 13.09.2018, online verfügbar unter https://www.who.int/publications/i/item/9789241565196, letzter Zugriff am 15.08.2024.

»Jeder Mensch entgiftet täglich mehr oder weniger gut.«

Die Symptome können durch die unbewusste Mobilisation der Giftstoffe verstärkt werden. Das passiert durch eine Beschleunigung des Stoffwechsels, die durch Sport, Sauna, Massagen, Knochenabbau im Alter, Fasten, Abnehmen, Stress, Entgiftungstherapien oder durch ein Bad in der Sonne provoziert werden kann.

Ein wichtiger Faktor ist die Umwelt, die noch nie derart mit gesundheitsschädlichen Stoffen belastet war, wie es heute der Fall ist. Viele unserer Alltagsgifte sind tatsächlich Speichergifte, die sich im Körper ansammeln können. Sie können unsere Stoffwechselkreisläufe negativ beeinflussen und überfordern unsere körpereigenen Entgiftungssysteme. Die Entgiftung erfolgt in jeder Zelle. Jedoch kann nicht jede Zelle und jedes Gewebe gleichermaßen gut entgiften. Die Leber ist das Organ, das am besten entgiften kann.

Die Entgiftung erfolgt in Abhängigkeit genetischer Variationen. Es gibt sogenannte genetisch gute und genetisch schlechte Entgifter. Sicher ist, dass die Giftbelastung in unserem Umfeld in den letzten Jahrzehnten stark angestiegen ist, was eine Belastung unseres Körpers mit Giften nach sich zieht. Von dieser Belastung sollten wir uns befreien, so gut es irgendwie möglich ist. Es ist in der Tat so, dass negative Einflüsse aus der Umwelt sich auch negativ auf unsere Genaktivität auswirken. Schadstoffe sowie schädliche Bestandteile aus unserer Nahrung können physiologische Veränderungen im Körper verursachen und zu Krankheiten führen. Dein gesamter Stoffwechsel kann dadurch in Mitleidenschaft gezogen werden.

Erste Anzeichen für Belastungen mit Umweltgiften sind fast immer kleine Dinge. Oft stempeln wir diese als normale Befindlichkeiten im Rahmen des Alterungsprozesses ab:

- Chronische Müdigkeit
- Energiemangel
- Konzentrationsschwäche
- Schmerzen in den Gelenken
- Depressionen

Diese Symptome treten jedoch nicht über Nacht auf. Sie unterliegen einem schleichenden Prozess. Es dauert häufig sehr lange, bis die Betroffenen überhaupt registrieren, dass sie sich in einer Symptomspirale befinden.

Langfristig können Umweltgifte zu chronischen Erkrankungen führen. Manche Gifte, mit denen ein Körper belastet ist, wirken über viele Jahre, selbst wenn sie längst nicht mehr aufgenommen werden. Deshalb ist die Entgiftung so wichtig für unseren Körper. Gehst du die Entgiftung an und mobilisierst die Speichergifte in deinem Körper – zum Beispiel durch Sport, Sauna, Fasten, Abnehmen, Stress, Entgiftungstherapien, Sonnenbäder oder Massagen –, dann kann es vorübergehend zu Entgiftungssymptomen kommen. Der positive Effekt dabei ist die aktive Anregung deines Stoffwechsels und damit einhergehend die Entgiftung.

Der Entgiftungsprozess ist sehr komplex. Nicht selten stellen wir fest, dass die Aufklärung zu diesem Thema in der Gesellschaft noch nicht weit fortgeschritten und folglich auch kaum Wissen darüber vorhanden ist. Es ist unbestritten, dass die Entgiftung ein wichtiger Bestandteil einer gesunden Lebensweise ist.

Auch wenn wir uns wünschen, vollkommen unbelastet von Giften zu sein, so ist dies nicht zu 100 Prozent möglich. Gifte lauern überall. Jedoch ist eine regelmäßige Entgiftung durchaus möglich. Problematisch kann es jedoch sein, wenn die Belastung mit Giften im Körper so groß ist, dass eine Entgiftung erschwert wird oder der Prozess sehr langwierig ist.

Therapeuten und Wissenschaftler vermuten, dass während der Schwangerschaft einige Giftstoffe der Mutter über die Plazenta an das Kind weitergegeben werden können. Außerdem kann auch die Muttermilch belastet sein. Dieses Wissen ist wie der Trumpf im Kartenspiel. Es erlaubt uns, aktiv zu werden und uns frühzeitig um eine regelmäßige Entgiftung zu kümmern. Durch regelmäßiges Entgiften sorgen wir nicht nur dafür, dass wir langfristig gesünder sind, sondern wir geben diese Prägung auch an unsere Nachkommen weiter. Seit Jahrzehnten ist bekannt, dass Kinder durch Pestizide in ihrer Entwicklung gehemmt werden.[26]

Immer mehr Menschen – vor allem junge Menschen – leiden an Adipositas, Bluthochdruck, Erkrankungen der Gelenke, des Herzens und der Psyche. Den Autoren fällt auf – und Studien lassen dies auch vermuten –, dass in den letzten Jahren Autoimmunerkrankungen wie Hashimoto und Multiple Sklerose immer mehr zunehmen, und dies vornehmlich bei jüngeren Menschen. Auffällig ist ebenfalls, dass viele Menschen einen Mangel an Vitaminen, Spurenelementen und Mineralstoffen aufweisen. Zusätzlich ist unser Körper vermehrt chronischem Stress ausgesetzt. Mangelnd verarbeitete Traumata und psychische Konflikte tun ihr Übriges dazu.

Viele Stoffwechselkreisläufe laufen nicht mehr rund, und das ist der Moment, in dem der Körper die Eigenschaft verliert, sich selbst ausreichend entgiften zu können. Manche Gifte werden in Depots gespeichert, was bedeutet, dass sich dein Körper nur sehr schwer davon befreien kann. Bevorzugte Speicherorte sind Gehirn, Plazenta, Leber, Nieren, Herz, Bindegewebe, Darm, Bauchspeicheldrüse oder auch die Haut. Diese gespeicherten Gifte haben eine Langzeitwirkung. Zehn bis vierzig Jahre sind dabei keine Seltenheit.

26 Bundesärztekammer (Hg.) (2006): »Pestizide: Entwicklungsstörungen von Kleinkindern nach pränataler Exposition mit Chlorpyrifos«, online verfügbar unter https://www.aerzteblatt.de/nachrichten/26667/Pestizide-Entwicklungsstoerungen-von-Kleinkindern-nach-praenataler-Exposition-mit-Chlorpyrifos, letzter Zugriff am 07.11.2023.

»Umweltgifte sind eine wichtige Ursache für Krankheiten, da sie Prozesse im Körper hemmen und viele Schutzfaktoren in Form von Nährstoffen und Vitaminen verbrauchen.«

Bist du ein guter oder ein schlechter Entgifter?

Mache den Selbsttest und stelle dir folgende Fragen:

1. Wie gesund und widerstandsfähig fühlst du dich seit deiner Geburt?
2. Wie gut ist dein Immunsystem?
3. Hast du häufig Infekte wie Erkältungen, Blasenentzündungen, Kopfschmerzen oder Nasennebenhöhlenentzündungen?
4. Fühlst du dich schon seit einiger Zeit chronisch müde, obwohl du gut geschlafen hast?
5. Hast du bereits seit deiner Kindheit chronische Erkrankungen, Hautprobleme oder Schlafstörungen?
6. Hattest du oder deine Mutter Amalgamfüllungen in den Zähnen?
7. Wie ernährst du dich? Isst du häufig Thunfisch oder Lebewesen aus dem Meer?
8. Gehst du regelmäßig in Restaurants, die keine biologischen Lebensmittel verwenden?
9. Isst du häufig Produkte aus Massentierhaltung?
10. Trinkst du Wasser ungefiltert aus der Leitung oder aus der Plastikflasche?
11. Bist du bei der Ausübung deines Berufes täglich Giftstoffen ausgesetzt?
12. Lebst oder arbeitest du in einem Umfeld, das stark mit elektromagnetischen Feldern belastet ist?

Hast du diese Fragen häufig mit JA beantwortet, dann ist eine Entgiftung zu empfehlen. Du kannst dafür auch einen Test machen in einer Praxis, die sich darauf spezialisiert hat. Natürlich wäre es der Idealfall, im Alltag die Giftstoffe einfach zu meiden, was sich jedoch als schwierig erweisen dürfte. Aus diesem Grund ist es absolut wichtig, den Körper in seiner Entgiftungsfunktion zu unterstützen.

Würde der Entgiftungsprozess in unserem Körper nicht ablaufen, dann wären wir schlichtweg nicht überlebensfähig. Auch wenn wir von außen keinerlei Gifte zuführen würden, könnten wir aufgrund der inneren physiologischen Prozesse, die ebenso eine funktionierende Entgiftung im Körper erfordern, nicht überleben.

Möchtest du einen Beitrag zur Entgiftung deines Körpers leisten, dann vermeide nach Möglichkeit:

- Koffeinkonsum
- Alkoholkonsum
- Zigarettenrauch
- Verzehr von stark gebratenem Fleisch
- Starken Medikamentenkonsum
- Hohen Insulinspiegel

Achte auf:

- Ausreichenden Verzehr von Gemüse
- Zufuhr von B-Vitaminen
- Verzehr von Eiern
- Einen niedrigen Insulinspiegel
- Ausreichend Schlaf
- Gute Verdauung
- Ausreichenden Verzehr von Ballaststoffen
- Verzehr von glutenfreiem Getreide
- Einnahme von Präbiotika und Probiotika

Unterstütze deine Entgiftungsorgane:

- Darm: durch Ballaststoffe, viel buntes Gemüse, glutenfreies Getreide
- Leber: durch Mariendistel, Kurkuma, Sulforaphan, einen guten Gallenfluss
- Nieren: durch Obst und Gemüse, kaliumreiche Nahrungsmittel
- Lungen: durch Lüften der Räume, Sport an der frischen Luft, Atemübungen
- Haut: durch giftstofffreie Pflegeprodukte, Sauna, regelmäßiges Schwitzen

Bewege dich regelmäßig und nimm ausreichend gesunde Fette zu dir.

Achte auf eine ausreichende Zufuhr von Magnesium und auf einen täglichen Stuhlgang. Ziel der Entgiftung ist es, die Körperfunktionen wieder zu aktivieren und die Funktion des Stoffwechsels zu verbessern. Bevor du entgiftest, solltest du bekannte toxische Quellen aus deinem Leben entfernen. Unser Körper entgiftet vor allem über den Leber-Galle-Darm-Weg, wobei die Leber unser Hauptausscheidungsorgan ist. Zusätzlich können wir über die Nieren, Schweißdrüsen, Haut, Haare, Lunge, Menstruation, Ejakulation, Tränenflüssigkeit und Plazenta entgiften.

Voraussetzung für Entgiftung ist eine vitalstoffreiche Ernährung mit mindestens 2 bis 3 Litern elektrolytreichem Wasser pro Tag. Der Körper sollte keinen Mangel an Mineralien, Nährstoffen und Vitaminen aufweisen. Körpereigene Nährstoffdepots sollten mit Aminosäuren, Mineralien und Spurenelementen aufgefüllt werden.

Da wir vor allem über die Leber, die Galle und den Darm entgiften, ist es wichtig, die Funktion dieser Organe zu unterstützen. Das bedeutet, die Passagezeit durch den Darm sollte durch eine entsprechende angepasste Ernährung verkürzt werden. Außerdem sollte der Darm mit Stoffen versorgt werden, die Gifte im Darm binden können. Fest gebundene Gifte können dann sicher über den Stuhl ausgeschieden werden. Insbesondere Ballaststoffe, Bewegung und regelmäßiges Schwitzen durch eine Infrarotsauna fördern die Entgiftung.

Anmerkung: Es gibt noch viele weitere wertvolle Tipps zur Entgiftung. Eine umfassendere Darstellung würde jedoch den Rahmen dieses Buches sprengen.

6

WIE ENTSTEHEN KRANKHEITEN, UND WAS IST GESUNDHEIT?

Die Medizin hat in den letzten Jahrzehnten enorme Fortschritte gemacht. Dennoch gibt es nach wie vor viele Krankheiten, die uns trotz intensiver Forschung immer noch Rätsel aufgeben. Die Epigenetik hat hierbei einen neuen Ansatzpunkt entdeckt. Denn während über einen langen Zeitraum angenommen wurde, dass unsere Gene unser Schicksal bestimmen, zeigt sich heute immer deutlicher: Es ist nicht allein unsere DNA, sondern auch das Zusammenspiel von Umweltfaktoren und Lebensweise, das darüber entscheidet, ob wir gesund bleiben oder möglicherweise krank werden.

Chemischer, physischer und psychischer Stress spielen dabei eine große Rolle – denn diese Stressarten können epigenetische Veränderungen auslösen und damit den Grundstein für Krankheitsprozesse legen. Doch was genau bedeutet eigentlich Gesundheit? Und wie hängt sie mit der Epigenetik zusammen?

Gesundheit ist ein komplexer Zustand, der nicht nur Abwesenheit von Krankheiten und körperlichen Beschwerden bedeutet. Vielmehr geht es darum, dass unser Körper in einem harmonischen Gleichgewichtszustand funktioniert – sowohl auf zellulärer als auch auf molekularer Ebene. Die Forschung zeigt immer deutlicher, dass epigenetische Faktoren eine entscheidende Rolle bei vielen chronischen Erkrankungen spielen können – von Diabetes über Krebs bis hin zu Alzheimer. Die gute Nachricht dabei ist jedoch: Wir haben einen gewissen Einfluss darauf. Denn indem wir bewusste Entscheidungen treffen und uns gesundheitsfördernd verhalten, können wir unsere Gene positiv beeinflussen und so das Risiko für bestimmte Krankheiten senken.

Symptombezogene versus ganzheitliche Betrachtung des Körpers

Reagiert eine Person mit Bauchschmerzen oder mit einer Hautreaktion nach dem Verzehr von Haselnüssen, dann liegt es nahe, von einer Allergie auszugehen. Verzichtet die Person ab jetzt konsequent auf Haselnüsse, werden die Symptome ausbleiben. Bleibt die wichtige Frage: Wieso reagiert die Person überhaupt, wenn sie Haselnüsse isst?

Bereits lange vor dem Auftreten der Symptome haben höchstwahrscheinlich bestimmte Stoffwechselkreisläufe nicht mehr richtig funktioniert; das Immunsystem wurde darauf programmiert, Antikörper gegen die Proteine in der Haselnuss zu bilden. Der alleinige Verzicht behebt die Ursache noch nicht. Auch ist nicht auszuschließen, dass die Person langfristig mit weiteren Allergien reagiert.

Was führt zu einem fehlerhaften Stoffwechsel?

Es gibt zwei wichtige Aspekte, die zu einem fehlerhaften Stoffwechsel führen können:

1. Proteine, die wichtige Funktionen im Körper übernehmen, sind in irgendeiner Art in ihrer Funktion eingeschränkt.
2. Ein schädliches Signal trifft auf die Zelle respektive den Körper, was die Zelle in ihrer regelrechten Arbeit negativ beeinflusst und damit auch das Epigenom. Konsequenz: Es entstehen die »falschen« Proteine.

Gerade mal 1 bis 5 Prozent unserer Krankheiten entstehen durch genetische Defekte, der überwiegende Teil wird durch schädliche Signale aus der Umwelt der Zelle hervorgerufen, was wir meist gar nicht bemerken, weil sie wie Programme in uns ablaufen. Wir reden dabei von einem nicht gesunden Lebensstil, körperlichen und psychischen Traumata, von Umweltgiften, destruktiven Gedanken und Glaubenssätzen.

Dabei muss das körperliche Trauma gar nicht mal so groß sein. Es reicht schon ein gebrochenes Bein, das zu einer Disbalance führt und die Übertragung der Signale ins Gehirn und in den restlichen Körper beeinflusst.

Körper und Geist speichern auch die psychischen Traumata ab, die ihrerseits den Stoffwechsel beeinträchtigen können.

Dein Organismus trennt nicht zwischen Körper und Psyche, beides wirkt sich aus und ist hauptsächlich in einer gesteigerten Anspannung zu beobachten. Deshalb sehen wir in diesem Kapitel auch davon ab, den psychischen, physischen sowie chemischen Stress, der in deinem Körper nach außerordentlicher mentaler und körperlicher Belastung entsteht, getrennt voneinander zu betrachten. Es ist schlichtweg nicht möglich. Alles spielt zusammen, nichts ist voneinander trennbar.

Insbesondere nach Unfällen und körperlicher Gewalt nehmen wir häufig unbewusst eine Schonhaltung ein. Meist deckt sich diese mit der in der jeweiligen traumatischen Situation eingenommenen Körperhaltung, da sie zum eigenen Schutz dienlich war. Muskelgruppen, die dem Kampf oder der Flucht dienlich sind, respektive dem Schutz, wenn keine Flucht möglich war, erfahren eine starke Verspannung.

Werden neugeborene Mäuse für kurze Zeit von ihrer Mutter getrennt und dadurch einem starken Stressreiz ausgesetzt, kann dies zu lebenslangen negativen Veränderungen in der Stressregulation der Mäuse führen und ihre Anpassungsfähigkeit in Stresssituationen beeinträchtigen.[27]

Viele Studien beschreiben die Auswirkungen von Kindheitstraumata als eine Form von Umweltstress, der seinerseits eine biologische Stressantwort auslöst. Die Hypothalamus-Hypophysen-Nebennierenrinden-Achse ist daher das am intensivsten untersuchte neurobiologische System im Zusammenhang mit Kindheitstraumata.

Aber auch unsere Glaubenssätze begrenzen uns und führen dazu, dass wir weniger Lebensglück empfinden, weniger Spaß im Alltag haben und positive Ereignisse nicht als solche erleben. Diese destruktiven Gedanken stellen eine nicht zu unterschätzende Ursache für Krankheiten dar, da sie schädliche Signale in den Körper senden. Ist der Körper grundsätzlich gesund, weil wir ihm über die Nahrung all das zuführen, was er braucht, und wir außerdem Sport treiben, dann reicht das nicht aus, wenn unsere negativen Glaubenssätze ihr Unwesen treiben und die gesamte Biochemie in ein Ungleichgewicht befördern. Die Stresshormone sind letztendlich einfach stärker. Traumata, Gifte und Glaubenssätze lösen Stress aus, wenngleich wir ihn nicht bewusst erleben. Psychischer, physischer und chemischer Stress läuft im Hintergrund ab. Spürbar wird der Stress erst dann, wenn der Körper Anzeichen von Krankheitssymptomen zeigt.

Im Alltag kann sich Stress in verschiedenen Formen ansammeln, darunter:

- Umgebung
- Nahrung
- Soziales Umfeld
- Gedanken und Emotionen
- Schlafqualität
- Bewegungsmangel

27 Dickson, D. A. et al. (2018): »Reduced levels of miRNAs 449 and 34 in sperm of mice and men exposed to early life stress«, in: *Transl Psychiatry* 8, Nr. 101, DOI: 10.1038/s41398-018-0146-2.

*»Dein Körper ist
der Spiegel deiner Seele
und der Vorgänge in
deinen Körperzellen.«*

Heute weiß man, dass viele der Erkrankungen, die beim Hausarzt festgestellt werden, durch Stress ausgelöst werden.[28] Deine Stresshormonproduktion stellt eine komplexe Abfolge von direkten Einflüssen und Feedbackschleifen zwischen unserem Sympathikus, Parasympathikus sowie dem Hypothalamus, der Hypophyse und der Nebennierenrinde dar. Die sogenannte HPA-Achse (Hypothalamus-Hypophysen-Nebennierenrinden-Achse) bildet zusätzlich ein sehr wichtiges Hormonsystem, das den Stress kontrolliert und viele weitere Prozesse im Körper reguliert, einschließlich Verdauung, Immunsystem, Stimmung und Gefühle, Sexualität, Energiespeicherung und -verwendung. Erreicht den Hypothalamus ein stressauslösender Reiz, ein Gedanke oder ein Reiz aus der Umwelt, dann sendet er ein Signal an die Hirnanhangdrüse, die wiederum Signale sendet, insbesondere zu den Nebennieren. Diese schütten Stresshormone aus, die das Verhalten der etwa 50 Billionen Zellen koordinieren, damit sich diese auf die Gefahr einstellen können. Es beginnt ein Kampf- oder Flucht-Modus in unserem Körper. Er möchte sich schützen.

Unser Körper ist grundsätzlich auf den Schutz vor Krankheiten und das Bewahren von Gesundheit konditioniert. Dies funktioniert jedoch lediglich bedingt in Abhängigkeit der physischen, psychischen, chemischen und emotionalen Stresseinwirkung. Wie sehr wir uns angreifbar machen, haben wir selbst in der Hand. Rechtzeitig die Bremse zu ziehen, um seelischen Schmerz zu minimieren, um ein körperliches Trauma therapeutisch zu bearbeiten, um Umweltgifte zu eliminieren, um toxische Beziehungen zu vermeiden, das geht nur mit einer großen Portion Selbstverantwortung und dem unvermeidbaren und kritischen Hinterfragen der eigenen Situation sowie des individuellen Lebensstils.

Unsere Selbstheilungskräfte sollten permanent wirken können, denn sie beherbergen die größte Kraft der Heilung. Sie sind effektiver als jede Pille und unterstützen, anstatt nur die Symptome zu lindern. Ernährung, Gedanken, Vermeidung von Stress und Bewegung sind für das gesunde Milieu in unseren Zellen verantwortlich und haben im Heilungsprozess eine unterstützende Wirkung. Häufig geht das nur über den Weg einer Veränderung des Lebensstils.

Epigenetisch betrachtet ist Gesundheit kein Zustand und auch nicht das Gegenteil von Krankheit. Gesundheit ist ein Prozess. Wir brauchen ihn umso dringender, je mehr unser Körper das unsichtbare Stoppschild zeigt.

Gesundheit und Persönlichkeit sind stets eine Kombination aus Erbe, Umwelt und Vergangenheit. Gesundheit ist die Folge unserer Prägung sowie unseres Lebensstils

28 Middleton, J. L. (2020): »Why the Stress-Disease Connection Matters and How to Respond«, in: *Am Fam Physician* 101(10), S. 585–586; PMID: 32412222.

und niemals ein Zufall. Zumindest nicht dann, wenn wir uns bewusst mit unserem Körper und unserem Lebensstil auseinandersetzen.

Im vorherigen Kapitel haben wir über jene Merkmale, darunter die Augenfarbe, gesprochen, die nicht beeinflussbar und damit Schicksal sind. Die Farbe ist gesetzt. Bei komplexen Krankheiten jedoch funktioniert das System anders. Krankheitsauslösende Gene werden zwar vererbt, jedoch können beispielsweise durch Ernährung und Sport viele Genaktivitäten gleichzeitig beeinflusst werden. Ein einfaches Beispiel hierfür ist Sport, bei dem gute Gene nach oben und schlechte Gene nach unten reguliert werden. Ein Selbstläufer. Dadurch sind nicht mehr die Gene dein Schicksal, sondern du hast dein Schicksal selbst in der Hand. Du hast damit auch ein Werkzeug an der Hand, das dir erlaubt, schnell auf sich verändernde Umstände zu reagieren. Konkret heißt das: Bist du emotionalem Stress ausgesetzt, ist die Meditation epigenetisch ein probates Mittel, um in einen ausgeglichenen Zustand zurückzukehren. Genetisch wäre dieses Problem nicht in der Kürze der Zeit zu regeln.

»Gesundheit ist ein Prozess.«

7

DIE ROLLE VON EMOTIONEN UND GEDANKEN: WIE WIRKT SICH UNSERE PSYCHE AUF DIE EPIGENETIK AUS?

Unser Blick in die faszinierende Welt der Epigenetik offenbart uns nicht nur die geheimnisvollen Codes in unseren Genen, sondern auch die einflussreiche Rolle, die unsere Psyche dabei spielt. In diesem Kapitel tauchen wir in die Verbindung zwischen Emotionen, Gedanken und der epigenetischen Landschaft ein, um zu verstehen, wie unsere inneren Welten die Bausteine unseres Daseins beeinflussen.

Traumata, seien ihre Spuren nun offensichtlich oder verborgen, haben die Kraft, nicht nur unsere Gegenwart zu formen, sondern auch Spuren in den Archiven unserer Gene zu hinterlassen. Schmerzhafte Erfahrungen können Spuren auf molekularer Ebene hinterlassen, verändern die Signatur unserer Epigenetik und können so die Wege, auf denen unsere Gene agieren, neu justieren. Positive Gedanken, ein bewusster Umgang mit prägenden Erfahrungen, emotionale Resilienz und die Fähigkeit zur Regeneration können ebenfalls ihre eigenen melodischen Noten in das epigenetische Orchester einbringen.

Doch was ist mit den unsichtbaren Fäden, die uns mit anderen Menschen verbinden? Die Qualität unserer Beziehungen, sei es zu Familie, Freunden oder romantischen Partnern, webt ein komplexes Gewebe, das tief in die genetische Matrix eindringt. Liebe, gegenseitige Unterstützung und zwischenmenschliche Bindungen prägen nicht nur unseren emotionalen Zustand, sondern orchestrieren auch auf subtile Weise den genetischen Ausdruck.

In diesem Kapitel erwartet dich ein Einblick in die spannende Welt der Emotionen und ihre epigenetischen Effekte.

7.1 Die Wirkung von Traumata auf die Epigenetik

Traumata können tiefgreifende Auswirkungen haben, sowohl auf unsere Psyche als auch auf unsere Physis. Beide Bereiche sind zu gleichen Teilen involviert. Setzen wir uns mit der epigenetischen Dimension von Traumata auseinander, so stoßen wir auf komplexe Mechanismen, die zeigen, wie belastende Erfahrungen auf epigenetischer Ebene ihre Spuren hinterlassen. Wie die Vergangenheit auf die Gegenwart und auf die Zukunft wirkt.

Was ist ein Trauma? Wenn wir im Mutterleib heranwachsen, machen wir vier Grunderfahrungen: die Bindung zur Mutter, das Wachstum auf emotionaler und physischer Ebene, der Schutz sowie die Versorgung auf emotionaler und physischer Ebene. Kommen wir dann zur Welt, werden diese vier Grunderfahrungen zu unseren Grundbedürfnissen. Finden diese keine ausreichende Erfüllung, kann dies zu traumatischen Erfahrungen führen. Wenn wir beispielsweise nicht auf den Arm genommen werden, fehlt uns die Bindung. Werden wir klein gehalten mit Sätzen wie »Das schaffst du doch nicht«, dann beeinträchtigt das unser persönliches Wachstum. Erfahren wir keinen Schutz oder werden wir durch unsere Eltern oder andere Vertrauenspersonen wie Lehrkräfte vernachlässigt, ist die emotionale oder gar physische Versorgung nicht ausreichend gegeben. So kann die Missachtung eines oder mehrerer Grundbedürfnisse über einen gewissen Zeitraum zu traumatischen Erlebnissen führen. Dabei ist Trauma nicht die Situation selbst, sondern die Reaktion im Inneren auf diese Situation. Meist sind diese Erfahrungen dadurch gekennzeichnet, dass niemand da war, der uns in diesen Momenten gehalten oder aufgefangen hat.

Dabei gibt es zwei Arten von Trauma. Während Schocktrauma durch ein einzelnes, plötzliches Ereignis verursacht wird wie beispielsweise einen Unfall, entwickelt sich Entwicklungstrauma über einen längeren Zeitraum und hat tiefgreifende Auswirkungen auf die psychische und emotionale Entwicklung, insbesondere wenn es in den prägenden Jahren der Kindheit und Jugend auftritt. Beispielsweise kann dieses Trauma durch anhaltende Vernachlässigung oder regelmäßige abwertende Kommunikation gegenüber dem Kind durch die Eltern entstehen. Formen von Trauma erfordern unterschiedliche therapeutische Ansätze, um die Betroffenen zu unterstützen und ihnen zu helfen, ein gesundes und erfülltes Leben zu führen.

Bei einem Trauma reagiert unser Körper auf eine Bedrohung – sei es physisch oder psychisch – mit einer Stressantwort. Dieser Stress löst biochemische Prozesse aus, bei denen Hormone wie Cortisol, Noradrenalin oder Adrenalin vermehrt freigesetzt werden. Da in diesen traumatischen Situationen meist niemand für uns da war, konnte sich unser Nervensystem nicht über eine Vertrauensperson co-regulieren. Auf molekularer Ebene kann dieser chronische Stress Zustände erzeugen, die wiederum zu epigenetischen Veränderungen führen.

Epigenetische Veränderungen durch Traumata treten nicht nur in den Zellen des betroffenen Individuums auf, sondern können sich möglicherweise auch auf die nächste Generation übertragen. Hier kommt dann die transgenerationale Epigenetik zum Tragen. Eine Untersuchung hat gezeigt, dass Kinder, deren Großmütter traumatische Erfahrungen gemacht haben, selbst jedoch in einem sicheren Umfeld aufgewachsen sind, epigenetische Veränderungen am sogenannten CFTR-Gen aufwiesen, die mit den Erfahrungen ihrer Großmütter in Verbindung stehen könnten.[29] Das Positive an epigenetischen Veränderungen unserer Gene ist, dass einige davon durch Verbesserung des Lebensstils, Psychotherapie, eine Anpassung der Ernährungsgewohnheiten, die Einnahme von epigenetisch wirkenden Pflanzenstoffen und eine gute Schlafhygiene wieder entsprechend angepasst werden können. Die Veränderungen im epigenetischen Profil können sich wiederum auf die Regulation der Genaktivität und damit auf die Gesundheit und das Wohlbefinden auswirken.

Eine aufschlussreiche Studie[30] von Dr. Rachel Yehuda und ihren Kollegen zeigt, dass die traumatischen Erlebnisse von Holocaust-Überlebenden zu epigenetischen Veränderungen im FKBP5-Gen führten, die an ihre Kinder weitergegeben wurden. Dieses Gen ist beteiligt an der Regulation des Stresssystems. Diese Veränderungen könnten beeinflussen, wie beide Generationen auf Stress reagieren, und bieten eine biologische Grundlage für die transgenerationale Weitergabe von Traumata. Die Forschung unterstreicht die dauerhaften Auswirkungen von einem schweren Trauma, nicht nur auf die Betroffenen selbst, sondern auch auf ihre Nachkommen, und zeigt das komplexe Zusammenspiel zwischen unserer Umwelt und der Genexpression.

29 Serpeloni, F. et al. (2017): »Grandmaternal stress during pregnancy and DNA methylation of the third generation: an epigenome-wide association study«, in: *Transl Psychiatry* 7(8), DOI: 10.1038/tp.2017.153.

30 Yehuda, R. et al. (2016): »Holocaust Exposure Induced Intergenerational Effects on FKBP5 Methylation«, in: *Biol Psychiatry* 80(5), S. 372–380, DOI: 10.1016/j.biopsych.2015.08.005.

Wie und wann entsteht ein Trauma?

Vor einigen Jahrzehnten wurde die Meinung vertreten, dass es gut sei, Kindern das Einschlafen anzutrainieren, indem man sie allein in einem separaten Raum schreien lässt. Dieses Verhalten ist jedoch entgegen allen Instinkten, die uns die Natur mitgegeben hat. Das Grundbedürfnis nach Bindung zur Mutter ist dabei nicht erfüllt. Das Kind fühlt sich allein gelassen und nicht beschützt, es führt einen inneren Überlebenskampf, ist nicht versorgt. Die Bedürfnisse des Kindes sind nicht erfüllt, und es erfährt eine enorme emotionale Belastung. Das Kind braucht die Zuneigung und den Schutz der Mutter. Es schläft nicht deshalb ein, weil es verstanden hat, dass es nun das Richtige sei, sondern weil es ermüdet resigniert und aufgibt. Ein Trauma entsteht. Die Amygdala schlägt Alarm im Gehirn des Kindes, schickt Signale an den Hypothalamus, dieser leitet die Botenstoffe weiter an die Hypophyse. Gleichzeitig bekommt der Hippocampus Signale geschickt. Der Hippocampus kann sich die Situation besonders gut merken und speichert sie als Erfahrung ab. Stresshormone werden durch die Hypophyse ausgeschüttet und wir wechseln in den Überlebensmodus. Dabei wird das Blut in die Extremitäten gepumpt. Früher war diese Energie, die dabei frei geworden ist, sehr wichtig, um weglaufen, sich vor Gefahren schützen und die Stresshormone abbauen zu können. Was jedoch passiert mit einem Kind, das sich in dieser Stresssituation befindet? Es kann nicht weglaufen und somit auch den Stress nicht abbauen. Er bleibt im Körper, speichert sich in den Zellen, und es findet keine Regulation des Nervensystems statt. Aus dieser Erfahrung heraus entstehen Muster und Blockaden bei dem Kind, durch die es langfristig geprägt wird und die bis ins Erwachsenenalter hinein bestehen bleiben können.

Das ist der Kreislauf der Entstehung von Traumata.

Kommen wir als Erwachsene in eine ähnliche Situation, die uns an jene aus der Kindheit erinnert, dann wird unser Stresssystem aktiv, und wir durchleben die gleichen Ängste und Muster.

Traumata können auf unterschiedliche Weise zustande kommen und manifestieren sich in einer Vielzahl von Formen. Mögliche Auslöser sind: physische Gewalt, sexueller Missbrauch, emotionale Vernachlässigung, Unfälle, Trennungen, Verluste oder andere stark belastende Ereignisse. Spricht man von Trauma, dann denkt man häufig an Kriegserlebnisse oder ähnliche Ereignisse. Ein Trauma muss sich jedoch nicht in diesen Extremen widerspiegeln. Es entsteht im Alltag. Manchmal auch dann, wenn wir als Gegenüber es niemals vermuten würden. Ein Trauma ist ein überwältigendes Ereignis, das unsere Selbstregulierung überfordert. So etablieren wir Bewältigungsstrategien, um an dieser Situation nicht innerlich zu zerbrechen. Sie schützen uns zu diesem Zeitpunkt, können aber in unserem späteren Leben sehr blockierend wirken.

Wir alle erleben und verarbeiten unterschiedlich. Unabhängig von der Ursache lösen Traumata eine komplexe physiologische und psychologische Reaktion aus. Bei einem Trauma wird der Körper in einen Zustand intensiver Stressreaktion versetzt, oft bekannt als Kampf- oder Fluchtmodus, was zur Freisetzung von Stresshormonen wie Cortisol und Adrenalin führt. Diese Hormone mobilisieren den Körper, um schnell auf die Bedrohung zu reagieren, indem sie die Herzfrequenz erhöhen, die Atmung beschleunigen und die Energieversorgung optimieren. Langfristiger oder wiederholter Stress, wie es bei Traumata der Fall sein kann, führt zu einer chronischen Aktivierung dieser Stressantwort, was wiederum nicht zu vernachlässigende Auswirkungen auf verschiedene Systeme im Körper hat, vor allem auf das Nervensystem, das Immunsystem und das endokrine System. Diese anhaltende Belastung kann das Gleichgewicht der Neurotransmitter im Gehirn stören, zu Entzündungsprozessen beitragen und den Energiehaushalt beeinträchtigen. Eine bemerkenswerte Studie[31] untersuchte, wie erlebte Diskriminierung die Genexpression von weißen Blutkörperchen (Leukozyten) bei verschiedenen ethnischen Gruppen beeinflusst. Die Ergebnisse zeigen, dass afroamerikanische Studienteilnehmer, die häufiger Diskriminierung erfahren haben, signifikante Veränderungen in der Genexpression aufwiesen. Diese Veränderungen umfassen eine erhöhte Entzündungsneigung und eine geschwächte antivirale Abwehr.

Durch die Co-Regulierung des Nervensystems kann die Wahrscheinlichkeit für Traumata verringert werden. Nehmen wir an, dass ein Kind in eine Situation kommt, bei der es entweder innerlich oder äußerlich in Gefahr ist. Eilt dann die Mutter zu Hilfe und nimmt das Kind auf den Arm, um es zu beschützen, dann reguliert sich das Nervensystem des Kindes innerhalb von Sekunden.

Es ist sehr wichtig, dass wir Menschen – vor allem im Kindesalter – die Erfahrung machen, dass unsere Grundbedürfnisse erfüllt werden.

Wie bereits oben erwähnt, findet unsere Bewertung eines Ereignisses im Hippocampus statt. Dort sind die Erfahrungen gespeichert, die uns durch die entsprechenden Trigger in der jeweiligen Situation diesen Stress und die gleichen Ängste immer wieder durchleben lassen.

Wird ein Kind von den Eltern früh verlassen, dann wird es wahrscheinlich mit einer großen Verlustangst behaftet sein. Ist dieses Kind dann erwachsen und in einer Liebesbeziehung, dann kann es sein, dass dieser Mensch besonders eifersüchtig ist – aus der Angst heraus, den Partner zu verlieren und noch einmal die gleiche Verlustangst zu durchleben. Häufig reicht auch schon, dass diese Person durch eine kleine Geste sei-

31 Thames, A. D. et al. (2019): »Experienced discrimination and racial differences in leukocyte gene expression«, in: *Psychoneuroendocrinology* 106, S. 277–283, DOI: 10.1016/j.psyneuen.2019.04.016.

»Trauma ist nicht die belastende Situation selbst, sondern die Reaktion im Innen auf die äußeren Umstände. Trauma ist somit eine seelische Wunde.«

tens des Beziehungspartners abgewiesen wird, um die gleichen Verlustgefühle wie damals zu durchleben, und sie geht deshalb jedes Mal an die Decke, wodurch es zu einem schwerwiegenden Konflikt innerhalb der Beziehung kommen kann.

Unsere Beziehungen sind durch unsere Erfahrungen geprägt. Nicht selten meinen wir, mit dem Partner Defizite, die durch unsere Erziehung entstanden sind, kompensieren zu können. Die Beziehungspartnerin kann dann zu einem Muttersatz oder der Partner kann als Vaterersatz angenommen werden. Die Möglichkeiten dabei sind vielfältig und finden häufig ihren Ursprung in einem Trauma aus der Kindheit. Umso wichtiger ist es, dass wir das Bewusstsein entwickeln, wie wir geprägt sind durch unsere Traumata und welche Muster und Bewältigungsstrategien wir dadurch entwickelt haben.

Traumata wirken auf unser Immunsystem und hinterlassen epigenetische Spuren. Unser Verhalten wird beeinflusst und am Ende auch unsere Gesundheit.

Die Frage, ob Traumata wie Altlasten wirken und ein Leben lang Spuren in uns hinterlassen, hängt von verschiedenen Faktoren ab. Psychotherapie, Gesundheitscoaching, eine Anpassung des Lebensstils können epigenetische Veränderungen bewirken. Die Epigenetik bietet einen vielversprechenden Ansatz für die Bewältigung und möglicherweise die Heilung der langfristigen Auswirkungen von Traumata auf unseren Körper und unsere Psyche.

Ein Trauma darf nicht nur bewältigt, sondern auch verarbeitet werden, um das Erlebte zu assimilieren. Unsere eigene Reaktion und die Teile in uns, die durch traumatische Erfahrungen abgespalten wurden, dürfen zusammengeführt werden. Gelingt dies nicht, können Traumafolgesymptome auftreten und möglicherweise zu destruktiven Bewältigungsstrategien führen. Ein Trauma hat sowohl körperliche als auch psychische Auswirkungen. Typische körperliche Symptome, die nach einem Trauma auftreten können, sind beispielsweise eine Dysregulation des Nervensystems, was bedeutet, dass unsere Reaktionsfähigkeit auf Reize stark beeinträchtigt ist und zu einer Übererregung führt, was sich durch Getriebenheit, Schreckhaftigkeit, Anspannung und Unruhe zeigt. Schlafstörungen und Ängste können auftreten, ebenso wie Verdauungsbeschwerden und ein gestörter Stoffwechsel. Ist das Nervensystem durch äußere Reize nicht ausreichend stimuliert, kann es zum gesamten Symptomspektrum kommen, nämlich zu Depression, Antriebslosigkeit, Hoffnungslosigkeit bis hin zu dem Gefühl, nicht zugehörig zu sein. Chronische Erschöpfung und Müdigkeit und ein geschwächtes Immunsystem können die Folge sein. Häufig versuchen Betroffene, diese körperlichen Symptome durch Verhaltensmuster zu kompensieren. So greifen Menschen beispielsweise bei dauerhafter Überreizung unter Umständen zu Substanzen, die ihnen helfen, ruhiger und gelassener zu werden, was durchaus auch in einen Substanzmittelmissbrauch oder in eine Abhängigkeit münden kann. Exzessives Meditieren, übertriebener Drang nach Sport, das Ausüben von gefährlichen Extremsportarten können eine Strategie darstellen, um das Trauma zu bewältigen.

Eine allgemeine Betrachtung von Trauma gibt es nicht. Es geht um das Erleben und um das Gefühl von Ohnmacht, Hilflosigkeit und Überwältigung. Das kann ein einzelnes Ereignis sein, aber auch die Atmosphäre einer Kindheit. Mobbingerfahrungen in der Schulzeit können darunterfallen, genauso wie viele andere Dinge, die von außen als anstrengend oder schwierig eingeschätzt werden, was aber – in der Summe betrachtet – zu einer Hilflosigkeit führt.

Traumamuster respektive damit verbundene Verhaltensweisen der vorherigen Generation wirken ohne Integration des Traumas auf die nächsten Generationen nach. Wichtig ist dabei, in die Familie zu schauen und die Ängste, Weltbilder und Lebensweise der Eltern zu hinterfragen. Auch tief im Unterbewusstsein verankerte Überzeugungen über Menschen, die Welt sowie die Werte dürfen dabei analysiert werden, denn diese Faktoren geben viel Aufschluss darüber, wie sich die Eltern selbst sehen und auch das Umfeld betrachten, in dem sie leben. Für Kinder ist es die normalste Sache der Welt, diese unbewussten Prägungen zu verinnerlichen und zu leben.

In einem Trauma beziehungsweise in einer Bewältigungsstrategie kann auch ein Potenzial liegen. Die Kraft, die aufgewendet wurde, um über einen langen Zeitraum ein Trauma zu bewältigen, ist durchaus eine Energiequelle. Überleben wir etwas, das uns sehr gebeutelt und erschüttert hat, dann nur deshalb, weil wir bereits eine große Kraft und Resilienz in uns tragen und weil es etwas gibt, das größer ist als unsere Erfahrung. Auch wenn manche Kompensationsstrategien zunächst destruktiv wirken, so haben sie dennoch den Auftrag, uns zu schützen, unser Leben zu bewahren und uns weiterzubringen, damit wir trotz der Wunde in der Lage sind, weiterzumachen.

Traumaarbeit bedeutet, diese tiefen neuronalen Verankerungen aufzulösen. Das ist auch häufig der Wunsch, wenn Klienten in unsere Seminare kommen und beschreiben, wie sie sich fühlen. Das Heilen dieser Wunden bedeutet, dass wir uns wieder ganzheitlich wahrnehmen und zu unserer vollen Lebendigkeit, zu unseren Ressourcen und Potenzialen zurückfinden. Letztendlich können diese Wunden nicht ausradiert werden wie ein schlecht gezogener Bleistiftstrich, sondern sie wollen integriert werden. Darum geht es in der Traumaarbeit. Ein Kampf gegen die Symptome ist nicht zielführend, denn dabei kämpfen wir gegen uns selbst. Trauma und die Arbeit mit Traumata haben stets etwas mit der Verbindung zu unserem Selbst und all unseren Anteilen zu tun. Etwas Schmerzhaftes, das wir erlebt haben, möchten wir instinktiv von uns fernhalten – von unserem Körper, von unserem Bewusstsein und von unseren Beziehungen. Das

»Solange wir gegen die Symptome des Traumas kämpfen, führen wir einen Kampf gegen uns selbst, heilen uns jedoch nicht.«

»Solange wir ein Trauma nicht bearbeiten, inszenieren wir entsprechende Erfahrungen immer wieder selbst.«

kostet Energie, da wir permanent damit beschäftigt sind, zu verdrängen. Mit der Traumaintegration können wir wieder zu unserem wahren Selbst finden.

Es liegt uns sehr am Herzen, dir liebe Leserin und lieber Leser, mit auf den Weg zu geben, dass es niemals zu spät ist für Heilung, zu keinem Zeitpunkt in deinem Leben. Auch wenn das Trauma sehr weit in der Vergangenheit liegt, ist eine Integration respektive Heilung möglich und empfohlen. Die Veränderungen, die sich durch die Traumaarbeit ergeben, sind beeindruckend. Jene Klienten, die damit beginnen, die körperlichen Symptome zu bearbeiten, machen dabei ebenfalls einen Fortschritt bei den psychologischen Symptomen und andersherum. Beide Ansätze und Wege dürfen ganzheitlich verfolgt werden.

Wenngleich es vermutlich radikal erscheinen mag: Traumata betreffen jeden von uns. Viele Menschen erzählen, dass sie eine schöne Kindheit hatten und alles perfekt lief, doch dann tauchen plötzlich Probleme aus dem Nichts auf. Das ist dann der Punkt, an dem man an ein Trauma denken darf. Natürlich ist nicht alles, was im Leben passiert, in die Kategorie Trauma zu schieben; es schadet jedoch nicht, den entsprechenden Blickwinkel dafür zu haben und die Möglichkeit in Betracht zu ziehen. Dafür benötigen wir sowohl individuelles als auch gesellschaftliches Traumabewusstsein.

Die Folgen von traumatischen Erlebnissen können Glaubensmuster sein, die uns beispielsweise denken lassen »Ich bin nicht wichtig«, »Ich bin nicht liebenswert« und die uns blockieren. In der Folge können körperliche Beeinträchtigungen sowie Krankheiten entstehen. In unserer Praxis begegnen wir häufig Menschen, die – aufgrund einer chronischen Fehlregulierung ihres Immunsystems – als Begleiterscheinungen ihrer Autoimmunerkrankungen Traumata mitbringen. Traumata auf den Grund zu gehen, kann bei verschiedenen Krankheiten eine Möglichkeit darstellen, um von der reinen und vermeintlich langfristig alternativlosen Einnahme von Medikamenten Abstand zu nehmen.

7.2 Was machen unsere Glaubenssätze mit uns?

Wie unsere Emotionen und Gedanken das komplexe Mosaik unserer genetischen Ausstattung formen, kann sehr gut über die Glaubenssätze erklärt werden. Die Wissenschaft hat längst erkannt, dass nicht nur äußere Faktoren, wie Ernährung und Umweltgifte, unsere Gene beeinflussen, sondern dass auch die inneren Prozesse unseres Geistes eine entscheidende Rolle spielen.

In den Tiefen unserer Zellen werden die Schwingungen unserer Emotionen zu einer regelrechten Klangspur, die das Orchester unserer Gene dirigiert. Emotionen, wie Liebe und Mitgefühl, steigern nicht nur unser Wohlbefinden, sondern beeinflussen auch unsere genetische Expression. Stress, Angst und negative Glaubenssätze können sich genauso auf unser Epigenom auswirken.

Mit unseren Glaubenssätzen ordnen wir unser Weltbild. Sie sind verknüpft mit unseren Werten und geben uns Orientierung. Sind unsere Glaubenssätze destruktiv, dann wirken sie auch entsprechend auf unsere Biochemie. Im anderen Fall – wenn wir positive Glaubenssätze haben – wirken sie förderlich auf unser inneres System. Unsere Gedanken und Glaubenssätze beeinflussen unsere Gene.

Denken wir zum Beispiel an eine Situation, in der wir volles Glück und große Liebe empfunden haben, dann ist unsere Interpretation: In dieser Situation war ich voller Glück und Liebe. Du kannst das ganz einfach ausprobieren und dir eine Situation ins Gedächtnis rufen, in der du so gefühlt hast. Schließe dazu am besten deine Augen und stelle dir die Situation so intensiv wie nur irgendwie möglich vor. Beobachte, was mit deinem Körper passiert, der genau in diesem Moment Botenstoffe wie Dopamin, Serotonin oder Oxytocin ausschüttet. Diese Botenstoffe lassen uns attraktiver wirken und geben uns ein Gefühl von Glück und Verbundenheit. Strahlen wir das aus, wirken wir auf andere Menschen anziehender.

Unsere Gedanken und Überzeugungen sind nicht nur abstrakte Konstrukte unseres Geistes, sie hinterlassen einen Abdruck in den Tiefen unserer Zellen. Die Verbindung zwischen positiven Glaubenssätzen, inneren Werten und der epigenetischen Regulation ist ein faszinierendes Feld, das uns zeigt, wie die Macht des Geistes auf molekularer Ebene wirkt.

Einfluss auf Stress und Entzündung

Positive Glaubenssätze können einen positiven Einfluss auf das Stresslevel haben, das wiederum in Verbindung mit epigenetischen Veränderungen steht. Chronischer Stress führt oft zu einer erhöhten Produktion von Stresshormonen wie Cortisol, was auf molekularer Ebene Veränderungen in der DNA-Methylierung hervorrufen[32] und zu erhöhten Entzündungsprozessen führen kann.[33] Durch die Annahme positiver Überzeugungen kann dieser Stresszyklus unterbrochen werden, was zu einer Verringerung von entzündlichen Prozessen und einer besseren Gesundheit führt.

32 Spengler, D. (2009): »Gene lernen aus Stress. Forschungsbericht (importiert) 2009 – Max Planck Institut für Psychiatrie«, online verfügbar unter https://www.psych.mpg.de/2704251/research_report_431776?c=2007179, letzter Zugriff am 14.08.2024.

33 Carnegie Mellon University (2012): »How stress influences disease: Study reveals inflammation as the culprit«, *ScienceDaily*, 2. April 2012, online verfügbar unter https://www.sciencedaily.com/releases/2012/04/120402162546.htm, letzter Zugriff am 14.08.2024.

Genexpression durch Neurotransmitter

Unsere Gedanken und Emotionen beeinflussen die Freisetzung von Neurotransmittern wie Serotonin und Dopamin. Diese chemischen Botenstoffe haben nicht nur Auswirkungen auf unsere Stimmung, sondern können auch über komplexe Signalwege auf die Genexpression einwirken. Positive Glaubenssätze, die mit einem Anstieg dieser Neurotransmitter einhergehen, können somit indirekt die Aktivität bestimmter Gene stimulieren, die mit Wohlbefinden und Stressresilienz in Verbindung stehen.

Epigenetische Veränderungen durch Meditation und Achtsamkeit

Verschiedene Studien haben gezeigt, dass regelmäßige Meditation und Achtsamkeitspraktiken nicht nur das emotionale Wohlbefinden steigern, sondern auch positive epigenetische Veränderungen bewirken können. Diese Praktiken sind mit positiven Veränderungen der DNA-Methylierung und einer Verbesserung der Chromatinstruktur verbunden. Positive Glaubenssätze, die durch Meditation gestärkt werden, können somit einen positiven Einfluss auf die epigenetische Regulation haben.[34]

Soziale Verbindungen und ihre epigenetischen Auswirkungen

Positive Glaubenssätze manifestieren sich oft auch in sozialen Verbindungen und unterstützenden Netzwerken. Die Qualität unserer zwischenmenschlichen Beziehungen spielt eine entscheidende Rolle in der epigenetischen Landschaft. Die Forschung zeigt, dass positive soziale Interaktionen und ein unterstützendes Umfeld mit niedrigen Stress- und Entzündungsniveaus assoziiert sind. Diese Umstände können wiederum epigenetische Veränderungen begünstigen, die die genetische Stabilität fördern.

Neuroplastizität

Unsere Gehirne sind erstaunlich anpassungsfähig. Positive Glaubenssätze können diesen Prozess, der auch als Neuroplastizität bekannt ist, fördern. Durch die bewusste Annahme positiver Überzeugungen können neuronale Netzwerke gestärkt und neue Verbindungen geschaffen werden. Dieser Vorgang kann direkt auf epigenetischer

---

34 Sakai, J. (2013): »Study reveals gene expression changes with meditation«, online verfügbar unter https://news.wisc.edu/study-reveals-gene-expression-changes-with-meditation/, letzter Zugriff am 19.01.2024; Venditti, S. et al. (2020): »Molecules of Silence: Effects of Meditation on Gene Expression and Epigenetics«, in: *Front Psychol* 11(1767), DOI: 10.3389/fpsyg.2020.01767.

Ebene wirken, indem er die Expression von Genen beeinflusst, die an der Regulierung von Stimmung, Resilienz und emotionaler Balance beteiligt sind.

Langfristige Auswirkungen durch Verhaltensänderungen

Konstruktive Glaubenssätze führen häufig zu positiven Verhaltensänderungen. Eine optimistische Grundhaltung kann zu gesunden Lebensgewohnheiten wie ausgewogener Ernährung, regelmäßiger Bewegung und ausreichendem Schlaf motivieren. Diese Verhaltensänderungen haben nicht nur unmittelbare Auswirkungen auf unsere Gesundheit, sondern können auch langfristige epigenetische Spuren hinterlassen, die die genetische Anfälligkeit für verschiedene Krankheiten beeinflussen.

Positive Glaubenssätze lassen sich in gewisser Weise mit dem Placeboeffekt vergleichen, der uns durch die Einnahme von Zuckertabletten zu heilen vermag. Wir können ihn herbeiführen durch eine positive Ausrichtung unserer Gedanken und Glaubenssätze. So wie negative Glaubenssätze langfristig zu Krankheit führen können, so können positive Glaubenssätze zu Gesundheit und Vitalität führen. All das regelt unser Geist. Warum nicht diese Macht für uns nutzen?

Viele unserer unterbewussten Programme sind destruktiv und sabotierend und hindern uns oft als Erwachsene in vielen Bereichen unseres Lebens.

Wie entstehen unsere Glaubenssätze?

Um zu verstehen, wodurch Glaubenssätze in uns hervorgerufen werden, gehen wir noch einmal gedanklich zurück zu den Frequenzbereichen. Bei Erwachsenen können wir alle fünf Bereiche, also Delta, Theta, Alpha, Beta und Gamma, über EEG nachweisen. Ein Säugling weist hauptsächlich Frequenzen im Deltabereich auf, was erklärt, warum die Babys so viel schlafen. Bis etwa zum Alter von zwei Jahren ist das Gehirn auf diese Frequenz eingestellt. Danach nehmen im Gehirn Frequenzen im Thetabereich zu, der für die Vorstellungskraft steht. Vielleicht erinnerst du dich daran, wie du als Kind häufig die reale und die imaginäre Welt verwechselt hast. Ab dem Alter von sieben Jahren tritt das Gehirn in den Frequenzbereich Alpha ein, der für das gelassene Bewusstsein steht. Mit etwa zwölf Jahren kommen im Gehirn vermehrt Frequenzen des Betabereichs hinzu, die das aktive Bewusstsein und damit eine hohe Konzentrationsfähigkeit verkörpern. Interessant ist, dass Kinder in den ersten sieben Jahren über kein Bewusstsein verfügen, da sich deren Gehirn hauptsächlich im Thetazustand befindet. Das bedeutet, Kinder nehmen das Verhalten ihres Umfeldes auf und speichern es in ihrem Unterbewusstsein ab. Es ist also von der Natur so geregelt, dass sich Kinder unbewusst an die Regeln von Familie und Gesellschaft anpassen, um zu überleben, was wiederum heißt, dass das Verhalten der Kinder schon sehr früh programmiert wird.

Genau hier können auch sehr destruktive Dinge passieren, da das Kind in diesem Alter sein Selbst noch nicht kennt, was erst im Alpha- und Betabereich möglich wird. Mit aller Klarheit: Die Selbstidentität des Kindes hängt in diesem Alter sehr stark davon ab, was andere Menschen über das Kind äußern, wie sie mit ihm umgehen und was sie dem Kind vorleben.

Häufig verhalten sich die Eltern nicht wie Eltern, sondern wie Trainer, die in einer mehr oder weniger distanzierten Haltung zu ihren Kindern sprechen. Vielleicht kommen dir Sprüche bekannt vor, wie:

- »Das kannst du doch besser.«
- »Ich nehme dich nur in den Arm, wenn du ruhig bist.«
- »Du bist schuld.«
- »Das hast du nicht verdient.«

Für viele Eltern ist das die Sprache der Erziehung. In diesem Alter macht jedoch das Kind diese Sätze zu seiner Realität. Es glaubt, was die Eltern sagen, saugt es regelrecht auf und nimmt es als gegeben und als seine Wahrheit und damit Realität an. Die Intention der Eltern ist dabei oft, dass ihr Kind dazulernt. Dass es versteht, was gut und was schlecht für es ist. Nur ist das leider eine Sackgasse. Als Erwachsene sind wir in der Lage, solche Aussagen zu abstrahieren und differenziert zu betrachten. Ein Kind in diesem Alter verfügt noch nicht über das Bewusstsein, um diese Aussagen so zu verstehen und zu verarbeiten, wie sie gemeint sind. Das Kind nimmt diese Aussagen als Programme in sein Unterbewusstsein auf. Leider sind diese Programme häufig destruktiv und selbstsabotierend. Setzen wir uns nicht mit diesen Glaubenssätzen auseinander und bleiben diese dauerhaft in uns, dann beherrschen sie uns und berauben uns unserer Energie. Je mehr wir aufgrund der Glaubenssätze Selbstkritik entwickeln, desto geringer ist die Liebe uns selbst gegenüber. Ein Teufelskreis beginnt. Lieben wir uns selbst nicht, dann können wir andere nicht lieben.

Für mehr Selbstliebe kannst du folgende Übung ausprobieren:

Setze dich auf einen Stuhl. Lege deine Hände auf dein Herz und sage mehrere Male zu dir selbst: »Ich bin liebenswert!« Beobachte dann, was das mit dir macht.

Glaubenssätze entstehen nicht nur in der (früh)kindlichen Phase. Sie können sich auch später – in der Pubertät oder im Erwachsenenalter – bilden. Erfahrungen, die wir in Beziehungen machen, können zu neuen Glaubenssätzen führen, aber auch alte Muster bestätigen.

Unser Unterbewusstsein lebt ohne Uhr. Es kennt keine Zeit und befindet sich stets im Hier und Jetzt. Unser Bewusstsein kann jedoch in der Zeit reisen – in die Vergan-

»Unser Bewusstsein steuert uns während des Tages lediglich zu 5 Prozent. Den Rest übernimmt das Unterbewusstsein.«

genheit und in die Zukunft. Unsere Vorstellungskraft ermöglicht uns dies. Befinden wir uns im Denkprozess, dann ist unser Bewusstsein abgelenkt und unser Unterbewusstsein beginnt, unser Verhalten zu steuern. Vielleicht kennst du dieses Phänomen vom Autofahren. Du fährst von A nach B und bist dabei in deinen Gedanken versunken. Dabei denkst du über deine Vergangenheit nach und auch über Themen, die in der Zukunft liegen. Bei deiner Ankunft an Ort B stellst du fest, dass du überhaupt keine Ahnung hast, wie du überhaupt dorthin gekommen bist. Die Fahrt ist gefühlt automatisch abgelaufen, und Teile deines Unterbewusstseins haben dein Auto mit gesteuert.

Es geht also darum, Programme, die im Unterbewusstsein ablaufen, ins Bewusstsein zu holen, um die ablaufenden Glaubenssätze zu erkennen und zu beobachten, was sie mit uns machen.

Einer der Glaubenssätze, über den unsere Klienten am häufigsten berichten, ist: »Ich bin nicht genug.« Er äußert sich darin, dass wir denken, besser sein zu müssen. Dass es nicht ausreicht, so wie wir sind, um geliebt oder anerkannt zu werden. Dieser Glaubenssatz entsteht häufig in der Kindheit, wenn uns unsere Eltern oder Erziehungspersonen dieses Gefühl gegeben haben, wir würden nur geliebt, wenn wir bestimmte Dinge tun.

»Das Leben ist schwer«, »Das Leben ist unfair«, »Das Leben ist ein einziger Kampf« sind Glaubenssätze, die ebenfalls häufig zu hören sind. In der Tat führen diese Glaubenssätze am Ende dazu, dass das Leben hart und anstrengend ist, da unser Glaube stärker als unsere Realität ist.

»Ich muss stark sein.« Kommt dir diese Aussage bekannt vor? Ein Satz, der Menschen davon abhalten kann, ihre Gefühle zu leben. Sie unterdrücken bewusst, was sie spüren. Der Gedanke »Ich muss stark sein« kann dazu führen, dass Menschen ihre wahren Emotionen verbergen und unterdrücken. Statt ihre Gefühle anzuerkennen und zu akzeptieren, versuchen sie, eine Fassade falscher Stärke aufrechtzuerhalten. Dadurch bleibt ihnen häufig die Möglichkeit verwehrt, ihre Gefühle angemessen zu verarbeiten und zu verstehen. Es ist wichtig zu erkennen, dass wahre Stärke darin liegt, authentisch zu sein und seine Gefühle zu akzeptieren, anstatt sie zu verschleiern und zu unterdrücken. Nur wenn wir uns erlauben, unsere Emotionen zu leben und zu verarbeiten, können wir lernen, uns selbst besser zu verstehen und unser emotionales Wohlbefinden zu fördern. Das Unterdrücken von Emotionen kann langfristig zu innerer Unausgeglichenheit, Stress und Beziehungsproblemen führen. Es ist wichtig, Raum für unsere Gefühle zu schaffen, um innere Stärke und Resilienz entwickeln zu können.

»Liebe tut weh.« Hast du das schon mal gehört? Diese Aussage kann dazu führen, dass wir uns schützen, nicht in die Liebe begeben, keine Nähe zulassen und uns nicht fallen lassen können – aus Angst, verletzt zu werden und dann entsprechend leiden zu müssen. Das ist eine Vermeidungsstrategie.

»Ich bin nicht schön.« Ein destruktiver Gedanke, der sich in unserer Ausstrahlung und in unserem Verhalten widerspiegelt.

»Ich muss alles allein schaffen.« Warum nicht andere Menschen um Hilfe bitten und damit zugestehen, dass wir kein Superman oder keine Superwoman sind?

»Ich muss etwas leisten, um etwas wert zu sein.« Haben wir in der Kindheit nur dann die gewünschte Aufmerksamkeit bekommen, wenn wir etwas geleistet und erreicht haben, dann hat sich dieser Glaubenssatz manifestiert, was zur Folge haben kann, dass wir permanent Stress empfinden und möglicherweise krank werden.

»Bei anderen ist das möglich, aber bei mir nicht.« Grund für diesen Glaubenssatz ist mangelndes Vertrauen in uns selbst. Auch der unbewusste Gedanke, dass andere etwas Besseres verdient haben, zahlt auf diesen Glaubenssatz ein.

Der Gedanke »Ich bin nicht wichtig« ist eng mit dem Gefühl verknüpft, nicht wertvoll zu sein. Oftmals sind Menschen, die diesem Glaubenssatz folgen, überzeugt davon, dass sie nicht geliebt werden. Dabei ist es nicht unbedingt so, dass ihnen tatsächlich die Liebe ihrer Mitmenschen fehlt, sondern vielmehr das Individuum selbst, das diesen Gedanken hegt, empfindet es als Mangel an Liebe. So zu denken, kann uns bis zur Hoffnungslosigkeit führen und Depressionen auslösen.

Die Wahrnehmung, nicht wichtig zu sein, ist häufig geprägt von inneren Überzeugungen und emotionalen Mustern, was die Fähigkeit beeinflussen kann, Liebe und Wertschätzung von anderen anzunehmen. Es liegt in unserer eigenen Kraft, die positive Wahrnehmung von Selbstwert und Liebe zu kultivieren und somit ein tieferes Verständnis für uns selbst und unsere Beziehungen zu entwickeln.

Ein Glaubenssatz festigt sich in uns, wenn wir ihn immer wieder bestätigen. Destruktive Glaubenssätze hindern uns daran, unser Leben positiv zu verändern und selbstbestimmt zu führen. Gleichzeitig zwingen sie uns in eine Opferhaltung. Deshalb ist es so wichtig, nicht dienliche Glaubenssätze aufzulösen.

Es gibt unzählige Glaubenssätze. Neu entstandene und solche, die wie eine Tradition von einer Generation zur nächsten weitergegeben werden. Um dir selbst ein wenig auf die Schliche zu kommen, kannst du dir folgende fünf Fragen stellen:

1. Was glaubst du über dich?
2. Was denkst du über die Liebe?
3. Wie ist deine Einstellung zu deinem persönlichen Erfolg?
4. Welche Gedanken gehen dir jeden Tag immer wieder durch den Kopf?
5. Wie denkst du über Beziehungen?

Nehmen wir an, du antwortest auf Frage 5 mit: »Ich bin nicht beziehungsfähig.« Dann frage dich weiter, woher du diesen Gedanken hast. Woher kommt diese Meinung? Ist es deine Überzeugung oder hat dieser Satz gar nichts mit dir zu tun?

Du kannst dir auch Fragen stellen, wie:

1. Woran denkst du gleich nach dem Aufwachen?
2. Wie gestaltest du deine inneren Dialoge?
3. In welchen Verhaltensweisen ertappst du dich aus reiner Gewohnheit immer wieder?
4. Welche Gedanken hast du in einer frustrierenden oder unglücklichen Situation?
5. Welche kritischen Vorannahmen beobachtest du an dir selbst?

Es kann hilfreich sein, die Fragen sehr kritisch und ausführlich für dich selbst zu beantworten und das Ergebnis zu notieren. Dabei kann viel Struktur in dir entstehen, und du gewinnst Klarheit über dich, deine Glaubens- und Verhaltensmuster. Es ist ein sehr wertvoller Ansatz. Wann immer du haderst und destruktive Gedanken hast: Schreibe sie auf! Das ist aktive Achtsamkeit, die unbewusste Programme bewusst machen kann. Wenn du den Mut hast, kannst du auch andere Menschen befragen, wie sie dich empfinden und sehen. Menschen aus deinem direkten Umfeld, denen du vertraust, die dich gut kennen und die in Verbindung mit dir eine Art Beobachterrolle einnehmen.

Reflektiere deine Entscheidungen, und zwar jene, die du bereits getroffen und umgesetzt hast. Dabei kannst du erkennen, ob und welche Glaubenssätze dich geleitet haben.

Schließe deine Augen und rufe dir Entscheidungen ins Gedächtnis, bei denen du gegen dein Gefühl und dabei nach einem Glaubenssatz gehandelt hast, der beispielsweise lautet: »Ich würde gern kündigen, um mich selbst zu verwirklichen, jedoch ist das viel zu riskant. Ich brauche Sicherheit, um nicht auf der Straße zu landen.«

Sowohl dein Gefühl als auch deine Intuition haben nach Veränderung geschrien. Dein Glaubenssatz hat jedoch destruktiv gewirkt. Vordergründig drückt der Glaubenssatz aus, dass du kein Risiko eingehen darfst. Nächste Frage: Warum darfst du kein Risiko eingehen? Antwort: Weil du vielleicht scheitern wirst. Mit dieser Aussage kannst du dir den Glaubenssatz »Ich bin nicht gut genug« bewusst machen.

Entscheidungen aus der Vergangenheit zu reflektieren, bringt viele Erkenntnisse. Du kannst damit in jeden deiner Lebensbereiche eintauchen und Bewusstheit über dein Handeln erlangen. Möchtest du dein Gehirn in eine positive Richtung beeinflussen, dann können Affirmationen eine erste einfache Option für dich darstellen, denn sie erlauben dir, Glaubenssätze zu verinnerlichen. Am besten funktioniert dies im Theta-Frequenzbereich, da sie dabei einen Weg ins Unterbewusstsein finden.

Nimm dafür eine Sprachnachricht auf und formuliere deine negativen Glaubenssätze positiv um. Gehst du beim Einschlafen vom Theta- in den Alphabereich über, dann kannst du diese regelmäßig abspielen. Bei regelmäßiger Wiederholung findet eine aktive Verankerung in deinem Bewusstsein statt. Dann kannst du das auch tagsüber anhören und die Glaubenssätze in deinem Bewusstsein verankern. Wichtig ist die regelmäßige Durchführung, damit diese Programme zu unbewussten Gewohnheiten werden.

Scanne diesen QR-Code zum Hören gesprochener Affirmationen mit binauralen Beats im Theta-Frequenzbereich.

7.3 Was macht die Qualität unserer Beziehungen mit unseren Genen?

Zwischenmenschliche Beziehungen haben eine unterschätzte Macht über unser Gemüt, unsere Ausstrahlung und unser Inneres, also die epigenetische Disposition. Beziehungen sind ein grundlegender Bestandteil unseres menschlichen Daseins. Die Art und Weise, wie wir miteinander agieren, geht über bloße soziale Dynamik hinaus. Positive und negative Emotionen, liebevolle Verbindungen oder stressige Situationen wirken direkt auf unsere Gene ein. Unsere Gedanken und Überzeugungen formen nicht nur unsere mentale Gesundheit, sondern auch das genetische Programm, das wir möglicherweise an die nächste Generation weitergeben.

Menschliche Beziehungen sind ein faszinierendes Geflecht aus Emotionen, Interaktionen und Bindungen, die weit über die Oberfläche sozialer Dynamik hinausreichen. In den tiefen Gewässern der Epigenetik offenbart sich eine komplexe Verbindung zwischen unseren Beziehungen und der molekularen Ebene unserer genetischen Ausprägung. Dieser Zusammenhang ist nicht nur von wissenschaftlichem Interesse, sondern bringt auch weitreichende Implikationen für das Verständnis unserer Gesundheit, unseres Wohlbefindens und sogar der transgenerationalen Weitergabe.

Eine bedeutende Studie[35] untersuchte die Auswirkungen sozioökonomischer Benachteiligung in der Kindheit auf die epigenetische Programmierung und deren langfristige gesundheitliche Folgen. Die Forscher fanden heraus, dass Kinder, die in unter-

35 Max-Planck-Gesellschaft (Hg.) (2023): »Socioeconomic inequality in children's epigenetics«, online verfügbar unter https://www.mpg.de/20823736/socioeconomic-inequality-in-children-s-epigenetics, letzter Zugriff am 14.08.2024.

privilegierten Verhältnissen aufwuchsen, epigenetische Veränderungen aufwiesen, die mit einem erhöhten Risiko für gesundheitliche Probleme im Erwachsenenalter verbunden sind. Diese Veränderungen beinhalten eine schnellere biologische Alterung und ein höheres Risiko für Krankheiten wie Fettleibigkeit und Herz-Kreislauf-Erkrankungen. Die Ergebnisse verdeutlichen, wie tiefgreifend soziale Ungleichheiten in der Kindheit die Gesundheit über das gesamte Leben hinweg beeinflussen können.

Ein Schlüsselelement in diesem Gefüge ist der Einfluss von Emotionen auf die Epigenetik. Liebe, Stress, Angst oder Glück können einen unmittelbaren Einfluss auf das Epigenom haben, was wiederum die Aktivität unserer Gene beeinflusst, ohne dabei die zugrunde liegende DNA-Sequenz zu verändern. Chronischer Stress kann zu Veränderungen führen, die die Regulation von Genen im Zusammenhang mit Entzündungsprozessen und dem Immunsystem beeinflussen, was das Risiko für verschiedene Krankheiten erhöhen kann.

In destruktiven Beziehungen kann chronischer Stress zu einer anhaltenden Freisetzung von Stresshormonen wie Cortisol führen, was epigenetische Veränderungen auslösen kann, die mit dem Stressreaktionssystem verbunden sind. Das Epigenom kann beeinflusst werden, was die Ablesung der Gene in diesem System reguliert.

Destruktive Beziehungen können zu einer erhöhten **Entzündungsreaktion** im Körper führen.[36] Chronische Entzündung ist mit einer Vielzahl von Krankheiten verbunden, darunter Herz-Kreislauf-Erkrankungen und Autoimmunerkrankungen. Epigenetische Modifikationen können die Genexpression regulieren, die für die Aktivierung von Mikrogliazellen und anderen Immunzellen im Gehirn verantwortlich sind, was wiederum zu einer anhaltenden Entzündung im zentralen Nervensystem beitragen kann. Entzündungen im Verdauungstrakt können durch chronischen Stress ausgelöst werden; die Regulation der Darmbarriere und damit verbunden die Immunantwort im Verdauungssystem sind betroffen, was zu einer erhöhten Permeabilität der Darmwand führen kann und Entzündungen begünstigt. Durch Entzündungen in den Blutgefäßen und im Herzgewebe können kardiovaskuläre Erkrankungen hervorgerufen werden, welche die Entstehung von Arteriosklerose sowie andere kardiovaskuläre Probleme nach sich ziehen. Chronischer Stress in destruktiven Beziehungen kann auch zu metabolischen Entzündungen in Organen wie der Leber und im Fettgewebe führen, was die Entwicklung von Insulinresistenz begünstigen kann.

Chronischer Stress, Entzündungen und negative Lebenserfahrungen können mit einer beschleunigten **Telomerverkürzung** einhergehen. Telomere sind Schutzkap-

36 Shrout, M. R. et al. (2023): »Marital negativity's festering wounds: The emotional, immunological, and relational toll of couples' negative communication patterns«, in: *Psychoneuroendocrinology* 149, DOI: 10.1016/j.psyneuen.2022.105989.

pen an den Enden unserer Chromosomen, die mit dem Alter natürlicherweise verkürzen. Sie dienen dazu, die Integrität der DNA während der Zellteilung zu bewahren und schützen die DNA-Sequenz, damit sie bei der Zellteilung keinen Schaden nimmt. Mit jeder Zellteilung werden die Telomere jedoch ein Stückchen kürzer, bis sie schließlich so stark verkürzt sind, dass die Zelle nicht mehr fehlerfrei teilungsfähig ist oder sogar stirbt. Wird dieser Prozess durch Stress angefeuert, findet eine vorzeitige Zellalterung statt, die zu einem erhöhten Risiko für altersbedingte Krankheiten führen kann. Die Telomeraseaktivität, die unser Altern verlangsamt, indem sie die Telomere regeneriert, kann unter diesen Bedingungen beeinträchtigt sein. Menschen, die chronischem Stress ausgesetzt sind, neigen häufig zu ungesunden Verhaltensweisen wie Rauchen, übermäßigem Alkoholkonsum oder schlechter Ernährung. Dies kann ebenfalls zu einer beschleunigten Telomerverkürzung beitragen.

Die Auswirkungen destruktiver Beziehungen können nicht nur den direkt Betroffenen schaden, sondern womöglich auch auf die nachfolgenden Generationen übertragen werden. Epigenetische Veränderungen, die durch traumatische Erfahrungen in destruktiven Beziehungen ausgelöst werden, können möglicherweise an die Nachkommen weitergegeben werden, was langfristige Folgen haben und das Risiko für psychische Erkrankungen, Stressanfälligkeit und andere Gesundheitsprobleme in den nachfolgenden Generationen steigern kann. Dies konnte in Studien mit Mäusen so beobachtet werden.

Destruktive Beziehungen können auch die Neuroplastizität des Gehirns beeinträchtigen[37], was sich auf die kognitiven Funktionen auswirken kann. Synapsenbildung, neuronale Übertragung und Gedächtnisbildung können in Mitleidenschaft gezogen werden und zu langfristigen Beeinträchtigungen des Gedächtnisses, der Aufmerksamkeit, der Problemlösungsfähigkeit sowie der Lernprozesse führen. Werden durch Stress viele Stresshormone, wie Cortisol, freigesetzt, können diese neurotoxisch wirken und bestimmte Hirnregionen, insbesondere den Hippocampus, beeinträchtigen, der eine entscheidende Rolle beim Gedächtnis und bei Lernprozessen spielt. Chronischer Stress kann daher zu einer Verschlechterung des Gedächtnisses und der kognitiven Funktionen führen. In destruktiven Beziehungen kann die Amygdala überaktiviert sein, was ebenfalls zu einer Beeinträchtigung der kognitiven Funktionen führen kann. Übermäßige Angst und Stress können die Aufmerksamkeit beeinträchtigen und es schwieriger machen, sich auf komplexe kognitive Aufgaben zu konzentrieren. Menschen mit belastenden Beziehungen sind nicht selten von Depressionen betrof-

37 Marzola, P. et al. (2023): »Exploring the Role of Neuroplasticity in Development, Aging, and Neurodegeneration«, in: *Brain Sci* 13(12), DOI: 10.3390/brainsci13121610.

fen, wodurch sie unter Energiemangel, Antriebslosigkeit und beeinträchtigten kognitiven Funktionen leiden, was sich in Form von vermindertem Interesse, Schwierigkeiten bei der Konzentration und Entscheidungsfindung sowie einem verlangsamten Denkprozess manifestiert. Belastende Beziehungen können den Selbstwert und das Gefühl der Selbstwirksamkeit beeinträchtigen. Ein niedriges Selbstwertgefühl kann zu negativen Gedanken über die eigene Fähigkeit führen, Aufgaben zu bewältigen. Der Glaube an die eigene Kompetenz und an den Erfolg kann davon negativ betroffen sein. Befinden sich Menschen in destruktiven Beziehungen, dann können häufig Konflikte und Streitigkeiten auftreten. Die ständige Notwendigkeit, Konflikte bewältigen zu müssen, kann die kognitive Belastung erhöhen und dazu führen, dass die für andere kognitive Funktionen benötigten Ressourcen abgezogen werden.

Was bewirken positive soziale Bindungen?

Menschen, die sich in **positiven sozialen Beziehungen** befinden, profitieren auf ganzer Ebene von positiven Effekten für epigenetische Veränderungen. Positive zwischenmenschliche Verbindungen entfalten eine tiefgreifende Wirkung auf die Epigenetik, die den molekularen Code unserer Gene beeinflusst. Diese Einflüsse reichen von der Regulation von Stressreaktionen bis hin zur Förderung der Zellgesundheit. Positive soziale Bindungen können die Neuroplastizität fördern, was für das Gehirn bedeutet, sich an neue Informationen anzupassen und lernen zu können.

Positive soziale Beziehungen können als Puffer gegenüber chronischem Stress dienen. Ein unterstützendes soziales Umfeld trägt dazu bei, die Freisetzung von Stresshormonen, wie beispielsweise Cortisol, zu regulieren. Durch ein günstiges soziales Umfeld können epigenetische Veränderungen in den Genen induziert werden, die am Stressreaktionssystem beteiligt sind, was zu einer Reduzierung der negativen Auswirkungen von Stress auf die genetische Aktivität führen kann. Anders als bei destruktiven sozialen Bindungen ist die Telomererhaltung bei andauernden vertrauensspendenden Beziehungen verbessert. Eine stabile Telomerlänge kann durch epigenetische Mechanismen beeinflusst werden, die den Telomererhalt fördern und somit die Zellgesundheit unterstützen.

Oxytocin und Dopamin werden freigesetzt, wenn das Umfeld beflügelt. Positive soziale Interaktionen stimulieren die Neurotransmitter, die mit Glücksgefühlen und Bindung gekoppelt sind, und können epigenetische Veränderungen auslösen, die an der Regulation von Stimmung und Belohnung beteiligt sind. Oxytocin wird oft als Bindungshormon oder Liebeshormon bezeichnet, da es besonders im sozialen und emotionalen Kontext eine wichtige Rolle spielt. Die Freisetzung von Oxytocin wird durch verschiedene Situationen und Stimuli ausgelöst:

- Sozialer Kontakt und Nähe: Oxytocin wird vermehrt ausgeschüttet, wenn wir körperliche Nähe zu anderen Menschen erleben, sei es durch Umarmungen, Berührungen oder andere Formen der Zuneigung. Dieser Effekt trägt zur Stärkung sozialer Bindungen bei.
- Geburt und Stillen: Oxytocin spielt eine zentrale Rolle während der Geburt, indem es die Kontraktionen der Gebärmutter fördert. Es wird auch während des Stillens ausgeschüttet und fördert so die Bindung zwischen Mutter und Kind.
- Positive soziale Interaktionen: Positive soziale Erlebnisse, wie Unterstützung von Freunden oder Empathie, können ebenfalls die Freisetzung von Oxytocin stimulieren.

Dopamin wird häufig als das Belohnungshormon bezeichnet und ist eng mit dem Belohnungssystem im Gehirn verbunden. Die Freisetzung von Dopamin wird durch verschiedene Reize und Handlungen stimuliert:

- Belohnung und Befriedigung: Dopamin wird ausgeschüttet, wenn wir positive Erfahrungen machen oder Ziele erreichen. Dies kann durch Essen, soziale Anerkennung, sexuelle Aktivität oder andere belohnende Aktionen geschehen.
- Erwartung von Belohnung: Dopamin wird auch dann freigesetzt, wenn wir eine Belohnung erwarten. Dies spielt eine Rolle bei der Motivation und beim Lernen.
- Aufregung und Abenteuer: Dopamin wird auch in Situationen erhöht, die Aufregung und Spannung hervorrufen, wie zum Beispiel bei neuen Erfahrungen oder Herausforderungen.

8

DIE EPIGENETISCHE VERERBUNG: WIE WERDEN ERFAHRUNGEN AN DIE NÄCHSTE GENERATION WEITERGEGEBEN?

Ein Vater zweier Kinder erzählt, er habe lange Zeit geglaubt, dass seine beiden Töchter deshalb so unterschiedlich seien, weil sie einfach unterschiedliche Gene mitbekommen haben. Als er sich aufgrund eines persönlichen Traumas mit dem großen Feld der Epigenetik auseinandergesetzt hatte, durfte er erkennen, dass sein Einfluss auf seine Töchter möglicherweise größer ist, als er je angenommen hatte. Der Mann hatte ehrlicherweise zugegeben, dass er sich davor noch nie mit den epigenetischen Auswirkungen beschäftigt, ja, nicht einmal davon gehört hatte.

Eltern und Großeltern sind wichtiger, als du denkst!

Kinder zu zeugen und zur Welt zu bringen, ist die eine Seite. Kinder wollen jedoch begleitet werden. Mit allem, was dazu gehört – mental, physisch, psychisch. Danebenzustehen und zuzusehen, wie sich die eigenen Kinder entwickeln, reicht nicht aus. Es gibt ein Leben vor der Geburt, das das Verhalten der Kinder sowie deren Gesundheit beeinflusst: In der Schwangerschaft werden bereits Anfälligkeiten für Herzinfarkt,

»Durch Beobachten machen Kinder die Verhaltensweisen und Überzeugungen ihrer Eltern zu ihren eigenen.«

Schlaganfall, Diabetes, Adipositas und weitere Erkrankungen programmiert. Die Eltern liefern die Gene und die äußeren Umstände für ihre Kinder. Kinder brauchen eine geistig anregende Umgebung, damit die Gene aktiviert werden, die für die Entwicklung eines gesunden Gehirns verantwortlich sind.

Babys werden mit Instinkten geboren. Sobald sie die ersten Atemzüge außerhalb des Mutterbauches gemacht haben, sind sie in der Lage zu saugen, ihre Hand von heißen Quellen wegzubewegen und zu schwimmen. Diese Instinkte dienen dem Überleben. Sie schützen das Neugeborene, unabhängig vom Kulturkreis und von der historischen Zeitachse. Manche Instinkte werden von den Eltern regelrecht abtrainiert, wie zum Beispiel das Schwimmen. Beobachte mal, wie übervorsichtig manche Eltern mit ihren Kindern umgehen, sobald sie sich einem Wasserbecken, einem Fluss oder einem kleinen See nähern. Die Eltern lehren ihren Kindern die Angst vor dem Wasser, indem sie sie sorgenvoll wegziehen und davor schützen wollen. Von diesem Moment an lernt das Kind, dass Wasser gefährlich ist. Ein paar Jahre später gehen die Eltern mit ihren Kindern zum Schwimmkurs, damit sie das Schwimmen lernen und die Angst vor dem Wasser verlieren.

Innerhalb kurzer Zeit – im Verhältnis zur Lebenszeit – müssen Kinder sehr viel lernen: Sprechen, Laufen, Lesen, Rechnen, Schreiben, Zusammenhänge erkennen, sich sportlich zu betätigen. Sie sind gefordert, sich permanent anzupassen und die sogenannten Grundlagen zu lernen. Häufig sind sich die Eltern gar nicht bewusst darüber, dass ihre Kinder ohnehin einem permanenten Lernprozess unterliegen, da sie alles aufsaugen wie ein Schwamm. Kinder lieben es zu beobachten, zu imitieren, sich darüber zu freuen, wenn sie etwas genauso gut beherrschen wie ihre Eltern. Sie besitzen eine ungebremste Entdeckerfreude und füttern damit ohne äußeres Zutun ihr Unterbewusstsein.

Sind diese Verhaltensweisen einmal fest in unserem Unterbewusstsein verankert, steuern sie uns ein Leben lang. Zumindest so lange, bis wir herausfinden, wie eine potenzielle Umprogrammierung funktioniert. Der größte Aha-Effekt kann sein, wenn Eltern wahrnehmen, dass ihre Kinder im selben Tonfall und mit derselben Aussprache dieselben Sätze von sich geben. Und dies unabhängig vom Inhalt des Gesprochenen. Sie plappern nach, sie beobachten, sie imitieren.

Eltern tun gut daran, sich zu vergegenwärtigen, welche Konsequenzen ihr Verhalten und ihre Sprache auf ihre Kinder haben. Nicht nur das Positive bleibt hängen, sondern auch das Negative. Das ist der Moment, in dem dann Glaubenssätze ihre Spuren hinterlassen:

»Das kannst du doch nicht«, »Jungs weinen nicht«, »Du bist zu schwach dafür« – derartige Sätze sind absolut kontraproduktiv. Die Botschaften, die Eltern ihren Kindern mit diesen Sätzen mitgeben, können sie ihr ganzes Leben begleiten. Sie können zur Wahrheit ihrer Kinder werden und damit deren Verhalten prägen.

Im Erwachsenenalter ist das Unterbewusstsein des Kindes voll mit Informationen, angelerntem Können und Glaubenssätzen. In etwa wie eine Festplatte, auf der unsere gesamte Lebenserfahrung abgespeichert ist. Jeder von außen kommende Reiz löst automatisch jene Reaktion aus, die der Erwachsene als Kind in der jeweiligen Situation erlernt hat. Es überrascht dann auch nicht, wenn man hört, dass man ganz nach der Mutter oder nach dem Vater kommt. Sie waren es ja, die das Unterbewusstsein des Kindes geformt haben.

Was wir in unserer Kindheit erlernt haben, entspricht oft nicht dem Weg zur Verwirklichung unserer persönlichen Ziele. Die Konditionierung, die wir erfahren haben, zu prüfen und zu überdenken und ein Stück weit abzustreifen, kann für das persönliche Wachstum sehr dienlich sein. Limitierende Denkweisen und Selbstbeschränkung beeinflussen nicht nur unser Verhalten, sondern können auch eine destruktive Wirkung auf unsere Gesundheit haben. Wie bereits weiter vorn besprochen, hat unser Denken und Fühlen einen direkten Zusammenhang mit unserer Lebensweise und unseren chemischen und biologischen körpereigenen Prozessen.

Wie schön wäre es, von Anfang an ein förderliches und authentisches Umfeld zu erleben, um das individuelle Potenzial voll ausschöpfen zu können. Grundvoraussetzung dafür ist, dass sich Eltern mit ihrer eigenen Persönlichkeitsentwicklung auseinandersetzen und ihre Traumata bearbeiten, um ihren Kindern ein authentisches Vorbild sein zu können.

Wie bereits erwähnt, findet schon viel Prägung im Mutterleib statt. Kinder sind auf die Emotionen und Umstände der Mutter eingeschwungen. Die Lebensumstände der werdenden Eltern sind dabei nicht zu vernachlässigen. Folgende Fragen sind dabei zu berücksichtigen:

- Sind die Eltern bereit für ein Kind?
- Können sich die Eltern ausreichend um ihr Kind kümmern?
- Passt die Wohnsituation zur Familienplanung?
- Wie steht es um die Gesundheit der Eltern?
- Sind die Eltern suchtabhängig?
- Lebt die Familie in einem Kriegsgebiet?
- Wie sehr sind die Eltern durch ihre Arbeit beeinflusst und beeinträchtigt?
- Ist die Beziehung der Eltern stabil oder zeichnet sich ab, dass eine Trennung ansteht?
- Welche Werte haben die Eltern?
- Streiten die Eltern häufig oder leben sie in Harmonie und Liebe zusammen?

*»Bewusste Eltern
prägen bewusste Kinder
und Enkelkinder.«*

Eltern haben eine überaus wichtige und vor allem verantwortungsvolle Funktion bei der Erziehung und Entwicklung ihrer Kinder. Attribute wie gesund, lebensfroh, intelligent, produktiv, motiviert spielen eine übergeordnete Rolle. Eben deshalb, da der Fokus nicht nur auf der genetischen Disposition liegt. In der klassischen Medizin lag das Augenmerk zu lange auf Ernährung, Vitaminen und Bewegung der Mutter in der Schwangerschaft. Kaum jemand hinterfragt den Cortisolspiegel der Mutter, die chronischen Krankheiten, ihre psychische Verfassung oder die des Vaters.

Steht die werdende Mutter unter Stress, dann ist ihre Hypothalamus-Hypophysen-Nebennierenrinden-Achse (HHN-Achse) aktiviert, und sie ist in der Lage, jederzeit in den Kampf- oder Fluchtmodus zu gehen, da Stresshormone im Körper grundsätzlich zu einer Schutzreaktion führen. Beim Fötus kann der Stress der Mutter den Blutfluss verändern und die Entwicklung des Gehirns beeinflussen. Beispielsweise kann weniger Blut zu den Eingeweiden fließen, während die Aktivität des Vorderhirns reduziert wird. Dies zeigt, dass mütterlicher Stress Auswirkungen auf das ungeborene Kind haben kann.

Konsumiert die Mutter in der Schwangerschaft Alkohol, Zigaretten sowie weitere Drogen, kann dies Studien[38] zufolge zu einer verminderten Intelligenz beim Kind führen.

Die Eltern haben also viel mehr in der Hand, als sie denken, wenn es um die Entwicklung ihres Kindes geht – von innen und von außen gleichermaßen.

Wollen wir eine bewusste und friedliche Welt erschaffen, spielen Eltern die Schlüsselrolle. Sie haben die Verantwortung, den Kindern authentische, respektvolle und liebenswerte Vorbilder zu sein. Die Missstände, die wir auf der Welt erleben, haben viel mit individuellen, transgenerationalen und kollektiven Traumata zu tun.

Es soll an dieser Stelle erwähnt sein, dass jede Generation ihren Beitrag leistet für die nächste Generation. Selbst wenn genetisch alles festgeschrieben und die Erziehung längst abgeschlossen ist, so besteht doch immer noch die Chance, selbst an den Stellschrauben zu drehen und Beziehungen neu zu leben. Es ist nie zu spät, die eigene Situation zu überdenken und eine Änderung herbeizuführen. Destruktive Programmierungen müssen nicht ein Leben lang bestehen bleiben, denn der individuelle Lebensstil kann angepasst werden.

Epigenetisch betrachtet endet die Entwicklung eines Menschen niemals. Selbst dann nicht, wenn er stirbt, denn er gibt ja Erworbenes an die nächste Generation weiter. Mausstudien lassen vermuten, dass unsere eigene biologische Prägung bereits bei

38 Khemiri, L. et al. (2023): »Parental substance use disorder and risk of intellectual disability in offspring in Sweden: a national register study«, in: *eClinicalMedicine* 63, DOI: 10.1016/j.eclinm.2023.102170.

unseren Urgroßeltern und Großeltern begonnen hat und sich über unsere Enkel hinaus auswirken wird.

8.1 Die Nutri-Epigenetik als weiterer Faktor der Epigenetik

Lambert Lumey forschte zu den Spätfolgen des Holländischen Hungerwinters.[39] Er fand heraus, dass Kinder von Müttern, die während der Hungersnot mit ihnen schwanger waren, ein auffallend geringes Geburtsgewicht hatten. Diese Kinder bekamen als Erwachsene sehr häufig und auch früh Alterskrankheiten, blieben verhältnismäßig klein und hatten eine geringe Lebenserwartung. Sie hatten ein erhöhtes Risiko für Herz-Kreislauf-Erkrankungen, Allergien, Asthma, Krebs und Diabetes und waren anfälliger für Depressionen, Schizophrenie und Drogenabhängigkeiten. Die Kinder, die sie zur Welt brachten, waren ebenfalls sehr klein, obwohl sie bereits im Überfluss lebten. Eine transgenerationale Vererbung ist hier anzunehmen.

Mausstudien vermuten, dass insbesondere in den Monaten vor der Zeugung die Ernährung von Mutter und Vater relevant ist. Eine ernährungsbedingt erworbene Fettleibigkeit oder Insulinresistenz kann durch die männliche Maus vererbt werden.[40]

Ein weiteres Problem ist die Aufnahme von Umweltgiften wie Glyphosat, Mikroplastik und Schwermetallen. Im April 2019 wurden Ergebnisse einer Studie an Mäusen veröffentlicht. Den Mäusen wurde das Herbizid Glyphosat verabreicht, eine Substanz, die wir zu uns nehmen, wenn wir Früchte oder Gemüse essen. Die Generation der Mäuse, die das Herbizid verabreicht bekam, sowie die nachfolgende Generation zeigten keine spezifischen Auswirkungen, jedoch konnten bei der dritten und vierten Generation nachweisbare Folgen wie Prostataerkrankungen, Fettleibigkeit, Nierenerkrankungen, Eierstockerkrankungen sowie Geburtsstörungen festgestellt werden. Nehmen wir an, dass diese Mausstudie[41] auf den Menschen übertragbar ist, was wir vermuten, dann sollten wir darauf achten, unseren Körper regelmäßig von den Umweltgiften zu befreien, denn sie sind die Ursache vieler chronischer Krankheiten. Die Gifte verhindern, dass unsere Zellen optimal arbeiten können.

---

39 Medizinische Universität Wien (Hg.) (2013): »Geboren in Hungersnot: Massiv erhöhtes Diabetes-Risiko im Alter«, online verfügbar unter https://www.meduniwien.ac.at/web/ueber-uns/news/detail/geboren-in-hungersnot-massiv-erhoehtes-diabetes-risiko-im-alter/, letzter Zugriff am 14.08.2024.

40 Huypens, P. et al. (2016): »Epigenetic germline inheritance of diet-induced obesity and insulin resistance«, in: *Nat Genet* 48(5), S. 497–499, DOI: 10.1038/ng.3527.

41 Kubsad, D. et al. (2019): »Assessment of Glyphosate Induced Epigenetic Transgenerational Inheritance of Pathologies and Sperm Epimutations: Generational Toxicology«, in: *Sci Rep* 9(1), S. 6372, DOI: 10.1038/s41598-019-42860-0.

8.2 Die Sozio-Epigenetik als weiterer Faktor der Epigenetik

Wenn Traumata vererbt werden – wie Mausstudien bisher verdeutlichen – und Studien an Menschen mögliche Hinweise darauf liefern, dass die Prägungen unserer Vorfahren in einem sozialen Umfeld stattfanden, das sie stark geprägt hat, dann ist es möglich, dass diese Einflüsse über Generationen hinweg fortbestehen und sich auf die nächsten Generationen auswirken können. Es scheint, als ob sich die Auswirkungen vergangener Erfahrungen durch die familiäre Linie hindurch fortsetzen und somit das Verhalten und die Gesundheit zukünftiger Generationen beeinflussen könnten. Dies ist der Fall, wenn zum Beispiel der Großvater intensiven emotionalen Stress im Krieg durchstehen musste und die Enkelkindergeneration mit Emotionen oder Ängsten konfrontiert ist, die nicht aus ihrer eigenen Biografie herrühren.

In São Gonçalo, einer Großstadt in Brasilien, in der viele Gewalttaten passieren, wurden 121 Großmütter mütterlicherseits befragt, ob sie während der Schwangerschaft Gewalt erfuhren. 22 Prozent erfuhren hochgradige Gewalt und damit intensiven physischen Stress. 65 weibliche und 56 männliche Enkelkinder wurden untersucht. Die Epigenome der Enkelkinder zeigten 27 nachweisbare epigenetische Veränderungen, unter anderem im Zusammenhang mit dem Gen CFTR, das eine große Rolle bei der Regulation des Herz-Kreislauf-Systems spielt.[42]

Sind Eltern oder Großeltern in einem toxischen sozialen Umfeld aufgewachsen, dann kann dies noch ein Herz-Kreislauf-Krankheitsbild bei den Enkelkindern nach sich ziehen.

Epigenetische Veränderungen sind über folgende drei Säulen möglich:

1. Histonmodifikation
2. DNA-Methylierung
3. microRNA

In einer Studie[43] wurde das Sperma von gestressten männlichen Mäusen untersucht. Das Ergebnis hat gezeigt, dass der Stress über Muster der microRNA an die Nachkommen weitergegeben wurde. Es wird vermutet, dass sowohl das Spermium als auch das Ei bereits Umweltinformationen enthält, noch bevor sie miteinander verschmelzen. Diese Informationen werden durch die microRNAs übertragen, die in den Keimzellen vorhanden sind und somit die Entwicklung des Kindes beeinflussen. Während sich

42 Serpeloni et al. (2017).

43 Dickson et al. (2018).

das neue Leben entwickelt, beginnen die microRNA-Moleküle der Eltern ihre Funktion auszuüben. Forschungsergebnisse aus Philadelphia deuten darauf hin, dass sie auch Botschaften übermitteln können, die die kommenden Generationen bis ins hohe Alter beeinflussen und prägen könnten. Die genaue Rolle und der Umfang dieser Informationen sowie ihre Auswirkungen auf die Entwicklung und Gesundheit der Nachkommen sind jedoch noch Gegenstand intensiver Forschung und Diskussion.

Durch positive Veränderungen im Lebensstil und der Umwelt können bereits erfolgte Regulationsmechanismen der Epigenetik teilweise rückgängig gemacht werden. Diese positive Entwicklung kann möglicherweise an nachfolgende Generationen weitergegeben werden. Während dieser Effekt bisher ausschließlich bei Mäusen beobachtet wurde und beim Menschen keine klaren Beweise, jedoch deutliche Hinweise vorliegen, zeigt er dennoch das Potenzial für positive Veränderungen über generationsübergreifende epigenetische Aspekte.

9

DIE MÖGLICHKEIT DER EPIGENETIK NUTZEN: WIE KÖNNEN WIR UNSER LEBEN DURCH GEZIELTE VERÄNDERUNGEN DER EPIGENOME VERBESSERN?

Dein genetischer Code bleibt dein Leben lang gleich. Anders ist es beim Epigenom. Es ist nicht statisch, sondern höchst dynamisch. Woher rührt diese Dynamik? Sie ist eine Reaktion auf die verschiedenen Faktoren wie Umwelt und Lebensstil.

Das Epigenom ist komplex. Es beschreibt die Veränderungen an deiner DNA und ist entscheidend an der Gesundheit deines Gehirns und an deinen kognitiven Fähigkeiten beteiligt.

Insbesondere im Stadium der Entwicklung nimmt das Epigenom eine herausragende Stellung ein, da es embryonale Zellen in Zelltypen differenziert, die Gewebe, Organe und das Gehirn bilden. In der Folge werden durch diese Veränderungen jene Zelltypen aktiviert oder stillgelegt, was wiederum diese Vielfalt innerhalb der Zellgruppen hervorruft.

Dem Epigenom wird eine zentrale Rolle zuteil. Es hält die Stabilität und Funktion des Gewebes aufrecht, trägt dazu bei, dass jeder Zelltyp die entsprechenden Gene exprimiert, und stellt dadurch sicher, dass unser Körper bestens funktionieren kann. Aufgrund dessen, dass das Epigenom von außen beeinflussbar ist, sind Fehler nicht ausgeschlossen. Diese können zu Krebs führen sowie zu neurologischen und altersbedingten Erkrankungen.

Während unserer gesamten Lebenszeit beeinflusst das Epigenom die Gesundheit des Gehirns. Es hat somit die Hoheit über sämtliche kognitive Fähigkeiten sowie neurologische Beeinträchtigungen. Bauen die kognitiven Fähigkeiten aufgrund des fortschreitenden Alters ab, stellt dies für die Betroffenen ein nicht zu verachtendes Problem dar.

Die Umgebung, in der wir leben, und unser Lebensstil prägen in hohem Ausmaß unser Epigenom und somit automatisch auch unsere Gehirngesundheit und unsere kognitiven Fähigkeiten. Konkret sind damit folgende Faktoren gemeint, die einen direkten Effekt haben: Schadstoffe, Stress, Ernährung, Bewegung, Schlaf, soziales Umfeld. In Abhängigkeit von der Qualität und der Ausprägung können diese Faktoren zu dauerhaften Veränderungen der Genexpression im Gehirn führen und sich auf die Kognition auswirken – positiv wie negativ. Bewegung ist zu jeder Zeit eine absolut wichtige Einheit im Alltag. Egal, wie alt wir sind. Sie kann gar nicht anders als positiv wirken, denn sie ruft Veränderungen in den DNA-Methylierungsmustern hervor, die die Kognition verbessern. Einfache Stellschrauben, wie Schlaf und Ernährung, leisten ebenfalls einen optimalen Beitrag.

Immer wieder darfst du dir vergegenwärtigen, dass sich die rund 22 500 Gene, die du in deinem Körper trägst, kaum verändern in deinem Lebenszyklus, ihre Umgebung jedoch schon. Epigenetik ist Eigenverantwortung und die Qualität deines Epigenoms damit auch. Du kannst auf viele Prozesse in deinem Körper bedeutenden Einfluss nehmen – mehr, als du vermutlich denkst. Es ist von großer Bedeutung, Gesundheitsprävention als Konzept der Früherkennung, Risikominderung und Förderung des gesunden Lebensstils zu sehen, um langfristig und proaktiv die Gesundheit zu erhalten und das Wohlbefinden zu fördern.

Prävention ist die oberste Prämisse!

Einige Bereiche in deinem täglichen Leben liegen in deinen Händen. Und genau dort gilt es, anzusetzen – peu à peu die einzelnen Felder zu durchleuchten und diese entsprechend anzupassen. Wie das genau funktioniert und an welchen Stellschrauben du jeden Tag drehen kannst, um dein Epigenom in den bestmöglichen Zustand zu bringen, zeigen wir im nächsten Kapitel detailliert auf. Dort gehen wir auf sämtliche relevanten Bereiche ein. Denn die Kraft zur Regeneration liegt in dir. Du bist dein eigener

»Vieles, was auf den Genen und um die Gene herum geschieht, kann durch unseren Lebensstil beeinflusst werden.«

Schöpfer. Täglich kannst du die Entscheidungen treffen, die dich mehr zu der Person machen, die du sein möchtest. In welche Richtung das geht, das bestimmst du allein – sonst niemand.

Mit der Epigenetik bricht ein neues Zeitalter an. Sie bietet so viele Möglichkeiten und Optionen, so viele Erkenntnisse und wissenschaftliche Beweise. Gerade beginnt das Jahrhundert der Epigenetik.

Was antwortest du auf die Frage: Bist du gesund?

Vermutlich antwortest du: Ja, ich bin gesund, zumindest fühle ich mich nicht krank.

Du empfindest diesen Zustand der Gesundheit. Was jedoch in deinen Zellen abgeht, kannst du nicht wissen. Früher galt die These: Gesundheit ist die Abwesenheit von Krankheit. Es gibt jedoch eine neue Definition der WHO dafür, die wie folgt lautet:

Gesundheit ist ein Zustand von umfassendem körperlichem, mentalem und sozialem Wohlbefinden und nicht nur das Fehlen von Krankheit oder Gebrechen.[44]

Die Welt, in der wir leben, ist schnell und einer stetigen Veränderung unterworfen. Was heute gilt, kann morgen schon wieder überholt sein. Schneller, weiter, höher. Nur, wohin führt uns das als Individuum?

Entscheidend ist doch, dass wir uns körperlich und mental so aufstellen, dass uns die Einflüsse von außen nichts anhaben können. Das sollte das erklärte Ziel eines jeden von uns sein: Resilienz. Nicht nur im Kopf, sondern auch im Körper. Gesunde Organe, gesundes Gewebe, gesunder Geist. Dieses Triumvirat lässt uns bestehen gegen jeden äußeren und inneren Sturm, der aufziehen mag. Und diese Resilienz gilt es, an die nächsten Generationen weiterzugeben, damit auch sie mit den Widrigkeiten besser umgehen können.

Vermutlich haben wir alle eine Disposition für bestimmte Krankheiten geerbt. Jedoch sind wir selbst dafür verantwortlich, welche Macht wir unseren Genen geben. Denn, wie du weißt, hast du einen Einfluss auf die Ableseprozesse deiner Gene.

Es gibt eine Studie zu einem Zwillingspaar, bei dem einer der beiden an Diabetes erkrankt ist und der andere Zwilling nicht. Bei der Analyse der Gene wurde klar, dass diese absolut identisch sind; dennoch können unterschiedliche körperliche Probleme auftreten. Wie ist das möglich?[45]

Bei der Untersuchung des Epigenoms stellten die Forscher gravierende Unterschiede fest. Insbesondere identifizierten sie genetisch identische Zwillinge mit Unterschieden in der Genregulation. Was bedeutet das? Es zeigt, dass Krankheiten nicht

44 WHO (Hg.) (1946): »Constitution of the World Health Organization«, online verfügbar unter https://www.who.int/about/governance/constitution, letzter Zugriff am 15.08.2024.

45 Paul et al. (2016).

zwangsläufig durch mutierte oder veränderte Gene entstehen müssen. Stattdessen genügt es, wenn bestimmte Gene durch Veränderung des Epigenoms anders exprimiert oder fehlerhaft aktiviert beziehungsweise deaktiviert werden. Dies erhöhte in diesem Beispiel die Wahrscheinlichkeit der Entwicklung von Diabetes.

Im obigen Beispiel mit den Zwillingen lag der Ausbruch an dem jeweiligen Lebensstil des erkrankten Zwillings, was bedeutet, dass sich das Profil, wie die Gene abgelesen werden, verändert hat. Man hat herausgefunden, dass sich genetisch identische Zwillinge bereits nach einem Jahr gravierend unterscheiden, was das Ablesen ihrer Gene betrifft. Vergegenwärtige dir, dass die beiden weiterhin dieselben Gene besitzen. Daran hat sich nichts geändert. Dieser Unterschied nimmt bei den Zwillingen von Jahr zu Jahr zu.

Die Wissenschaft der Epigenetik erklärt also folgende Fragen:

- Wie werden wir zu dem, wer wir sind?
- Was prägt uns eigentlich?
- Was können wir tun, um Gene an- und auszuschalten?
- Was wirkt gesund?
- Wie funktionieren epigenetische Mechanismen?
- Was können wir tun, damit diese Mechanismen gut funktionieren?
- Welche Themenbereiche sind für dich von besonderer Bedeutung?
- Worauf darfst du achten, damit es dir gut geht?
- Wo darfst du schludern?
- Warum altern Menschen unterschiedlich?

Wissenschaftler schätzen, dass 75 Prozent unserer Lebenserwartung nicht durch unsere Gene bestimmt sind. Findest du nicht auch, dass das ein sehr großer Teil ist, den du in der Hand hast und selbst regulieren kannst?

Natürlich sind Genetik und Epigenetik miteinander verbunden. Keiner der beiden Bereiche darf isoliert betrachtet werden. Das wäre fahrlässig.

Es geht also um die Gestaltung unserer Umwelt und der Einflüsse auf unsere Genaktivität. Hier die wichtigsten Fragen, die du dir stellen kannst, wenn es um die Wirkung auf dein Epigenom geht:

- Wie lebst du?
- Bist du entspannt und im Vertrauen?
- Bist du gestresst und ängstlich?
- Wie baust du Stress ab?

»Schädliche Veränderungen in deinem Epigenom können reversibel sein.«

- Hast du förderliche oder destruktive Gedanken?
- Wie sehen deine Glaubenssätze aus?
- Welche Qualität hat dein Schlaf?
- Wie ernährst du dich?
- Wie geht dein Körper mit entzündlichen Reizen um?
- Welche Nahrung kann dein Körper optimal verwenden?
- Welchen Einfluss hat Bewegung auf deine Gene?
- In welchem sozialen Umfeld lebst du?
- Wie reinigst du deinen Körper von Umweltgiften?
- Was benötigt dein Körper, um Gene zu regulieren?

Wie bereits oben erwähnt, kann keiner der beiden Bereiche – Genetik und Epigenetik – isoliert betrachtet oder gar ausgeblendet werden. Du bist ein Produkt aus deinen Genen und der Interaktion deiner Gene mit der Umwelt und deinem Lebensstil. Genauso kannst du die Muster aus der Genetik und möglicherweise auch der Epigenetik deiner Vorfahren erben. Äußere und innere Einflüsse spielen dabei eine Rolle, demnach Umwelt, Gedanken und Gefühle. Das Schöne ist, dass wir Einfluss auf möglicherweise vererbte epigenetische Muster und Veränderungen in unseren Epigenomen haben.

Studien zufolge verändern Psychotherapien auf positive Art, wie bestimmte Gene abgelesen werden, was ausdrückt, dass bald der Erfolg einer Psychotherapie biologisch messbar sein wird.[46]

Wir besitzen unzählige Möglichkeiten, unseren Zellen die Grundlage zu bieten, sich zu verändern und gesünder sowie resilienter zu werden und vor allem dann auch die Gesundheit aufrechtzuerhalten.

Deine Wirkfaktoren auf dein Epigenom werden im nächsten Kapitel ausführlich erläutert. Sei gespannt!

46 Luerweg, F. (2020): »Epigenetik. Psychotherapie für die Gene?«, online verfügbar unter https://www.spektrum.de/news/epigenetik-psychotherapie-fuer-die-gene/1737168, letzter Zugriff am 11.01.2024.

10

PRAKTISCHE ANWENDUNGEN DER GENREGULIERUNG: VON DER ERNÄHRUNGSUMSTELLUNG BIS ZUR MEDITATION – TIPPS FÜR DEN ALLTAG

Die Genregulation steuert die Aktivität eines Gens, indem sie festlegt, ob und wie oft ein Gen exprimiert wird, also abgelesen wird und eine mRNA hergestellt wird. Alle Lebewesen müssen Genregulierung betreiben, damit ihre Zellen genau die richtige Menge an erforderlichen Proteinen bilden. Organismen sind so in der Lage, auf Umweltveränderungen zu reagieren. Sie sind dadurch anpassungsfähiger. Und genau diese Anpassungsfähigkeit benötigt auch dein Körper, wenn es darum geht, schnell auf die verschiedenen Bedingungen aus deiner Umwelt zu reagieren.

Dieses Kapitel widmet sich den unterschiedlichen Einflussfaktoren auf dein Epigenom. Was unterstützt deine Genregulation? Was ist eher kontraproduktiv und darf vermieden werden? Diesen Fragen gehen wir hier nach. Wir sprechen über sehr einfache Ansätze und Anpassungen, die du ohne großen Aufwand in deinen Alltag integrieren kannst und die eine bedeutsame Wirkung hervorrufen.

10.1 Nutri-Epigenetik: Wie Nahrung unsere Gene reguliert

In Kapitel 5 haben wir ausführlich die Möglichkeiten der Nutri-Epigenetik dargelegt und aufgezeigt, wie wichtig sie für unseren Körper und Geist ist. Die praktischen Anwendungen der Nutri-Epigenetik findest du dort.

10.2 Das Sonnenhormon Vitamin D

Vitamin D ist in aller Munde und wird in den Medien häufig als unverzichtbare Wunderwaffe angepriesen. Insbesondere in den letzten zehn Jahren hat Vitamin D viel Aufmerksamkeit bekommen. Studien zeigen, dass ungefähr 60 Prozent der Bevölkerung eine Unterversorgung mit Vitamin D aufweisen.[47] Dein Körper ist in der Lage, Vitamin D selbst herzustellen – zumindest dann, wenn die Voraussetzungen dafür geschaffen sind. Vitamin D ist daher kein klassisches Vitamin, sondern eher ein Hormon. Aufgrund der Tatsache, dass Vitamin D eine so große Rolle zugesprochen wird, wurde die empfohlene tägliche Aufnahme um mehr als das Doppelte erhöht, nämlich von 25 nmol/l auf 50–150 nmol/l.[48] Durch intensive Forschung weiß man, dass Vitamin D weitaus mehr physiologische Aufgaben im Körper besitzt, als angenommen wurde. Es wird an vielen Stellen im Körper benötigt, um die Funktionen aufrechtzuerhalten. Fast alle Körperzellen verfügen über einen Vitamin-D-Rezeptor und können daher Vitamin D sehr gut aufnehmen.

Früher dachte man, dass Vitamin D lediglich eine Rolle in unserem Knochenstoffwechsel spielt. Jetzt wissen wir, dass Vitamin D mehr als 1 000–2 000 Gene im Zellkern beeinflusst, was zeigt, dass es auch Einfluss auf unser Immunsystem nehmen kann. Das soll aber keinesfalls bedeuten, dass mehr Vitamin D auch immer gut ist. Bei der Dosierung ist in jedem Fall Vorsicht geboten. Fundiertes Wissen über die Vitamin-D-Kreisläufe im Körper sind absolut erforderlich, um eine unterstützende, aber nicht schädliche Menge zuzuführen.

Vitamin D hat eine direkte Wirkung auf:

47 Rabenberg, M. et al. (2015): »Vitamin D status among adults in Germany – results from the German Health Interview and Examination Survey for Adults (DEGS1)«, in: *BMC public health* 15, S. 641, DOI: 10.1186/s12889-015-2016-7.

48 International Osteoporosis Foundation (Hg.) (2024): »Vitamin D Recommendations«, online verfügbar unter https://www.osteoporosis.foundation/vitamin-d-recommendations, letzter Zugriff am 15.08.2024.

- den Knochenstoffwechsel
- das Herz-Kreislauf-System
- den Metabolismus der Muskulatur
- das Atemwegssystem
- den Zellstoffwechsel
- das Immunsystem
- den Gehirnstoffwechsel

Viele Menschen in Deutschland leiden unter einem Mangel an Vitamin D, sind sich dessen jedoch nicht bewusst. Sicherlich haben viele Menschen schon häufig gehört, dass Vitamin D für ihren Körper wichtig ist und dass die Sonne etwas mit Vitamin D zu tun hat – und es unter Umständen supplementiert werden sollte.

Landläufige Empfehlungen besagen, dass es ausreicht, sich der Sonne auszusetzen, um den Vitamin-D-Tank wieder aufzufüllen. Ist das wirklich so? Grundsätzlich ist es sehr gut und wichtig, viel Sonnenlicht aufzunehmen, da es insgesamt eine positive Wirkung hat. Die UV-B-Strahlen des Sonnenlichts bilden in kurzer Zeit verhältnismäßig viel Vitamin D, das dein Körper speichert und bei Bedarf abruft. Es ist jedoch sehr wichtig, dass das Sonnenlicht so aufgenommen wird, dass es keine Schäden verursacht. Dauer, Hauttyp, Uhrzeit, geografische Lage, Bewölkung, Grad der Luftverschmutzung, Ozonschicht, Ernährung, Einnahme von Medikamenten und die genetische Ausstattung spielen eine wichtige Rolle, da diese Parameter unter Umständen die Produktion von Vitamin D beeinflussen können. Vitamin D bildet sich nur auf nackter Haut. In Deutschland ist es von März bis Oktober zwischen 11 und 15 Uhr möglich, mit ungefähr 50 Sonnenbädern den Vitamin-D-Spiegel auf natürliche Weise aufzubauen. Dies ist eine persönliche Erfahrung.

In den Wintermonaten wird es hingegen kritisch. Deine Haut ist bedeckt, die Sonneneinstrahlung ist gering. In den ersten Minuten der Sonnenexposition sollte deine Haut ungeschützt sein, also ohne Sonnencreme, da bereits ein Lichtschutzfaktor von 15 die Vitamin-D-Synthese zu 99 Prozent verhindert. Selbstverständlich solltest du dich nicht dem Risiko von Sonnenbrand, Hautalterung oder Krebs aussetzen. Deshalb ist es wichtig, die für dich empfohlenen Zeitspannen zu berücksichtigen, wenn du ein Sonnenbad nimmst. Der Fitzpatrick-Hauttyp-Test ist ein gängiges System zur Klassifizierung von Hauttypen basierend auf der Reaktion der Haut auf UV-Strahlung. Dieser Test wurde von dem Dermatologen Thomas B. Fitzpatrick entwickelt und klassifiziert die Haut in sechs verschiedene Typen, basierend auf verschiedenen Merkmalen wie Sonnenempfindlichkeit, Bräunungsfähigkeit und dem Risiko von Sonnenschäden. Informiere dich, welcher Hauttyp du bist, und exponiere jede Körperseite gemäß deinem Hauttyp:[49]

49 Institut für Qualität und Wirtschaftlichkeit im Gesundheitswesen (Hg.) (2022): »Wie viel Sonne ist zu viel?«, online verfügbar unter https://www.gesundheitsinformation.de/wie-viel-sonne-ist-zu-viel.html, letzter Zugriff am 19.10.2023.

Hauttyp 1:	10 Minuten	Hauttyp 4:	50 Minuten
Hauttyp 2:	20 Minuten	Hauttyp 5:	über 60 Minuten
Hauttyp 3:	30 Minuten	Hauttyp 6:	über 60 Minuten

Hältst du dich an diese Zeiten, hast du einen achtsamen Umgang mit deiner Haut. Umso wichtiger ist demnach die Exposition in der Mittagssonne, die nur dann schädlich ist, wenn du dich länger in der Sonne aufhältst. Eine Faustregel wollen wir dir an die Hand geben: Erst wenn der Sonnenstand deinen eigenen Schatten kürzer werden lässt als deine Körpergröße, genügt die Intensität, damit überhaupt Vitamin D über die Haut gebildet werden kann.

In relativ kurzer Zeit kann dein Körper über die UV-B-Strahlen des Sonnenlichts viel Vitamin D erzeugen, das dein Körper abspeichert und nach Bedarf mobilisieren kann.

Jene Sonnenzeiten, die über die Empfehlungen hinausgehen, erfordern selbstverständlich das Auftragen einer Sonnencreme. Und zwar sollten Sonnencremes verwendet werden, die für die Haut unschädlich sind. Das ist gar nicht so leicht, denn viele Cremes enthalten Substanzen, die ungesund sind. Außerdem sollte die Sonnencreme nicht nur UV-B-Strahlen filtern, sondern auch UV-A-Strahlen blockieren, um einen optimalen Schutz zu gewährleisten. UV-Strahlung lässt freie Radikale in der Haut entstehen, weshalb eine gute Versorgung mit Antioxidantien nötig ist, um diese Radikale abzubauen. Ein kritisches Hinterfragen der in der Sonnencreme enthaltenen Inhaltsstoffe ist förderlich, denn was du auf deine Haut aufträgst, kann in deinen Blutkreislauf gelangen.

Wähle deine Sonnencreme mit Bedacht aus. Studien haben gezeigt, dass Sonnencremes, die lediglich einen UV-B-Lichtschutzfaktor beinhalten, das Risiko für Hautkrebs erhöhen, da sie die schädlichen UV-A-Strahlen nicht filtern. Außerdem erhöht sich das Risiko für ein malignes Melanom, da der hautschützende Effekt von Vitamin D ausgeschaltet und somit kein Vitamin D gebildet wird.

Viele synthetische Lichtschutzfaktoren können ebenfalls ein Risiko für die Gesundheit darstellen und Schäden in unserem Nerven- und Hormonsystem verursachen. Ein giftiger UV-B-Filter ist Octinoxat (OMC). Er gelangt sofort in unseren Blutkreislauf, sobald wir ihn auf die Haut auftragen. Bis zu 90 Prozent der Sonnenschutzmittel enthalten Octinoxat, was in vielerlei Hinsicht dem Körper schaden kann – bis hin zur Beeinträchtigung der Fruchtbarkeit bei Männern.[50]

---

50 Lorigo, M. et al. (2019): »UV-B Filter Octylmethoxycinnamate Induces Vasorelaxation by Ca^{2+}Channel Inhibition and Guanylyl Cyclase Activation in Human Umbilical Arteries«, in: *International Journal of Molecular Sciences* 20(6), S. 1376, DOI: 10.3390/ijms20061376.

Sonnencremes mit einem mineralischen Lichtschutzfaktor wie Zinkoxid sind die gesunde Alternative. Zinkoxid ist ein Lichtschutzfaktor, der beide Arten von Sonnenlicht filtert und so deine Haut schützt. Durch Sonnenlicht und UV-Licht entstehen in der Haut freie Radikale. Wenn aufgrund von Zinkoxid oder anderen Sonnencremes kein Vitamin D gebildet wird, um die Haut vor diesen Radikalen zu schützen, können diese Schaden anrichten. Daher macht es Sinn, mit Antioxidantien und Nahrungsergänzungsmitteln entgegenzuwirken. Informiere dich ausreichend und verwende jeglichen UV-Filter mit Bedacht.

Vitamin D trägt dazu bei, die Genexpression in den Zellen zu modulieren und die Funktion verschiedener Gene zu kontrollieren. Eine ausreichende Versorgung mit Vitamin D ist daher von großer Bedeutung für die Regulation der Genaktivität und kann dazu beitragen, die Gesundheit und das Wohlbefinden auf zellulärer Ebene zu unterstützen. Ein Mangel an Vitamin D kann zu einer gestörten Genexpression führen und das Risiko für verschiedene Gesundheitsprobleme erhöhen, wie beispielsweise Immunstörungen, Knochenkrankheiten und Entzündungsprozesse.

An dieser Stelle gehen wir gerne noch mal darauf ein, wie die Gene in deinem Körper abgelesen werden. Der Vorgang ist einfach zu wichtig und dient deinem Verständnis für die Wirkweise in deinem Körper.

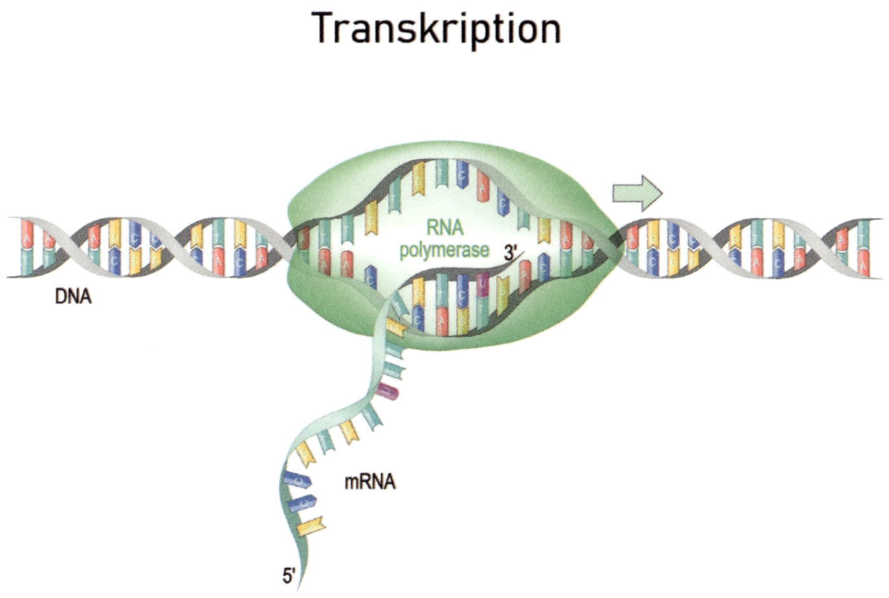

Abbildung 15: Ablesung der Gene

Nachdem die Zelle das Signal bekommt, ein bestimmtes Gen abzulesen, wird dieser kopierte DNA-Abschnitt in eine mRNA übersetzt und trägt damit die Information des Gencodes. Dieser mRNA-Code wird in der Zelle abgelesen, und aus einer Kette von Aminosäuren entsteht ein Protein, das gerade benötigt wird.

Vitamin D wirkt so komplex und multifunktional und ist daher einfach unverzichtbar für unsere Gesundheit.

Der Aufenthalt im Schatten sowie das Tragen von schützender Kleidung sind nach den jeweiligen angeratenen Sonnenzeiten zu empfehlen, um sogenannte maligne Störungen größtmöglich zu vermeiden. Ziel ist es, gesund und natürlich über deine Haut Vitamin D zu bilden. Und: Du darfst in die Sonne gehen, du musst sie nicht komplett meiden. Jedoch solltest du einen Sonnenbrand in jedem Fall verhindern. Ein bewusster Umgang mit dem Sonnenlicht ist notwendig, damit unsere Haut keinen Schaden nimmt. Ein »zu wenig« ist nicht besser als ein »zu viel«. Berücksichtigst du jedoch die drei wichtigsten Faktoren für gesundes Sonnen, nämlich die Verweildauer in der Sonne, deinen Hauttyp und den Stand der Sonne, dann kannst du bereits sehr gute Ergebnisse erzielen.

Was passiert jedoch an grauen Tagen und in den Wintermonaten?

Sowohl die Sonne als auch das Vitamin D stimulieren die Bildung des Glückshormons Serotonin sowie von Endorphinen und schützen so vor trüben Gedanken, Niedergeschlagenheit und Depression.[51]

Woher kommt das Vitamin D?

Mehr als 80 Prozent des Bedarfs an Vitamin D werden durch das Sonnenlicht gedeckt, indem es über die Haut in unsere Zellen gelangt. Der verbleibende Anteil wird über die Nahrung aufgenommen. Tierische und pflanzliche Lebensmittel enthalten jedoch nur geringe Mengen an Vitamin D, sodass teilweise lediglich ein Fünftel des täglichen Bedarfs über die Nahrung gedeckt werden kann. Zu den Hauptquellen gehören fettreiche Fische wie Makrele, Hering und Lachs sowie Eigelb.

In der Leber gibt es einen Grundstoff, ein sogenanntes Prävitamin von Vitamin D, das mithilfe eines Proteins über das Blut zur Haut transportiert wird. Durch die UV-B-Strahlung des Sonnenlichts entsteht in der Haut eine Vorstufe von Vitamin D, die mit dem oben genannten Protein wieder zur Leber zurücktransportiert wird. In der Leber wird dann das Prohormon 25-Hydroxy-Vitamin-D (auch bekannt als 25(OH)D oder

51 Milaneschi, W. et al. (2014): »The association between low vitamin D and depressive disorders«, in: *Mol Psychiatry* 19(4), S. 444–451, DOI: 10.1038/mp.2013.36.

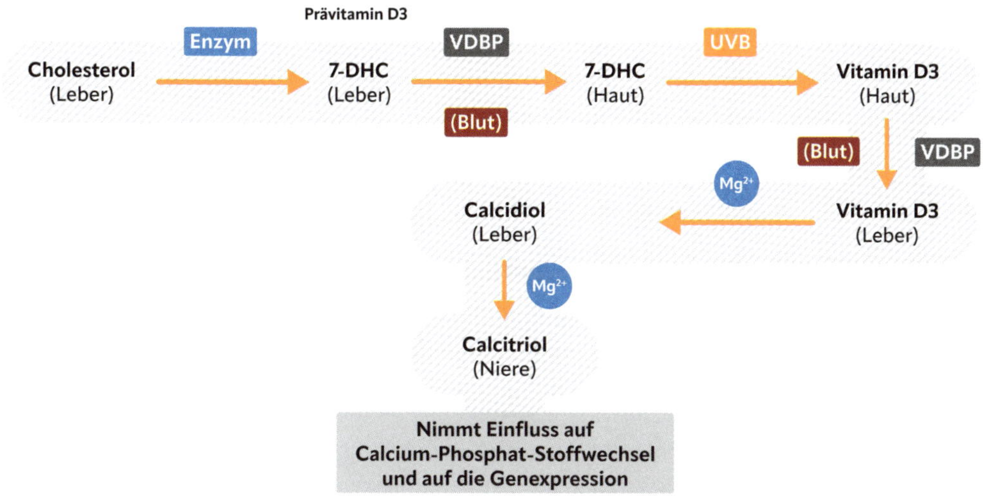

Abbildung 16: Vitamin-D-Metabolismus, zur besseren Veranschaulichung vereinfacht dargestellt

Calcidiol) hergestellt. In den Nieren wird 25-Hydroxy-Vitamin-D zur aktiven Form, also zu 1,25-Dihydroxy-Vitamin-D (1,25(OH)2D oder Calcitriol) umgebaut, das dann im Zellkern der Körperzellen an den Vitamin-D-Rezeptoren andockt, als Transkriptionsfaktor wirkt und somit Einfluss auf zahlreiche Genaktivitäten nimmt. Ebenso spielt Vitamin D eine zentrale Rolle im Stoffwechsel von Knochen sowie im Gleichgewicht von Kalzium und Phosphat im Körper.

Der Calcium-Phosphat-Kreislauf stellt sicher, dass stets ausreichend Calcium als Puffer im Blut vorhanden ist.

Ist die Calciumzufuhr über die Nahrung unzureichend, kann der Körper versuchen, die Calciumaufnahme im Darm zu erhöhen. Dies geschieht durch Regulation von Vitamin D. Ist der Calciumspiegel im Blut niedrig, wird Parathormon (PTH) von den Nebenschilddrüsen freigesetzt. PTH erhöht die Calciumkonzentration im Blut, indem es die Calciumresorption in den Nieren erhöht und die Knochen dazu anregt, Calcium freizugeben.

Was passiert jedoch in deinem Körper, wenn er einen Mangel an Vitamin D aufweist?

Bei einem Mangel an Vitamin D steigt der Wert des Parathormons ebenfalls an, jedoch wird dann vermehrt Calcium aus den Knochen mobilisiert, selbst wenn genügend über die Nahrung aufgenommen wird. Das Risiko, an Osteoporose zu erkranken, steigt, wodurch die Knochen brüchig werden können, was im schlimmsten Fall zu Muskelschwäche und Muskelschmerzen führen kann.

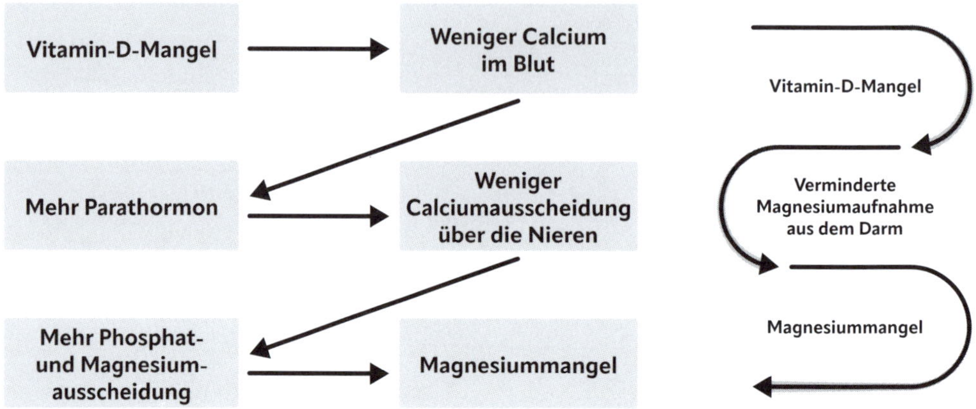

Abbildung 17: Magnesiummangel

Es ist wichtig zu verstehen, wieso eine isolierte Zufuhr von Vitamin D nicht ratsam ist.

Das Vitamin D, das du als Nahrungsergänzungsmittel einnimmst, benötigt Magnesium, um zu aktivem Vitamin D verstoffwechselt zu werden. Liegt ein Magnesiummangel vor, ist dies nur eingeschränkt möglich.

Ebenso wird der Vitamin-D-Rezeptor (VDR), der sich im Zellkern befindet, nur dann aktiv, wenn er einen Co-Rezeptor hat, der wiederum die aktive Form von Vitamin A (Retinol) benötigt, um effektiv zu funktionieren. Nicht selten ist ein Mangel an Vitamin D in der Zelle auch mit einem Mangel an Magnesium und Vitamin A verbunden.

Jetzt, da du einiges an Wissen erhalten hast, wird es spannend, wenn es darum geht, wie du konkret die optimale Substitution für dich findest. Um deinen Status quo zu bestimmen, ist es wichtig, den Wert des Vitamin D korrekt zu messen. Das beginnt bereits damit, dass du einen Überblick über die beiden Messgrößen Calcidiol und Calcitriol erhältst. Beide Werte bekommst du über die Analyse deines Blutserums. Anhand des Verhältnisses zwischen Calcitriol und Calcidiol kannst du eine optimale Einstellung vornehmen. Nicht selten werden – ohne Berücksichtigung dieses Verhältnisses – falsche Annahmen über die Konzentration und Wirkung von Vitamin D getroffen. Selbst wenn die Werte im Blutserum im Normbereich liegen, bedeutet das nicht automatisch, dass die Wirkung von Vitamin D intrazellulär korrekt abläuft. Dies darf in der Tat eingehend geprüft werden. Darüber hinaus ist es wichtig, die Werte von Calcium, Magnesium, Vitamin K2 sowie Vitamin A in Form von Retinol zu kennen, um verbindliche Aussagen treffen zu können.

Prof. Dr. med. Jörg Spitz, Arzt für Nuklear- und Ernährungsmedizin mit 50-jähriger Erfahrung im Gesundheitssystem, befasst sich im Rahmen der Gesundheitsvorsorge mit der Entstehung von Krankheiten, bevor sie klinisch auffällig werden oder Beschwerden bereiten.[52] Prof. Spitz definiert die aktuellen Referenzwerte von Vitamin D im Blutserum wie folgt:

- Optimaler Spiegel: 40–60 ng/ml (100–150 nmol/l)
- Vitamin D-Defizit: <30 ng/ml (75 nmol/l)
- Vitamin D-Mangel: <20 ng/ml (50 nmol/l)
- extremer Mangel: <10 ng/ml (25 nmol/l)

Bitte beachte bei deiner Analyse stets die Einheiten.

Wenn du Vitamin D zuführst, solltest du darauf achten, es zusammen mit einer fetthaltigen Mahlzeit einzunehmen, da Vitamin D – wie auch die Vitamine A, E und K2 – zu den fettlöslichen Vitaminen gehört. Effektiv ist eine tägliche Einnahme von Vitamin D.

10.3 Innerer Rhythmus und Schlafhygiene

»Gute Nacht, ich bin müde und gehe ins Bett, Schlaf nachholen, damit ich morgen fit bin.«

Dieser Satz fällt sicherlich in Millionen Haushalten jeden Abend – in der Hoffnung, am nächsten Tag ausgeschlafen zu sein und mit viel Energie über den Tag zu kommen.

So einfach ist es jedoch leider nicht. Dich erst dann schlafen zu legen, wenn du müde bist, in der Hoffnung, verpassten Schlaf nachholen zu können, funktioniert so nicht ganz. Wieso das so ist, beleuchten wir auf den nächsten Seiten.

Der Schlafmangel in unserer heutigen Gesellschaft, die von Leistung, individuellem Erfolg und Digitalisierung geprägt ist, könnte als Epidemie bezeichnet werden.

Eine Studie[53] untersuchte die weitreichenden negativen Auswirkungen von unzureichendem Schlaf auf die öffentliche Gesundheit. Insbesondere in der modernen 24-Stunden-Gesellschaft ist Schlafmangel weit verbreitet und wird oft als öffentliches Gesundheitsproblem unterschätzt und zu wenig thematisiert. Die Autoren zeigen auf, dass Schlafmangel zahlreiche körperliche und geistige Funktionsstörungen verursacht, darunter ein erhöhtes Risiko für Herz-Kreislauf-Erkrankungen, Diabetes, Fettleibigkeit, kognitive Beeinträchtigungen und Unfälle. Besonders betroffen sind Jugendliche, die bei Schlafmangel häufiger unter Übergewicht und depressiven Symptomen leiden. Die zu-

52 Akademie für menschliche Medizin GmbH (Hg.): »Vitamin D-Mangel«, online verfügbar unter https://sonnenallianz.spitzen-praevention.com/sonne-und-gesundheit/vitamin-d-mangel/, letzter Zugriff am 25.10.2023.

53 Chattu, V. K. et al. (2018): »The Global Problem of Insufficient Sleep and Its Serious Public Health Implications«, in: *Healthcare (Basel)* 7(1), S. 1. DOI: 10.3390/healthcare7010001.

nehmende Nutzung von Smartphones und elektronischen Geräten verschärft dieses Problem. Die Studie betont die Notwendigkeit, die Schlafqualität als Frühindikator für gesundheitliche Risiken zu bewerten, um die Häufigkeit von Erkrankungen zu reduzieren.

Eine weitere Studie[54] des Surrey Sleep Research Centre zeigte, dass chronischer Schlafmangel die Genexpression erheblich beeinflusst. Teilnehmer, die eine Woche lang nur sechs Stunden pro Nacht schliefen, wiesen Veränderungen in der Aktivität von über 700 Genen auf. Diese Veränderungen betrafen wichtige biologische Funktionen, darunter den zirkadianen Rhythmus, die Immunreaktion und den Umgang mit Stress. Die Studie unterstreicht, wie unzureichender Schlaf die molekularen Prozesse des Körpers stören kann, was langfristig zu gesundheitlichen Problemen führen könnte.

Bevor wir über Optionen für einen guten Schlaf sprechen, geben wir dir sehr gern ein paar Informationen aus der Schlafforschung. Damit kannst du die Wichtigkeit deines Schlafes besser nachvollziehen.

Dein Schlaf läuft in unterschiedlichen Phasen ab, von denen jede ihre eigene Wirkung hat. Dabei ist eine gewisse Anzahl an täglichen Schlafstunden absolut erforderlich, um von sämtlichen positiven Eigenschaften profitieren zu können. Dein Schlaf ist grob in 90-minütigen Zyklen zu sehen, die innerhalb einer Nacht mehrmals und in unterschiedlicher Art und Weise durchlaufen werden:[55]

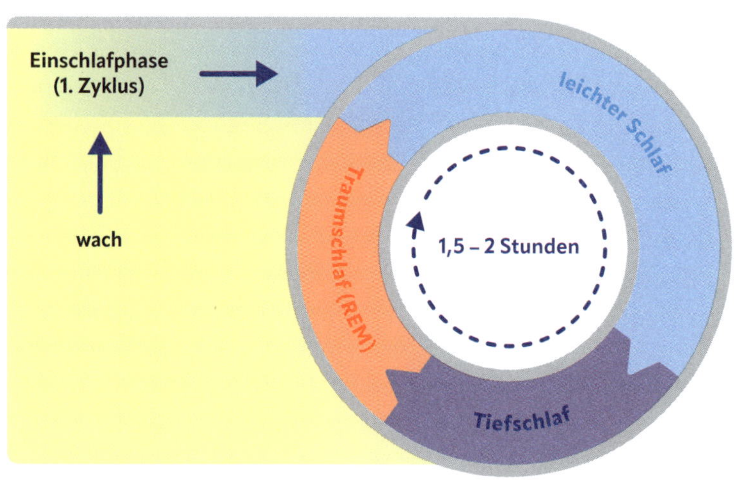

Abbildung 18: Schlafzyklus

54 American Academy of Sleep Medicine (Hg.) (2013): »Schlafmangel bringt die Gene durcheinander«, online verfügbar unter https://sleepeducation.org/sleep-deprivation-disrupts-genes/, letzter Zugriff am 15.08.2024.

55 Institut für Qualität und Wirtschaftlichkeit im Gesundheitswesen (Hg.) (2021): »Was ist ›normaler‹ Schlaf?«, online verfügbar unter https://www.gesundheitsinformation.de/was-ist-normaler-schlaf.html, letzter Zugriff am 25.10.2023.

Schläfst du in einer Nacht acht Stunden, durchläufst du etwa fünf dieser Zyklen, von denen jeder aus verschiedenen Schlafphasen besteht. Grundsätzlich unterscheidet man zwei Arten von Schlaf:

1. Traumschlaf, respektive REM-Schlaf
2. Traumloser Schlaf, respektive Non-REM-Schlaf

Die Abkürzung REM steht dabei für »Rapid Eye Movement« und bezeichnet schnelle Augenbewegungen, die bei einem schlafenden Menschen beobachtet werden können. Obwohl die Augen geschlossen sind, bewegen sich die Augäpfel im Traumschlaf schnell hin und her.

Dein Schlaf lässt sich in vier grobe Phasen unterteilen:

1. In der **Einschlafphase** ist dein Schlaf sehr leicht und dein Bewusstsein wechselt zwischen Wachsein und Schlafen. In dieser Phase kannst du leicht wieder aufgeweckt werden.
2. Die zweite Schlafphase ist die **REM-Schlafphase** – in dieser Phase sind deine Augen in schneller Bewegung (Rapid Eye Movement). Dein Gehirn ist besonders aktiv, du träumst häufig und die Muskelaktivität ist fast vollständig gelähmt.
3. In der **dritten Schlafphase** nehmen deine Gehirnfunktionen ab. Du befindest dich immer noch in einem leichten Schlaf, der ungefähr die Hälfte eines Schlafzyklus ausmacht.
4. Die letzte Phase ist der **Tiefschlaf**. Hier kann dein Schlaf kaum mehr durch Umgebungsgeräusche gestört werden.

Danach beginnt der Zyklus wieder von vorn. Über die Nacht betrachtet, werden die REM-Phasen länger und die Tiefschlafphasen kürzer. Das Schlafverhalten eines jeden Einzelnen variiert. Niemand hat exakt denselben Schlaf. Deshalb kann es passieren, dass manche Menschen am Ende eines Schlafzyklus ganz oder fast aufwachen, andere hingegen bis zum Klingeln des Weckers durchschlafen.

Bevor du einschläfst, wird dein Gehirn noch mal so richtig mit unterschiedlichen Rhythmen an Gehirnwellen befeuert. Du kannst dir das so vorstellen, als ob in deinem Kopf ein kleines Feuerwerk gezündet wird, bei dem unterschiedlichste Informationen und Eindrücke parallel verarbeitet werden. Schließt du deine Augen, um in den Schlaf zu gleiten, blockiert dein Gehirn die Wahrnehmung für äußere Signale. In der Tiefschlafphase – im sogenannten Non-REM-Schlaf – gruppieren sich die Gehirnzellen.

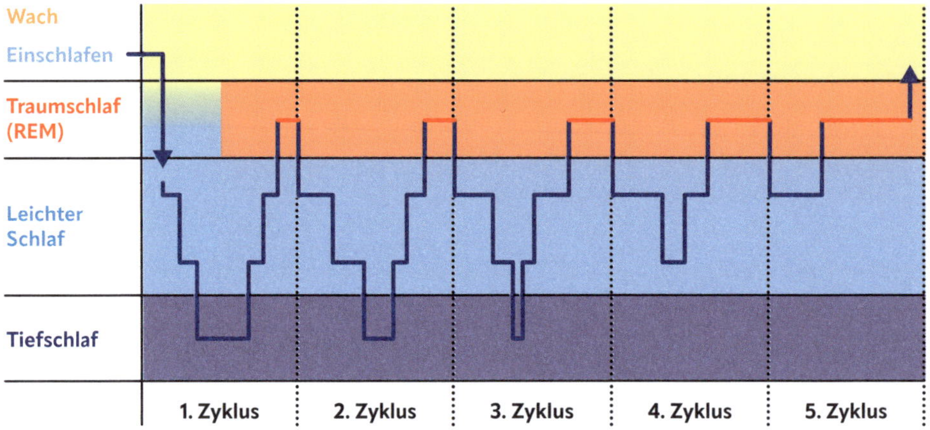

Abbildung 19: Schlafrhythmus

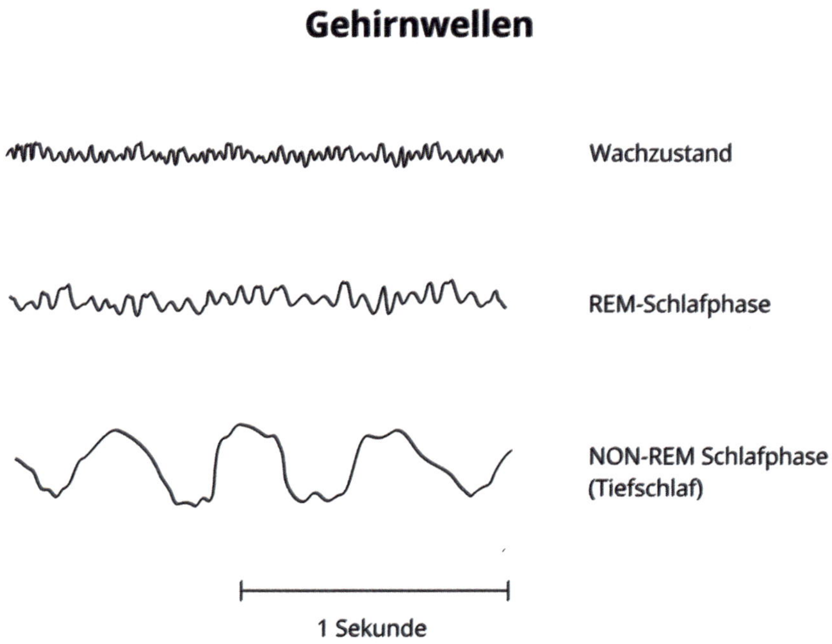

Abbildung 20: Gehirnwellen Schlafphasen

Dynamische Spitzen in den Gehirnwellen wechseln sich mit tiefen und ruhigen Tälern ab. Deine Augen bleiben ruhig, da du kaum träumst und sogar das Zeitgefühl verlierst. Einerseits werden für dich wichtige Erinnerungen sortiert und gespeichert, an-

»Träumen ist wichtig für deine psychische und emotionale Gesundheit.«

dererseits unnötige Erinnerungen und neuronale Verbindungen gern vergessen und eliminiert. In dieser Phase werden das über den Tag Erlernte, aber auch deine Fähigkeiten und Routinen gefestigt. Leicht- und Tiefschlaf wechseln sich ab. Darauf folgt die REM-Phase, in der deine Augen sehr aktiv sind. Würde man deine Gehirnfrequenzen messen, würde man sehen, dass sie jenen Frequenzen des Wachseins ähneln, was bedeutet, dass das Gehirn wach zu sein scheint, während dein Körper schläft. In der spannenden Phase des Träumens werden wichtige neuronale Verbindungen verknüpft und gestärkt. Da dein Körper von außen kommende Signale in dieser Phase nicht wahrnimmt, kann er sich zu 100 Prozent darauf konzentrieren, Wahrnehmungen, Emotionen, Bilder, Gerüche, Gefühle sowie Eindrücke zu verarbeiten, miteinander zu verknüpfen und zu integrieren. Daraus entstehen nicht selten kreative Ideen und auch Lösungen für Probleme.

Rosalind Dymond Cartwright, eine Neurowissenschaftlerin, hat eine interessante Studie hierzu durchgeführt und herausgefunden, dass Menschen, die eine schmerzhafte Erfahrung gemacht haben, diese besonders gut verarbeiteten, wenn sie davon in der REM-Phase geträumt haben. Jene, die in ihrem Traum ihre schmerzhafte Erfahrung nicht durchlebten, litten weiterhin unter Symptomen wie stark unterschwelligen Depressionen.[56]

Ist aufgrund einer traumatischen Erfahrung der Noradrenalinspiegel erhöht, so wird das Gehirn beeinträchtigt und ist nicht mehr in der Lage, die intensiven Emotionen von der Erfahrung zu trennen und somit abzudämpfen; die gesunde REM-Phase ist gestört. Dies kann dazu führen, dass Menschen mit einer posttraumatischen Belastungsstörung nachts immer wieder schlimme Albträume durchleben. Während eines Traumes wird unsere Fähigkeit geschult, die Mimik unserer Mitmenschen zu deuten, was für unser soziales Verhalten bedeutsam ist. Fehlt der REM-Schlaf zu häufig, hat das Gehirn ein Problem mit der Mimikresonanz, dem Erkennen der Gefühle durch Körpersprache. Die Mimikresonanz erlaubt uns, die nonverbalen Signale unseres Gegenübers zu entschlüsseln. Zu sehen, was nicht ausgesprochen wird. Durch Mimikresonanz befinden wir uns im stillen Dialog mit unserem Gesprächspartner und sind in der Lage, unsere Empathie, unsere Menschenkenntnis sowie unsere eigene Wirkungskompetenz zu steigern. Büßen wir durch einen Mangel an REM-Schlaf einen Teil von diesen Fähigkeiten ein, bekommen wir nicht oder nur ungenügend mit, wie sich die Menschen um uns herum fühlen, was sie denken, ob sie gerade die Wahrheit sagen oder lügen. Je besser wir die Gefühle unserer Gesprächspartner erkennen, desto bes-

56 Walker, M.; Tschöpe, A. (2018): *Das große Buch vom Schlaf: Die enorme Bedeutung des Schlafs – Beste Vorbeugung gegen Alzheimer, Krebs, Herzinfarkt und vieles mehr*, München.

ser ist die Qualität unserer Beziehungen und desto besser sind die Ergebnisse im beruflichen Kontext.

Erinnerst du dich noch an das Beispiel unserer Unternehmensberaterin und ihre proteinarme Ernährung? Sie hatte einen schlechten Methylkreislauf und damit verbunden einen schlechten Schlaf, da die Stresshormone nicht abgebaut werden konnten. Ihr soziales Verhalten war dadurch beeinträchtigt, was sowohl berufliche als auch private Auswirkungen hatte. Die junge Frau hatte nicht nur einen Mangel an Methylgruppen, sondern ihr fehlte auch die Vorstufe L-Tryptophan für die Bildung von Melatonin am Abend.

Ein 60-jähriger Bürgermeister nimmt aufgrund von Bluthochdruck ein blutdrucksenkendes Mittel ein. Sein Sohn leidet an Epilepsie. Der Bürgermeister ernährt sich gesund, isst viel Gemüse und verwendet gute Öle, er läuft regelmäßig Marathon und spielt Fußball. Er berichtet jedoch von Stress und schlechtem Schlaf. Durch seine Doppelbelastung sind Schlafprobleme und damit einhergehend eine ungenügende Regeneration vorprogrammiert.

Um die Situation des Bürgermeisters zu verstehen, gehen wir an dieser Stelle auf den zirkadianen Rhythmus ein, der die Zeitspanne eines ganzen Tages, also 24 Stunden, beschreibt. Die wichtigste Orientierung in dieser Zeitspanne stellt das Sonnenlicht dar. Es bestimmt im Allgemeinen den Schlaf- und Wachrhythmus. Zumindest bei Menschen, die nicht im Schichtbetrieb arbeiten oder einer Zeitverschiebung unterliegen. Der zirkadiane Rhythmus wird jedoch auch durch Nahrung, Bewegung, Umgebungstemperatur und durch soziale Kontakte bestimmt, wenn Menschen längerer Zeit keinem Licht ausgesetzt sind. Er sendet Signale an das Gehirn und an die Organe und steuert so, wann eine Person schläft, wann sie wach ist, wann sie essen und trinken soll, und beeinflusst Stimmung, Gefühle, Körpertemperatur, Herzfrequenz, Blutdruck, Stoffwechsel, Hormone sowie die Konzentration von Immunzellen im Blut. Die Leistungsfähigkeit steht damit in direktem Zusammenhang mit den Uhrzeiten, respektive mit dem individuellen Rhythmus und auch mit der jeweiligen Jahreszeit und Zeitzone, in der wir uns aufhalten.

Es besteht die Möglichkeit, dass der Bürgermeister aufgrund seiner gemüselastigen Ernährung einen Proteinmangel hat. Außerdem ist er aufgrund seines Arbeitspensums häufig abends noch am Arbeiten. Dies vor allem am Bildschirm, der einen hohen Anteil an Blaulicht abgibt, was wiederum die Bildung von Melatonin hemmt. Melatonin ist ein Hormon, das hauptsächlich von der Zirbeldrüse im Gehirn produziert wird und eine wichtige Rolle bei der Regulation des Schlaf-Wach-Zyklus und des zirkadianen Rhythmus spielt.

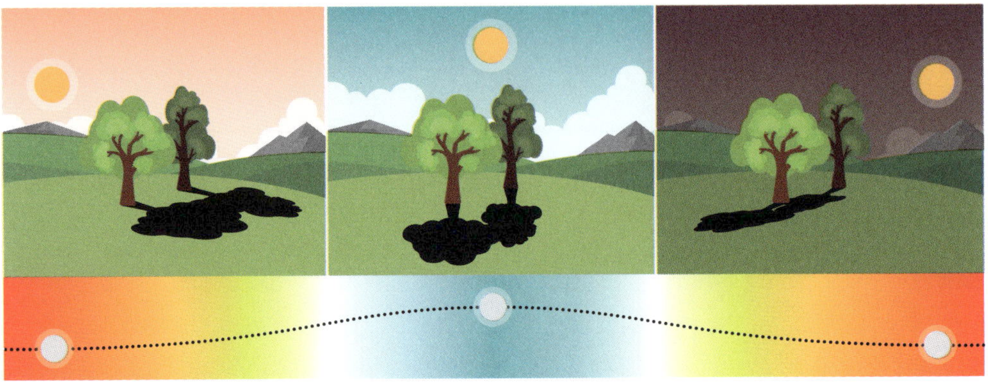

Abbildung 21: Tageslichtanteile

Am Morgen und tagsüber enthält das Tageslicht einen höheren Anteil an Blaulicht, was eine stimulierende Wirkung auf den Körper hat und hilft, die Wachsamkeit, Konzentration und Stimmung zu unterstützen. Mit dem Untergang der Sonne nimmt der Blaulichtanteil in der Umgebung ab, während der Rotlichtanteil ansteigt. Rotes Licht hat eine geringere stimulierende Wirkung auf den Körper und gibt das Signal, sich auf den Schlaf vorzubereiten. Eine ausgewogene Exposition gegenüber Blau- und Rotlicht während des Tages kann helfen, den Schlaf-Wach-Zyklus zu stabilisieren und die Schlafqualität zu fördern. Es ist wichtig, tagsüber ausreichend natürliches Licht mit einem hohen Blaulichtanteil zu bekommen und abends auf Rotlichtquellen umzusteigen, um den Körper auf den Schlaf vorzubereiten und die Melatoninsynthese zu unterstützen.

Die Natur weiß schon, wie es richtig geht. Leider halten wir Menschen uns häufig nicht an so einfache Dinge wie die Melatoninbildung. Folgt man der Natur, dann nimmt der Blaulichtanteil im Sonnenlicht zu, wenn das Melatonin im Körper langsam schwindet, und nimmt ab, wenn es in Richtung Abend geht. Beginnt dein Körper mit der Ausschüttung von Melatonin, fühlst du dich schläfrig. Hier spielt der zirkadiane Rhythmus eine Rolle, also zu welcher Uhrzeit du müde wirst.

Bei Eintritt der Dämmerung steigt die Kurve ziemlich schnell an und erreicht ihren Höchstwert zwischen zwei und vier Uhr früh. Nach dem Aufwachen beziehungsweise in den Morgenstunden ist davon meist nicht mehr viel nachweisbar, und der Cortisolspiegel steigt. Das ist der Impuls für deinen Körper, aufzuwachen.

Adenosin ist ein weiterer wichtiger Faktor im Schlafprozess. Adenosin ist ein Neurotransmitter, der sich im Gehirn im Laufe des Tages ansammelt und zunehmend Schläfrigkeit fördert. Es ist ein Signal für den Körper, dass er Ruhe benötigt. Die Rolle

»Der Melatoninspiegel ist abhängig von der Anwesenheit und von der Abwesenheit des Tageslichts.«

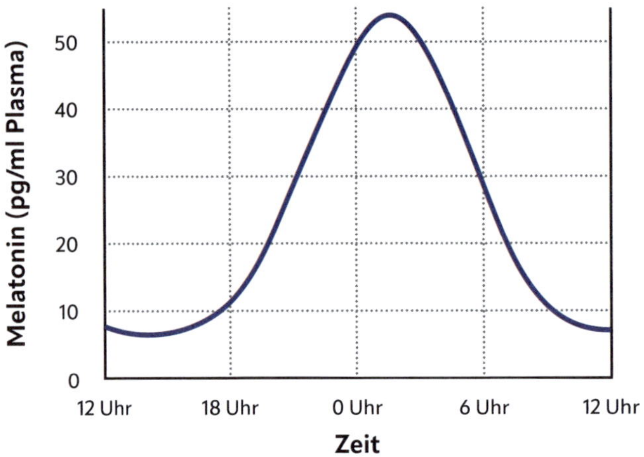

Abbildung 22: Melatoninzyklus

von Adenosin ist mit der Regulation von Schlafbereitschaft und Schlafdruck verbunden. Es entsteht als Nebenprodukt des Energiestoffwechsels, während Melatonin hauptsächlich durch Lichtverhältnisse reguliert wird und den zirkadianen Rhythmus des Körpers beeinflusst. Verausgaben wir uns tagsüber, steigt also unser Schlafdruck durch den Aufbau von Adenosin. Melatonin und Adenosin arbeiten in verschiedenen Aspekten des Schlafprozesses.

Adenosin hat die Funktion, den Schlafdruck aufzubauen. Eine gute Wahrnehmung des eigenen Körpers, Bewegung, eine gute Ernährung und wenig Blaulicht am Abend sorgen dafür, dass du zu fortgeschrittener Stunde müde Augen bekommst und eine Art Druck auf den Augen spürst. Das ist dann der ideale Moment, um in Richtung Schlafstätte zu gehen und zügig in einen guten Schlaf zu finden. Gibst du dich diesem Schlafdruck nicht hin, beraubst du dich selbst um wichtige Stunden der Regeneration und unterbindest den Abbau von Adenosin. Der zirkadiane Rhythmus, der dich morgens aus den Federn bringt, läuft unabhängig vom Adenosinabbau. Stehst du nach zu wenigen Stunden Schlaf auf, dann hast du noch Adenosin im Körper, das im Tagesverlauf gegen deinen Schlaf-Wach-Rhythmus arbeitet und deinen Körper gegen Müdigkeit kämpfen lässt. Durch die neue Produktion von Adenosin steigt dein Level an und eventuell reicht die nächste Nacht nicht aus, um diesen Spiegel wieder in die Balance zu bringen, was bedeutet, dass du möglicherweise unter Schlafmangel und Konzentrationsschwäche leidest.

Eine erholsame Nacht zeichnet sich dadurch aus, dass Adenosin vollständig abgebaut und Melatonin aufgebraucht beziehungsweise nicht mehr produziert wurde. Dein Körper ist fit und du kannst ausgeruht und voller Energie in den Tag starten. Der

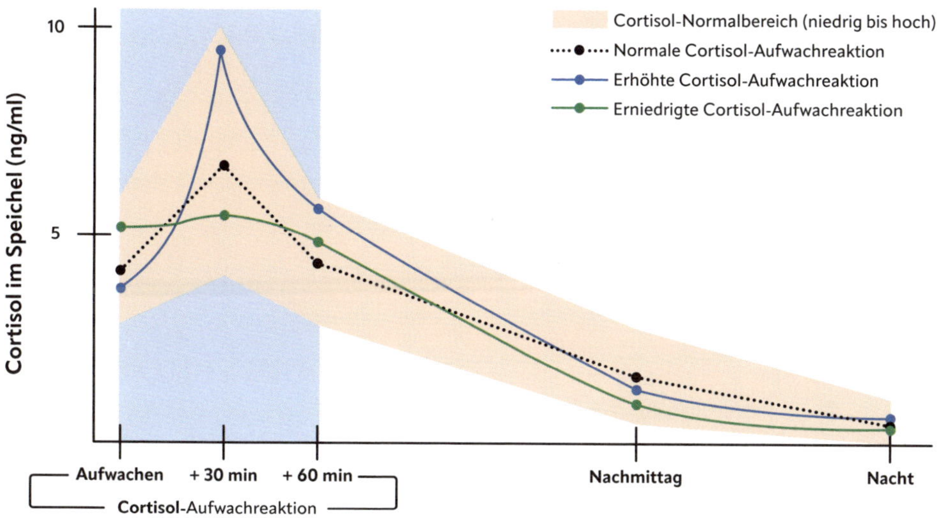

Abbildung 23: Cortisol

Vormittag ist die produktivste Zeit. Um in den Tag zu kommen, brauchst du ein gewisses Niveau an Cortisol. Das verwundert dich jetzt vermutlich, da du dabei sofort an Stress denkst. Und ja, Cortisol verhält sich gegenläufig zu Melatonin und unterliegt in seiner Produktion ebenfalls einem natürlichen Zyklus, der im Zusammenhang mit dem Schlaf-Wach-Rhythmus steht. Cortisol ist dein Wachrüttler am Morgen. In den ersten 60 Minuten nach dem Aufwachen gibt es in der Kurve einen regelrechten Peak. Im Laufe des Tages nimmt Cortisol immer mehr ab, sodass du am Abend erholsam in den Schlaf gleiten kannst. In der Nacht ist dein Cortisolspiegel am niedrigsten, da die Produktion durch Melatonin und das Schlafen reduziert wird.

Welche Faktoren unterstützen deinen gesunden Schlaf?

1. Bewegung
2. Körpertemperatur
3. Umgang mit Stress
4. Ernährungsgewohnheiten
5. Soziale Bindungen
6. Ausstattung des Schlafraums

Bewegung

Ausreichend Bewegung während des Tages – ein Spaziergang von 20 Minuten an der frischen Luft und bei natürlichem Licht – unterstützt den Schlaf. Durch den Aufenthalt draußen wird Cortisol abgebaut, und dein Körper kann das Bedürfnis nach Bewegung befriedigen, was keinesfalls unterschätzt werden darf, da dein Körper ansonsten in der Nacht aufgrund des Bewegungsmangels unruhig sein wird, was deine Schlafqualität mindert. Jetzt könnte man meinen, Sport sei immer gut. Aber auch dabei kommt es auf die Tageszeit an. Ein intensives Training am Abend erhöht die Produktion von Cortisol für ungefähr ein bis zwei Stunden danach. Innere Unruhe kurz vor der Schlafenszeit ist genauso ungünstig.

Körpertemperatur

Die Körpertemperatur stellt einen weiteren Rhythmus in deinem Körper dar. Liegt sie um die Mittagszeit im Mittelwert, steigt sie gegen Abend an und sinkt im Schlaf. Du kannst deine Körpertemperatur unterstützen, indem du vor dem Schlafengehen eine warme Dusche nimmst. Das warme Wasser stimuliert das Blut dahingehend, dass die Arme und Beine vermehrt durchblutet werden. Machst du das ungefähr 90 Minuten vor dem Einschlafen bei einer Wassertemperatur von 40–42,5 °C, hast du den optimalen Effekt, um Wärme aus dem Körperinneren abzuführen und gut in den Schlaf zu gleiten, so die Studienlage von Richard Castriotta der University of Texas.[57] Ungefähr gegen 3 Uhr morgens beginnt die Temperatur wieder anzusteigen. Grundsätzlich ist es daher ratsam, in einem kühlen Raum zu schlafen.

Umgang mit Stress

Ist dein Geist mit Stress konfrontiert, überträgt sich diese Belastung automatisch auf deinen Körper und kann zu Schlafstörungen führen, insbesondere dann, wenn der Stress abends oder vor dem Zubettgehen auftritt. Es gibt eine komplexe Wechselbeziehung zwischen dem Hormon Melatonin, das den Schlaf reguliert, und dem Hormon Cortisol, das mit Stressantworten im Körper zusammenhängt.

Melatonin wird normalerweise abends und nachts vermehrt ausgeschüttet, um den Körper auf Schlaf vorzubereiten. Cortisol hingegen ist ein Stresshormon, das den Körper auf Kampf- oder Fluchtreaktionen vorbereitet.

Erhöht Stress den Cortisolspiegel, kann dies die Ausschüttung von Melatonin hemmen und den normalen Schlaf-Wach-Zyklus stören. Ein hoher Cortisolspiegel am Abend kann zu Einschlafproblemen, unruhigem Schlaf und einem gestörten Schlaf-

---

57 Zittlau, J. (2019): »Warmduscher schlafen länger: Diese sieben Tipps helfen beim Einschlafen«, online verfügbar unter https://www.tagblatt.ch/leben/warmduscher-schlafen-laenger-diese-sieben-tipps-helfen-beim-einschlafen-ld.1156446, letzter Zugriff am 27.10.2023.

muster führen. Die Wechselwirkung zwischen Melatonin und Cortisol ist also entscheidend für einen gesunden Schlaf.

Es ist wichtig, Stressbewältigungsstrategien und Entspannungstechniken in den Tagesablauf zu integrieren, um den Cortisolspiegel zu regulieren und eine gesunde Melatoninproduktion zu begünstigen. Eine ausgewogene Lebensweise und die Reduzierung von Stress können dazu beitragen, den natürlichen Schlaf-Wach-Rhythmus zu unterstützen und eine erholsame Nachtruhe zu gewährleisten.

Stress hat eine nicht zu unterschätzende Wirkung auf deinen Schlaf. Es gilt demnach, besonderes Augenmerk darauf zu legen, dass du zwischen Stressbelastung und Schlaf ausreichend Zeit zum Regenerieren findest, um dann auch von den Tiefschlafphasen und vom REM-Schlaf profitieren zu können. Stress lässt das Cortisolniveau in der Nacht ansteigen, morgens kann es dann zu gering sein, und der Start in den Tag wird zu einer Herausforderung. Aber auch wenn du dauerhaftem Stress ausgesetzt bist, darfst du für dich eine Lösung suchen, um deine bewussten oder unbewussten Stressoren zu reduzieren.

Ernährungsgewohnheiten

Was wir essen und wann wir essen, entscheidet über unsere Schlafhygiene. Denn: Essen kann Stress für deinen Körper bedeuten. Isst du zum Beispiel fettige und kohlenhydratreiche Speisen, entfachen diese das Verdauungsfeuer und lassen deine Organe auf Hochtouren arbeiten, was kontraproduktiv ist, da dein System in einen regenerativen Zustand kommen sollte. Gibst du ihm mit deiner Ernährung viel Arbeit mit in die Nacht, dann kommt er nicht zur Ruhe und somit auch nicht in einen erholsamen Schlaf.

Faktoren wie Licht, Lärm, Belastung mit Umweltgiften, Ernährung und Bewegungsmangel haben nicht nur eine negative Auswirkung auf deinen Schlaf, sondern schädigen auch deinen Darm, da seine Schleimhaut durch Stress durchlässig wird und somit nicht mehr die Barrierefunktion ausführen kann. Gelangen unverdaute Nahrungsbestandteile und Toxine ins Blut, spricht man vom Leaky-Gut-Syndrom. Es belastet die Lymphe und das Immunsystem, was Entzündungen zur Folge haben kann, die unter Umständen auch chronisch werden können, sofern der Lebensstil nicht angepasst wird. Der Darm und das Mikrobiom befinden sich in einem schlechten Zustand. Hält der Stress an, steigen die Entzündungen im Körper. Werden diese im Schlaf nicht mehr entsprechend reguliert, ist der Schlaf beeinträchtigt und die Regeneration bleibt aus. Wichtig ist zu prüfen, inwiefern dein Lebensstil deinen Schlaf beeinflusst. Ein gestörter Schlaf ist das eine. Die Folgen wie Depression, Winterdepression, Darmbeschwerden und Autoimmunerkrankungen sind das andere.

*»Viele Krankheiten stehen
im Zusammenhang
mit einer schlechten
Schlafhygiene.«*

Kaffee als Wachmacher für müde Augen?

Kennst du das Gefühl, morgens nicht richtig aus dem Bett zu kommen und mit halber Kraft in den Tag zu starten? Da scheint gedanklich häufig der Weg zur Kaffeemaschine die ultimative Lösung zu sein. Aber was ist wirklich dran an der so oft als Wachmacher bezeichneten Tasse Kaffee? Vor allem dann, wenn Kaffee über den Tag hinweg seine Wirkung zeigen soll?

Koffein wirkt als Stimulans und kann auf verschiedene Weise dazu beitragen, wach zu bleiben. Eine wichtige Rolle bei der Wirkung von Koffein auf den Körper spielt das Neurotransmittersystem Adenosin. Adenosin bindet an spezifische Rezeptoren im Gehirn und fördert dadurch Müdigkeit und Schlafdruck. Adenosin hat eine schlaffördernde Wirkung und seine Aktivität steigt im Laufe des Tages an, wodurch wir müde werden und das Bedürfnis zum Schlafen gesteigert wird. Bindet Adenosin an die Rezeptoren, verlangsamt es die neuronale Aktivität und fördert Entspannung und Schläfrigkeit.

Koffein ähnelt strukturell Adenosin und kann an Adenosinrezeptoren im Gehirn binden, ohne die gleiche beruhigende Wirkung hervorzurufen. Dadurch blockiert Koffein die Wirkung von Adenosin, da es die Rezeptoren besetzt. Aufgrund dieser Blockade wird die nervale Aktivität im Gehirn nicht verlangsamt, sondern stimuliert, was zu einem Anstieg der Neurotransmitter wie Dopamin und Noradrenalin führt, die das Gefühl von Wachheit und Aufmerksamkeit verstärken.

Durch die Blockade der Adenosinrezeptoren hemmt Koffein die schläfrig machende Wirkung von Adenosin und erhöht die Wachheit.

Die Unternehmensberaterin und der Bürgermeister sind klassische Kandidaten für einen regelmäßig über den Tag verteilten Kaffeekonsum. Es ist nicht so, dass Kaffee nur wegen seiner Wirkung getrunken wird. Kaffee hat auch etwas Verbindendes und Soziales. In Meetings wird Kaffee angeboten, man trifft sich in der Kaffeeküche, um schnell etwas zu besprechen. Kaffee entspannt. Koffein hat allerdings eine unglaublich lange Halbwertszeit. Sieben bis acht Stunden nach dem letzten Kaffeekonsum sind noch ungefähr 50 Prozent des Koffeins im Körper nachweisbar. Wird nun der letzte Kaffee gegen 16 Uhr getrunken, dann wird schnell klar, wieso wir bis Mitternacht oder auch länger nur schlecht in den Schlaf finden.

Sowohl der Bürgermeister als auch die Unternehmensberaterin dürfen intensiv auf ihre Ernährung achten, sich mehr an der frischen Luft bewegen, eine Brille mit Blaulichtfilter tragen und einen gesunden Umgang mit Alkohol und Koffein pflegen.

Selbstverständlich gibt es auch Menschen, die trotz Kaffeekonsums und eines Espressos am Abend wunderbar schlafen können. Jeder reagiert anders auf Koffein. Reagiert man jedoch empfindlich auf Koffein und hat Schwierigkeiten beim Einschlafen, ist es ratsam, den letzten Kaffee gegen Mittag zu trinken, um die negativen Auswirkungen auf den Schlaf zu minimieren und auf der sicheren Seite zu sein.

Es ist wichtig, die persönliche Reaktion auf Koffein zu beachten und entsprechend anzupassen, um einen gesunden Schlaf zu fördern. Durch eine angemessene zeitliche Einteilung des Kaffeekonsums kann man sicherstellen, dass der Körper ausreichend Zeit hat, um das Koffein abzubauen und sich auf die nächtliche Ruhe vorzubereiten. Dies kann dazu beitragen, Schlafstörungen zu vermeiden und die Schlafqualität zu verbessern.

Ein Experiment der NASA verdeutlicht die Wirkung von Kaffee auf den Organismus von Spinnen. Dazu wurden diesen verschiedene Drogen verabreicht, und zwar LSD, Marihuana, Speed und Koffein, und dann beobachtet, wie die Spinnen ihr Netz weben.

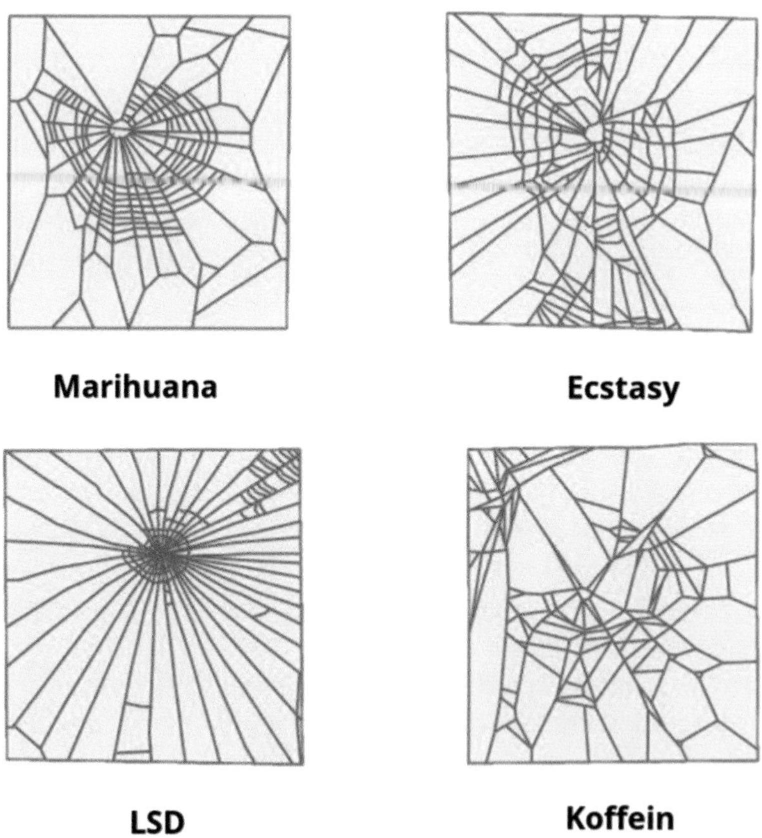

Abbildung 24: Spinnennetze (Noever, R., J. Cronise, and R. A. Relwani. 1995. Using spider-web patterns to determine toxicity, in: NASATech Briefs 19(4), S. 82)

Unter dem Einfluss von Koffein war der Netzbau der Spinne am stärksten beeinträchtigt. Koffein ist eine Substanz mit stark stimulierender Wirkung, das darf nicht vergessen werden. Koffein ist ein Genussmittel, das auf der ganzen Welt erlaubt ist. Der Konsum von Kaffee ist in vielen Ländern sehr verbreitet.

Alkohol als Müdemacher?

Ein Gläschen Wein beim Geschäftsessen am Abend kann doch nicht schaden. Ist das wirklich so?

Gefühlt machen uns ein Glas Wein und das Feierabendbier müde und lassen uns in den Schlaf gleiten. Jedoch muss dieses Gefühl des sanften Einschlafens nicht übereinstimmen mit dem Gefühl, dass dein Körper auch wirklich zur Ruhe kommt. Studien zeigen, dass der Konsum von Alkohol dazu führt, dass Menschen in der zweiten Hälfte der Nacht häufiger wach werden. Alkohol entzieht dem Körper Wasser, und die REM-Schlafphasen werden weniger. Die Verarbeitung der Eindrücke vom Tag ist gestört, was zur Folge haben könnte, dass die Konzentrationsfähigkeit und die Gedächtnisleistung beeinträchtigt werden und außerdem die Motorik darunter leidet. Manche kennen vielleicht das Phänomen des Schnarchens nach Alkoholgenuss. Das Schnarchen darf ernst genommen werden, denn es bedeutet nichts anderes, als dass die Atmung unterbrochen, dein Schlaf gestört und Stress im Körper ausgelöst wird.

Solltest du – beruflich oder privat – einer Zeitverschiebung und damit einem Jetlag ausgesetzt sein, dann ist dies für deinen zirkadianen Rhythmus eine große Herausforderung. Er muss mit den neuen Gegebenheiten klarkommen. Dein Körper ist in der Lage, seine innere Uhr pro Tag um eine Stunde anzupassen. Businessreisen dauern in der Regel lediglich ein paar Tage, also nicht lange genug, um vor Ort den veränderten Rhythmus zu adaptieren. Ratsam wäre es, Langstreckenflüge im Business – nach Möglichkeit – zu vermeiden und die neuen Techniken zu nutzen, um Verhandlungen und Gespräche zu führen. Sollte es sich jedoch nicht vermeiden lassen, kann die Einnahme von Melatonin vor dem Schlafengehen unterstützend wirken.

Sämtliche oben genannten Faktoren stehen im Zusammenhang mit unserer Schlafqualität. Sie zeigen, wie engmaschig alle miteinander verknüpft sind und wie sehr ein Faktor den anderen sabotieren, aber auch begünstigen kann, wenn man ein paar einfache Regeln beachtet.

Bei zu großer Belastung im Alltag spürst du schnell, wenn der Druck auf dein Herz zu groß wird. Vielleicht bemerkst du auch, dass dir ein wenig die Luft zum Atmen fehlt. Das ist ein Zeichen dafür, dass dein Sympathikus derart aktiv ist, dass dein Parasympathikus regelrecht versagt. Schlechter Schlaf kann auch an Erkrankungen wie Herzinfarkt und

»Schlaf kann heilend wirken. Er kann deine Gesundheit fördern. Es ist gar nicht so schwierig, an den entscheidenden Stellschrauben zu drehen.«

Schlaganfall beteiligt sein. Ein guter und erholsamer Schlaf ist eine große Säule für gute und kraftvolle Gesundheit. Am besten ist es, du hörst auf deine Intuition, dann kannst du grundsätzlich nichts falsch machen. Intuitive Selbstfürsorge ist die beste Medizin.

Bei einer starken Erkältung sind die Symptome und Zeichen, die dein Körper aussendet, derart penetrant, dass du sie gar nicht ignorieren kannst. Wieso nicht im Alltag auch auf diese Hilferufe deines Körpers hören? Mit gutem Schlaf bleibt dein Immunsystem in Balance, und entzündliche Reaktionen in deinem Körper werden verringert. Schlafen ist nicht nur für die äußere und sichtbare Schönheit gut, sondern vor allem für dein Inneres und die in dir ablaufenden Prozesse.

Soziale Bindung

Schlafmangel hat auch einen Effekt auf die hormonelle Situation in deinem Körper. Männer haben weniger Testosteron, Frauen einen veränderten Menstruationszyklus. Die Fähigkeit, schwanger zu werden, nimmt ab. Ein guter Testosteronspiegel wirkt sich positiv auf die Libido beim Mann aus, er ist mental in einer besseren Verfassung, energiegeladen, sein Knochenbau ist solider und der Muskelaufbau effektiver.

Ausstattung des Schlafraums

Ein geeignetes Schlafumfeld ist eine wichtige Voraussetzung für einen guten Schlaf. Es kommt nicht von ungefähr, dass wir in unserem eigenen Bett meist am besten schlafen. In deinem Schlafraum sollte es möglichst ruhig sein. Er sollte gut gelüftet, dunkel und keinesfalls zu warm sein. Dunkelheit in der Nacht unterstützt die Produktion von Melatonin. Eine Temperatur von 18 Grad ist ideal. Auch sollte die Luft im Schlafraum nicht zu trocken sein. Über die Atmung und über die Haut verlieren wir in der Nacht ungefähr einen halben Liter Flüssigkeit. Bei zu trockener Raumluft trocknen die Atemwege schnell aus, was Erkältungen oder andere Erkrankungen der Atemwege fördern kann. Der nächtliche Erholungsprozess kann durch einen Flüssigkeitsmangel gestört werden.

Vor dem Schlafengehen richtig zu lüften, ist das A und O. Du kannst auch bei gekipptem Fenster schlafen, wenn es nicht zu laut und zu kalt ist. Zugluft solltest du in jedem Fall vermeiden. Ein Indikator für zu trockene Luft in deinem Schlafraum ist, wenn du morgens mit trockenem Mund aufwachst. Ein Luftbefeuchter kann dann eine sinnvolle Anschaffung sein.

Häufig sind Pflanzen, Teppiche, Dekoartikel mit Staub behaftet, was wiederum Allergene hervorrufen kann, die deine Atemwege reizen und deinen Schlaf beeinträchtigen können.

Solltest du schon mal dein Bett als Arbeitsplatz genutzt haben, dann raten wir, dies nicht mehr zu tun. Dein Unterbewusstsein spielt auch hier mit, und dein Bett sollte wirklich nur dein Schlafplatz sein.

Biologisch betrachtet ist die Rückenlage die beste Schlafposition. In dieser Lage ist das Gewicht gut verteilt und freies Atmen ist möglich – ganz im Gegensatz zur Bauchlage. Die Seitenlage ist auch in Ordnung, wobei hier der linken Seite der Vorzug gegeben werden sollte. Forschungsergebnisse des Arztes John Douillard haben gezeigt, dass die Bauchspeicheldrüse dann besser arbeiten kann, da der Magen nicht auf sie drückt. Außerdem funktioniert das Herz-Kreislauf-System besser, da die Aorta vom Herz in die linke Richtung abzweigt. Das Herz kann bergab pumpen. Des Weiteren arbeitet das Lymphsystem effizienter, was wiederum für den Transport von wichtigen Nährstoffen und für die Filterung von Abfallstoffen zuständig ist. Die Milz kann das Blut besser reinigen. Liegt man auf der linken Seite, dann befindet sich der Magen tiefer als die Speiseröhre, was dazu beiträgt, dass Magensäure und Speisebrei weniger wahrscheinlich zurückfließen und somit das Risiko von Sodbrennen verringert wird.

Nutze eine Matratze, die in Bezug auf Härtegrad und Material zu deinem Körper passt. Natürliche Materialien sind den synthetischen vorzuziehen. Gleiches gilt auch für Kissen, Laken und Bettdecke. Sie sind besser in der Thermoregulation und weniger mit Umweltgiften belastet. Flache Kissen oder medizinische Kissen sollten bevorzugt werden.

Ätherische Öle können der Einstieg ins Traumland sein. Diffuser, die während der Nacht Düfte verströmen, die Körper und Geist beruhigen, verwandeln die Raumluft in eine wunderbare Schlafoase. Sinnvoll sind hierbei Düfte wie Lavendel, Vetiver, Hopfen, Ylang-Ylang und Baldrian.

Möchtest du im Schlafraum nicht auf dein Handy verzichten, dann ist es ratsam, den WLAN-Router auszuschalten, das Handy in den Flugmodus zu schalten und es weit entfernt von deinem Bett zu legen. Die Strahlung kann den Sympathikus beeinflussen, was für einen erholsamen Schlaf nicht förderlich ist.

Hier noch ein letzter Tipp, nämlich das Earthing oder auch das Erden. Sich mit der Natur zu verbinden, ist ein sehr gesundes Mittel, sowohl für deinen Körper als auch für deine Seele. Beim Earthing stellst du dich mit nackten Füßen auf die Erde. Dabei wird davon ausgegangen, dass negative Ionen durch deinen Körper wandern und für einen Spannungsausgleich sorgen. Plus und Minus ziehen sich an, die freien Radikale sind positiv geladen. Sie wirken wie Antioxidantien und befreien uns von Stress. Es mag ungewöhnlich klingen, aber probiere es einfach mal aus.

Vorsicht vor Schlafmitteln

Schlafmittel werden meist eingenommen, um gut ein- und dann auch durchschlafen zu können. Aber ist das wirklich so? Wir unterstützen diese Aussage nicht. Schlafmittel beeinflussen unsere Gehirnwellen negativ. Die nächtliche Aktivität ist erhöht, und dein Körper kann nicht richtig regenerieren. Vergesslichkeit kann eine Folge sein, da die Verarbeitung und nachhaltige Speicherung von Informationen in der Tiefschlafphase fehlen. Du bist tagsüber müde, deine Reaktionszeit verlangsamt, was für Autofahrer nicht unerwähnt bleiben darf. Wie bereits weiter oben erwähnt, ist die Müdigkeit nicht selten ein Auslöser für einen gesteigerten Kaffeekonsum. Und wir befinden uns wieder in der Schleife: Koffein verhindert das Andocken von Adenosin an den Rezeptoren, der Schlafdruck am Abend bleibt aus, das Einschlafen wird schwieriger.

Die Dosis des Schlafmittels wird erhöht. Die vermehrte Erschöpfung am nächsten Tag ist vorprogrammiert. Ein Teufelskreis.

Von außen könnte man argumentieren: Wieso hört die Person nicht damit auf, Schlafmittel einzunehmen?

Nun, das ist nicht ganz so einfach. Jeder, der das Problem mit dem Einschlafen kennt, möchte dies so gut wie möglich lösen und greift daher gerne mal zum Schlafmittel. Denn nicht einschlafen zu können, ist schlimmer als die Erschöpfung am nächsten Morgen. Auch wenn dies befremdlich klingen mag. Entschließt sich die Person, wieder natürlich einzuschlafen – also ohne Schlafmittel –, dann wird das im ersten Schritt noch schwieriger. Es ist ein wenig mit einem Entzug vergleichbar, bei dem einige Tage überstanden werden müssen, um wieder in ein suchtfreies Leben zurückkehren zu können.

Sind Meditation, eine gesunde Ernährung und Bewegung an der frischen Luft nicht weitaus kostengünstiger und frei von Nebenwirkungen?

Gern wiederholen wir an dieser Stelle, dass Stressvermeidung auf chemischer, physischer und psychischer Ebene essenziell ist für eine gesunde Schlafhygiene.

Wir fassen noch mal zusammen und geben dir hier nun unsere 20 besten Tipps für einen guten und erholsamen Schlaf:

1. Schlafplan erstellen und einhalten
2. Körper entgiften
3. Stress reduzieren
4. Glaubenssätze und Ängste bearbeiten
5. Geistig und körperlich entspannen vor dem Schlafengehen
6. Regelmäßig bewegen

7. Körpertemperatur regulieren
8. Auf Koffein, Nikotin und Alkohol weitestgehend verzichten
9. Auf die Einnahme von Schlafmitteln verzichten
10. Mittagsschlaf nicht nach 15 Uhr
11. Regelmäßiges Sonnenbaden
12. Earthing
13. Mental entspanntes Einfinden in den Schlaf
14. Entspannende Schlafposition
15. Angepasste Lichtverhältnisse und gute Luftqualität im Schlafraum
16. Elektromagnetische Strahlung auf ein Minimum reduzieren
17. Ätherische Öle
18. Binaurale Beats zum Einschlafen
19. Bett als Schlafanker etablieren
20. To-do-Listen noch vor dem Einschlafen erstellen, um gedanklich frei zu sein

Mit dem zirkadianen Rhythmus im Hinterkopf macht ein Schlafplan Sinn, der auch am Wochenende eingehalten werden kann – zumindest weitestgehend. Eine Abweichung von ungefähr einer Stunde stellt dabei kein Problem dar. Für deinen Körper ist es einfacher, wenn er keinen starken Schwankungen im Schlafrhythmus ausgesetzt ist und dadurch all die anderen Prozesse und Kreisläufe besser adaptieren kann. Ein Ritual am Abend unterstützt deinen Schlafplan. So ist es wichtig, deinen Körper auf Ruhe einzustellen, damit auch die Biochemie von außen das Signal bekommt, dass Cortisol langsam nicht mehr gefragt ist. Melatonin und Adenosin haben eine größere Kraft. Deine Körperwahrnehmung ist intensiver, was bedeutet, dass du den Müdigkeitspunkt seltener überschreitest, rechtzeitig ins Bett gehst und einschläfst. Rituale können sein: Meditation, EFT *(Emotional Freedom Technique)*, ein Buch lesen, ein Hörbuch anhören, entspannende Musik hören. Alles, was Körper und Geist zur Ruhe kommen lässt.

Glaubenssätze gibt es auch in Bezug auf den Schlaf. Diese dürfen aufgelöst werden, weil sie kontraproduktiv wirken. Jene, die Ein- oder Durchschlafprobleme haben, kennen das sicherlich. Geht es auf den Abend zu, kreisen schnell mal Gedanken im Kopf, die sich um das Thema Schlaf drehen. Versuchst du krampfhaft, einzuschlafen, wird es meist schwierig bis unmöglich. Hast du dich ins Bett gelegt und es gelingt dir nicht, innerhalb von 20 Minuten einzuschlafen, darfst du schöne Gedanken abrufen oder ein Buch lesen. Oder auch die progressive Muskelentspannung anwenden, die den Körper so angenehm relaxen lässt. Also deinen Fokus weg von »Ich muss doch jetzt schlafen« hin zu schönen Bildern und Texten. Baue Vertrauen in deinen Körper auf, verbinde dich mit ihm und entspanne.

»Eine gut strukturierte Schlafplanung und Routine helfen dabei, den Schlaf zu unterstützen.«

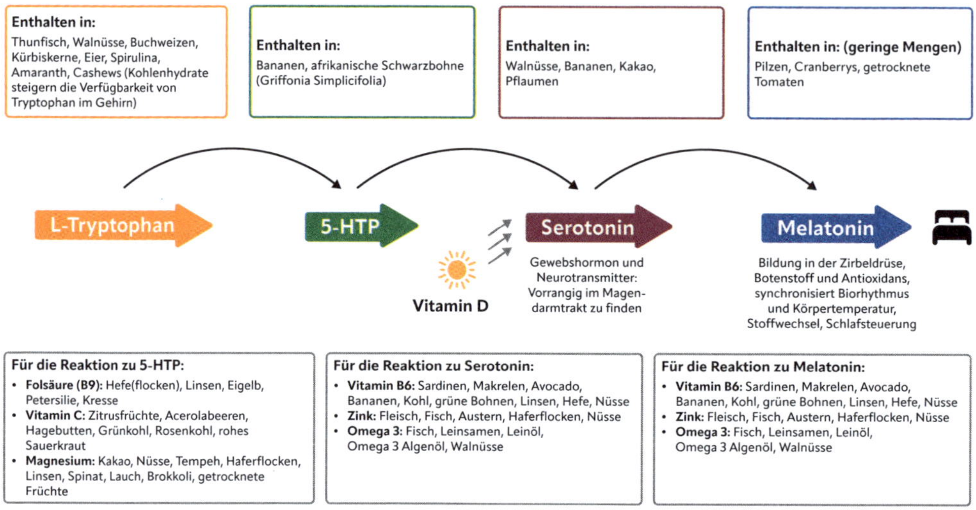

Abbildung 25: Melatoninspiegel und Nahrungsmittel

Um gut schlafen zu können, ist es wichtig, den Rhythmus deiner Mahlzeiten im Auge zu behalten – nicht zu verkrampft, jedoch sollte die Aufmerksamkeit darauf liegen, was und wann du isst. Die Uhrzeit ist deshalb entscheidend, weil dein Körper die Möglichkeit haben soll, in die Zellreinigung und -regeneration zu kommen. In Phasen der Essenspause werden die Zellen unterstützt. Deshalb stellt eine längere Essenspause über Nacht, die idealerweise bereits zwei bis drei Stunden vor dem Schlafengehen beginnt, eine Entlastung für deinen Organismus dar; er kann besser Melatonin produzieren. Ist dein Körper mit der Verdauung beschäftigt, dann verbraucht er viel Energie.

Die oben stehende Grafik zeigt Nahrungsmittel sowie die darin enthaltenen Stoffe L-Tryptophan, 5-HTP und Serotonin. Sie sind wichtig für die Melatoninproduktion:

Zu den Lebensmitteln noch zwei Anmerkungen:

- Thunfisch ist stark mit Schwermetallen belastet und vom Aussterben bedroht
- Hülsenfrüchte für bessere Verträglichkeit vor dem Kochen einweichen und lange kochen

Du kannst auch mit Melatonin, L-Tryptophan, Griffonia simplicifolia (enthält 5-HTP), Baldrianwurzel-Extrakt, Magnesium, GABA, Passionsblumenextrakt oder Glycin supplementieren.

10.4 Meditation als Epigenetik-Booster

Die Meditation stellt einen wesentlichen Mosaikstein in der Psychohygiene dar. Sie ist einer der Schlüssel für positive epigenetische Veränderungen und darf definitiv einen festen Platz in der täglichen Routine einnehmen. Meditieren hebt unsere Stimmung, verbessert unseren Umgang mit Gefühlen, verstärkt unsere positiven Persönlichkeitseigenschaften, erhöht unsere Konzentrationsfähigkeit und macht unser Denken klarer. Sie tut einfach gut, und ihre positive Wirkung ist längst in der Wissenschaft angekommen. Meditation bedeutet nichts anderes, als im Zustand des Seins zu verweilen und die Aufmerksamkeit für eine gewisse Zeit vollkommen auf den gegenwärtigen Moment zu richten. Durch diese Praxis kannst du lernen, deine Gedanken zu beruhigen und eine tiefere Verbindung zu dir selbst herzustellen.

Die Meditation ist ein bedeutender Teil der Gesundheitsprävention. Anders als im Egoverstand, der deine Erfahrungen, Gedanken sowie Glaubensmuster und damit einhergehend dein Leben und die Welt im Generellen bewertet, bist du bei der Meditation im Sein mit dir verbunden. Dein Egoverstand ist in Kontakt mit den Problemen aus der Vergangenheit und mit den Sorgen für die Zukunft, was zu den unterschiedlichsten Reaktionen in deinem Körper führt. Ein Hier und Jetzt kennt er nicht. An dieser Stelle setzt die Meditation an. Sie bringt dich in den Zustand der Verbundenheit mit der Gegenwart. Wie das genau funktioniert, wollen wir auf den nächsten Seiten ausführen.

In der Meditation steigst du aus der Identifizierung mit deinen Gedanken aus und beobachtest dich selbst, also deine Gedanken, die dann im jeweiligen Moment zu deiner Realität werden. Gleichzeitig kannst du deinen Körper wahrnehmen und in dich hinein spüren.

Die Meditation hat große Effekte auf deine Genregulierung. Der Bauplan deiner Gene ist vergleichbar mit den Tasten eines Klaviers. Der Pianist entscheidet, welche Melodie er spielt und welche Tasten hierfür gedrückt werden müssen. Welche Musik am Ende dabei herauskommt, liegt an der Kreativität des Pianisten. Er bestimmt.

Warum darfst du bewusst meditieren?

In der Vergangenheit wurde bereits unbewusst meditiert. Immer dann, wenn die Menschen in der Natur waren, wenn sie im Wald Holz gehackt haben, wenn sie Erntearbeit auf dem Feld verrichtet haben. Sie waren eng mit der Natur verbunden und in einem unbewussten Zustand der Meditation, in ihrem Sein. Sie waren in der Gegenwart, die Vergangenheit und die Zukunft spielten in diesen Momenten keine Rolle. Ihr Körper war nicht diesem ständigen Stress und dem Gedankenkreislauf ausgesetzt. Sie waren

*»Meditation wirkt
auf Geist und Körper
gleichermaßen und ist
dabei nicht voneinander
trennbar.«*

in der Verbindung mit sich selbst. Das war früher. Heute sieht unser Leben anders aus. Wann sind wir im Alltag, in unserem Arbeitsrhythmus mit uns selbst verbunden? Das sind ganz wenige Momente. Möglicherweise, wenn du Musik machst, wenn du künstlerisch unterwegs bist und dich dabei deine Kreativität die Zeit vollkommen vergessen lässt, weil du völlig versunken bist in deine Tätigkeit. Diese Zustände des Seins schaffen wir uns heute kaum noch. Sicherlich kennst du das: Du sitzt in der Arbeit, hast tausend Dinge zu erledigen, deine Kollegen unterbrechen häufig deinen Arbeitsfluss, du hetzt von einem Termin zum nächsten, schnell in die Mittagspause, wieder zurück, Nachrichten am Handy abrufen und weiter geht es. Kommt dir das bekannt vor? Du befindest dich in deinem Ego-Zustand, in jenem Teil deines Selbst, der mit dem bewussten Verstand, den Gedanken, Emotionen und dem Verhalten verbunden ist und dich funktionieren lässt. Du arbeitest deine Aufgaben ab und bist die meiste Zeit des Tages im Außen. Dabei ist es die Innenschau, die so wichtig ist und durch die du in dein reines Sein kommen kannst. Ein übermäßig dominanter Ego-Zustand kann zu einem Gefühl der Trennung von unserem wahren Selbst führen, da er häufig von Ängsten, Vorurteilen und dem Bedürfnis nach Kontrolle geprägt ist, was zu einer inneren Unzufriedenheit, einem Mangel an Selbstakzeptanz und einem Gefühl der Leere führen kann. Durch die Innenschau können wir unser Ego besser verstehen und seine Auswirkungen auf uns und unsere Umgebung erkennen. Dies ermöglicht es uns, einen gesünderen Umgang mit unserem Ego zu entwickeln, unser wahres Selbst zu erkennen und in unser reines Sein zu kommen.

Es liegt in unserer Verantwortung, diese Momente der Verbundenheit wiederherzustellen, indem wir bewusst Zeit für uns selbst einplanen, um wieder zentriert und ganz bei uns sein zu können. Es gibt verschiedene Arten der Meditation, die dich deinem Sein näher bringen. Der Ursprung der Meditation ist es, in Stille zu sitzen und einfach zu sein. Mehr war es nicht. Wenn wir unseren Klienten die Meditation empfehlen, dann kommt häufig die Rückmeldung: »Ich war sofort in meinen Gedanken, ich kann das nicht, das ist nichts für mich.« Jedoch können wir da schnell beruhigen, denn – um ehrlich zu sein – uns ging es ganz zu Beginn auch nicht viel anders.

Die Meditation bewegt sich in einem Zyklus: Wir sind im Zustand des Seins, dann kommt ein Gedanke, wir identifizieren uns damit, und er reißt uns aus diesem meditativen Zustand heraus, wir werden achtsam und wechseln wieder in die Meditation hinein. So beschreiben wir gern den Kreislauf, da er unserer Erfahrung nach meist so erfolgt. Das bestätigen unsere Klienten ebenfalls. Zu Beginn der Meditation ist der Zustand des Verbundenseins unglaublich kurz, meist dauert er nur ein paar Sekunden.

Randnotiz: Es gibt Shaolin-Mönche, die einen ganzen Tag im Zustand des Seins sitzen können, ohne jegliche Störung, und sie empfinden diesen Tag als einen kurzen

Zeitraum, so, als ob sie lediglich eine Stunde meditiert hätten. Dies ist jedoch einzig deshalb möglich, da die Mönche von klein auf bereits in die Meditation geführt werden und daher sozusagen einen Vorsprung haben. Es geht jedoch in unserem Alltag nicht darum, den Zustand dieser Meister zu erreichen. Bereits kurze tägliche meditative Zustände haben sehr positive Wirkungen auf uns.

Es ist völlig in Ordnung, wenn dich deine Gedanken während der Meditation aus dem Zustand des Seins bringen. Bleibe dann einfach nur dran und finde wieder in den Zustand zurück. Es geht darum, diesen Prozess zu akzeptieren, so wie er eben kommt. Mit der Zeit wirst du feststellen, dass es vorwärtsgeht und dass die Phasen der Ruhe länger werden. Es ist eine Frage der Übung und der Gewohnheit. Im ersten Schritt ist deine Annahme gefordert, und zwar dahingehend, dass du akzeptierst, dass du einfach noch nicht so lange im Zustand des Seins verweilen kannst. Gib dir Zeit und meditiere regelmäßig, dann wirst du immer besser in den Zustand des reinen Seins gelangen.

Was macht nun die Meditation innerhalb der Epigenetik?

In einer wissenschaftlichen Übersicht[58] wurde untersucht, welche Effekte die Meditation auf die Genexpression und das Epigenom hat. Sie zeigt auf, dass Meditation epigenetische Veränderungen herbeiführen kann, die gesundheitsfördernd wirken und möglicherweise negative Auswirkungen eines stressigen Umfelds ausgleichen. Eine Studie[59] hat das biologische Alter der Teilnehmer unter die Lupe genommen. Das biologische Alter kann über die Länge der Telomere und epigenetische Marker (Methylierung der DNA) gemessen werden. Das kalendarische Alter kann von deinem biologischen Alter abweichen. Eine regelmäßige Meditationspraxis hat gezeigt, dass sie sich auf die epigenetischen Marker und stillen Entzündungsprozesse im Körper positiv auswirken kann und gegebenenfalls somit auch auf dein biologisches Alter.

Regelmäßige Meditation kann sich positiv auf die Telomeraseaktivität auswirken, was mit einem langsameren Prozess des Alterns in Verbindung gebracht wird.[60] Darüber hinaus können meditative Praktiken dazu beitragen, Entzündungsprozesse[61] im

58 Venditti et al. (2020).

59 Chaix, R. et al. (2017): »Epigenetic clock analysis in long-term meditators«, in: *Psychoneuroendocrinology* 85, S. 210–214, DOI: 10.1016/j.psyneuen.2017.08.016.

60 Jacobs, T. L. et al. (2011): »Intensive meditation training, immune cell telomerase activity, and psychological mediators«, in: *Psychoneuroendocrinology* 36(5), S. 664–681, DOI: 10.1016/j.psyneuen.2010.09.010.

61 Creswell, J. D. et al. (2012): »Mindfulness-Based Stress Reduction training reduces loneliness and pro-inflammatory gene expression in older adults: A small randomized controlled trial«, in: *Brain, Behavior, and Immunity* 26(7), S. 1095–1101, DOI: 10.1016/j.bbi.2012.07.006.

»Menschen, die meditieren, nehmen Einfluss auf ihr biologisches Alter.«

Körper zu reduzieren, das Immunsystem zu stärken und das Gehirn positiv zu beeinflussen. Eine Studie[62] hat gezeigt, dass nach einem achttägigen Meditationsretreat 220 Gene, die mit der Immunantwort verbunden sind, hoch reguliert wurden. Dies deutet darauf hin, dass Meditation das Immunsystem stärkt. Es ist faszinierend zu erkennen, wie die Kraft des Geistes und der Meditation einen messbaren Einfluss auf biologische Prozesse haben kann und wie sie potenziell die Zeichen des Alterns umkehren oder verlangsamen kann.

Nehmen wir an, du wärest kalendarisch beispielsweise 50 Jahre alt, biologisch könntest du jedoch 40 Jahre alt sein. Das würde nicht bedeuten, dass du zwangsläufig viel älter würdest, sondern es würde bedeuten, dass du weniger Alterskrankheiten bekommen könntest, damit länger fit wärst und weniger medizinische Unterstützung benötigtest. Genauso könnte es aber auch andersherum sein, dass dein kalendarisches Alter 40 ist, dein biologisches Alter sich jedoch um die 55 Jahre bewegen könnte. Das wäre auch möglich. Wäre dies der Fall, dann wäre es wahrscheinlich, dass Alterskrankheiten früher eintreten könnten.

Die Meditation und die damit kombinierte Verbundenheit mit dem Sein könnten dazu führen, dass wir biologisch jünger werden könnten. Meditation unterstützt die Selbstregulation und führt zu einem sehr positiven Effekt für Körper und Geist.

Hängen wir viel in unserem Ego-Zustand, haben Ängste und machen uns viele Sorgen, steigt das Niveau von Cortisol, Adrenalin und Noradrenalin an. Ist dies chronisch oder dauerhaft der Fall, dann stellt dies eine große Belastung für den Körper dar, und er wechselt ohne unser Zutun in den Überlebensmodus, in dem die Organe nicht mehr so gut versorgt und viele Funktionen heruntergefahren werden. Außerdem verändert sich durch chronischen Stress die epigenetische Regulierung auf eine negative Art. Befinden wir uns in einem Zustand des Seins, können wir beobachten, dass sich unsere Emotionen verändern, dass wir mehr im Fluss des Lebens sind und Glücksmomente spüren. Dann werden andere Botenstoffe in unserem Körper ausgeschüttet, darunter unser Glückshormon Serotonin und DHEA – Hormone, die unsere Regeneration und unser Wohlbefinden fördern. All dies hat einen direkten Einfluss auf unsere Gene, auf die Beschaffenheit unserer Zellen und am Ende auf unsere Gesundheit.

Sowohl unbewusst als auch bewusst ausgeübte Meditation kann lang anhaltende Effekte haben. Menschen, die bei ihren kreativen Aktivitäten vollkommen im Hier und Jetzt sind, die Zeit vergessen, ihre Leidenschaft spüren und ihrem Hobby nachgehen, erleben einen tiefen Zustand des Seins. Diese Menschen benötigen möglicherweise

62 Chandran et al. (2021).

weniger bewusste Meditation, da sie bereits stark im Moment verankert sind. Im Gegensatz dazu profitieren Personen, die in Berufen tätig sind, die häufig rationale Gedanken erfordern, von bewusster Meditation. Es gibt daher unterschiedliche Wege, um in einen Zustand des Seins zu gelangen.

Dr Joe Dispenza, der seit vielen Jahren zum Thema Meditation forscht und Vorträge hält, hat mit seinem Wissenschaftsteam 120 Probanden untersucht, die regelmäßig über einen Zeitraum von vier Tagen meditiert haben. Dabei wurden vorher und nachher Werte zum Cortisolspiegel, zum Immunglobulin A und zu epigenetischen Markern erhoben. Dr Joe Dispenza hat folgende Ergebnisse publiziert:[63]

- Der Cortisolspiegel sank durchschnittlich um 16 Prozent.
- Die Konzentration von Immunglobulin A (IgA) erhöhte sich um fast 50 Prozent.
- Es kam zu Veränderungen der Genexpression in verschiedenen Genen, einschließlich Tumorsuppressorgenen, Genen des Immunsystems und Genen, die oxidativen Stress regulieren.

Bereits nach vier Tagen regelmäßiger Meditation zeigten sich diese beeindruckenden Verbesserungen. Das ist unglaublich. Das Immunsystem arbeitete nach dieser kurzen Zeit deutlich besser. Dies verdeutlicht das erhebliche Potenzial, das Meditation zur Beeinflussung der Genexpression und zur Förderung von Regenerationsprozessen bietet. Eine interessante Studie von Dr Joe Dispenza bestätigt den wirksamen Effekt der Meditation.[64] Er hat ebenfalls eine neue Studie zu Covid-19 veröffentlicht.[65] Sie verdeutlicht die positive Wirkung von Meditation auf unser Immunsystem.

Interessant ist auch die Wirkung von Meditation auf das Gehirn. Im Zustand des Seins wird das Task Positive Network (TPN) aktiv. Dieses Netzwerk ist verantwortlich für die Fokussierung auf eine spezifische Aufgabe, auf Konzentration und auf das bewusste Erleben des gegenwärtigen Moments. Im Gegensatz dazu arbeitet im Ego-Zustand das Default Mode Network (DMN), was mit selbstbezogenen Gedanken, Tagträumen und der Reflexion über die Vergangenheit oder Zukunft in Verbindung steht. Das Task Positive Network fördert die Klarheit des Geistes, die Konzentration, ein tieferes Verständnis deiner Gedanken sowie die bewusste Präsenz im Moment. Diese men-

63 Dispenza, J. (2023): »The Transformational Power of Gratitude«, online verfügbar unter https://drjoedispenza.com/dr-joes-blog/the-transformational-power-of-gratitude, letzter Zugriff am 21.01.2024.

64 Dr Joe Dispenza Deutschland Team (Hg.) (2022): »Spannende erste Ergebnisse unserer QUANTUM-Forschungsstudie«, online verfügbar unter https://drjoedispenza.info/s/Drjoedispenza/Blog_2022_ergebnisse_unserer_quantum_forschungsstudie, letzter Zugriff am 09.01.2024.

65 Zuniga-Hertz, J. P. et al. (2023): »Meditation-induced bloodborne factors as an adjuvant treatment to COVID-19 disease«, in: *Brain Behav Immun Health* 32, DOI: 10.1016/j.bbih.2023.100675.

tale Ausrichtung kann dazu beitragen, die geistige Gesundheit, das emotionale Wohlbefinden und die kognitive Leistungsfähigkeit zu verbessern.

Der Bereich des bewussten Denkens und unserer Persönlichkeit, also der Kortex, ist in der Meditation besser für uns reguliert, da er regenerieren kann und dadurch den Verstand schärft. Die Amygdala, der Alarmgeber für unser Stresssystem, ist im Ego-Zustand sehr aktiv; im Seinszustand eher ruhig und nach unten reguliert, und wir befinden uns im Entspannungsmodus. Der Hippocampus, der für das Lernen zuständig ist, wird durch Meditation besser reguliert, ebenfalls das Striatum, die Regulierungsinstanz zwischen unseren Gedanken und unseren Emotionen. Die Insula, unser Emotionszentrum für soziales Miteinander, erlaubt uns durch die Meditation, dass wir mehr Empathie aufbauen und mehr aus den Gesichtsausdrücken anderer schließen können. Der Corpus Callosum, die Verbindung unserer beiden Gehirnhälften, funktioniert im Seinszustand besser. Gleiches gilt für den Pons, einen Teil unseres Hirnstamms, der eine wichtige Rolle bei der Regulation von verschiedenen lebenswichtigen Funktionen (unter anderem Atmung, Herzfrequenz und unbewusste Bewegungen) unseres Körpers spielt. Und schließlich der Scheitellappen, der uns Trennungen wahrnehmen lässt. Konkret bedeutet das: Fasse ich mit geschlossenen Augen auf mein Knie, dann übernimmt der Scheitellappen die Aufgabe, dass ich einschätzen kann, wie groß der Abstand zwischen meiner Hand und meinem Knie ist.

Nach einem Unfall, der ihren Scheitellappen beeinträchtigte, erlebte eine Frau eine besondere Phase, in der sie sich tiefer mit sich selbst verbunden fühlte als je zuvor. Obwohl sie diesen Zustand genoss, in dem sie sich jedoch nicht eigenständig versorgen konnte, sehnte sie sich nach einer Rückkehr zu ihrer aktiven Alltagsfähigkeit. In dieser Phase konnte sie nicht angemessen die Distanz einschätzen und sich frei bewegen. Trotzdem empfand sie ein starkes Gefühl der Verbundenheit mit allem und eine starke innere Einheit.

Durch die Meditation fühlen wir uns mehr verbunden mit unseren Mitmenschen, mit der Natur, mit der Erde, mit allem, weil wir im Seinszustand sind. Im Ego-Zustand sind wir mehr in der Trennung, da wir Ängste und Sorgen hegen und uns im Gedankenkarussell befinden. Ist also der Scheitellappen durch die Meditation besser reguliert, dann fühlen wir uns verbundener und dadurch deutlich mehr im Vertrauen, im Fluss des Lebens und im Glück.

Würde man den Zustand des Seins und des Egos über Gehirnscans messen, könnte man feststellen, welcher Gehirnbereich aktiver und welcher weniger aktiv ist und dadurch Rückschlüsse ziehen, in welchem Zustand sich die Person gerade befindet.

Meditation reguliert das Stressniveau in deinem Körper und führt zu einer Verringerung von:

*»Die Meditation
ist ein Zustand
der Verbundenheit
im gegenwärtigen
Moment.«*

- Nervosität
- Reizbarkeit
- Unsicherheit
- Verlegenheit
- Ärger
- Ängste
- Traurigkeit
- Melancholie

Durch Meditation wird es möglich, sich vom äußeren Umfeld mit all seinen Ablenkungen, Objekten und Menschen abzukehren und tief in das eigene Innere einzutauchen. In diesem inneren Raum ist der Mensch allein mit sich und seinem Sein. Dieser Zustand erinnert an die Zeiten unserer Kindheit, als wir beim Spielen vollkommen in einer Aktivität aufgingen, ganz vertieft und versunken in dem, was uns beschäftigte. In solchen Momenten haben wir die Umgebung um uns herum kaum wahrgenommen, da unsere Aufmerksamkeit vollkommen auf das Spiel gerichtet war. Genau darum geht es bei der Meditation: die Fähigkeit zu entwickeln, sich auf den gegenwärtigen Moment zu konzentrieren, abzuschalten und in die innere Stille einzutauchen. Es geht darum, die Einfachheit und Unmittelbarkeit des Kindseins wiederzuentdecken und einen Zustand der inneren Ruhe und Präsenz zu erreichen.

Beim Meditieren erkennt der Geist, dass er nicht die Gedanken und Gefühle ist, sondern dass er sie lediglich wahrnehmen und wieder ziehen lassen darf wie eine Wolke, die kommt und weiterzieht; ohne dabei den Inhalt zu bewerten. Es geht einfach nur darum, zu beobachten – mehr nicht.

Erlernen der Meditation

Um die Meditation in deinen Alltag zu integrieren, ist Regelmäßigkeit der Schlüssel zum Erfolg. Das tägliche Praktizieren. 20 Minuten am Tag reichen bereits für einen positiven Effekt. Das kannst du beispielsweise zu einer Morgenroutine machen.

Eine erste Stufe der Meditation ist das achtsame Wahrnehmen der Umgebung. Begib dich dafür in die Natur und nimm einfach den Wind in den Blättern und Ästen wahr, sieh dem fließenden Wasser in einem Fluss zu, lausche dem Rauschen eines Wasserfalls, fühle das Fell einer Katze, rieche den Duft einer Blume. Lasse sämtliche Emotionen zu und bewerte diese Sinneseindrücke nicht. Das ist eine einfache Form der Achtsamkeit, bei der die Augen zunächst geöffnet sind. Im Alltag kannst du dich üben, indem du Situationen intensiv beobachtest, ohne in die Bewertung zu gehen. Dadurch werden deine Gedanken in Form von Sorgen, Ängsten, Groll, Neid und Verlangen minimiert. Wer es schafft, durch Meditation dieses Stimmengewirr zu verringern, kommt zu mehr Klarheit und Gelassenheit und somit zu innerer Ruhe und tiefem Frieden. Das ist bewusstes Sein, jener Zustand, mit dem jeder Säugling zur Welt kommt.

Geht es in die eigentliche Meditation, so ist es wichtig, einen geschützten Raum zu kreieren, der die nötige Ruhe bietet, um den Weg nach innen positiv zu fördern und tief in den Seinszustand eintauchen zu können. Der Platz dafür muss nicht zwingend zu Hause sein, es kann auch ein Ort in der Natur sein. Meditierst du daheim, dann schaffe eine schöne Atmosphäre. Unterstützend sind Düfte, warmes Licht und eine wohlige Raumtemperatur. Eine gute Zeit zum Meditieren ist morgens, mittags oder abends. Am Morgen startest du mit der Meditation aktiv in den Tag, da du dadurch deine volle Aufmerksamkeit nach innen lenkst. Mittags unterstützt die Meditation dabei, das aktive Default Mode Network (selbstbezogene Gedanken, Tagträume, interne Verarbeitung von Erlebtem und von Informationen) zu regulieren, und am Abend ist sie eine Option, um gut in den Schlaf zu kommen. Dann ist eine entspannte Position wichtig, entweder im Sitzen mit möglichst aufrechtem Rücken oder – je nach Meditation – auch im Liegen. Für das Sitzen eignet sich ein rundes Meditationskissen.

Als Einstieg in die Meditation eignet sich das Atmen sehr gut, denn es wirkt beruhigend auf den Sympathikus. Hier eine Mini-Anleitung:

Atemmeditation: Schließe deine Augen und nimm einige tiefe Atemzüge in den Bauch. Tief einatmen, Luft anhalten, wieder ausatmen und wieder die Luft anhalten. Alternativ kannst du auf etwa vier Sekunden einatmen, die Luft für etwa sieben Sekunden anhalten und für etwa elf Sekunden wieder ausatmen.

Fängst du gerade erst mit dem Meditieren an, dann passiert es oft, dass dich deine Gedanken wieder aus diesem Zustand herausreißen. Das ist völlig in Ordnung. Allein die Tatsache, dass du deine Gedanken wahrnimmst, ist ein Anfang von Bewusstsein und Achtsamkeit. Wichtig ist es dann, den Fokus wieder nach innen zu richten. Dieser Wechsel will häufig geübt werden.

Konzentrationsmeditation: Bei dieser Art von Meditation fixierst du für eine gewisse Zeit einen Punkt, zum Beispiel die Flamme einer Kerze.

Passive Meditation: Diese Meditation wird ohne Bewegung im Sitzen oder im Liegen mit geschlossenen Augen praktiziert. Dein Körper erfährt dabei Ruhe und Entspannung, und deine Aufmerksamkeit ist dabei nach innen gerichtet.

Geführte Meditationen sind eine Form der Meditation, bei der eine Stimme oder Audioaufzeichnung den Meditierenden durch den Meditationsprozess leitet. Themen wie Stressbewältigung, Achtsamkeit, Empowerment, Selbstliebe, Heilung oder Entspannung können behandelt werden und sind für Anfänger sowie erfahrene Meditierende gleichermaßen hilfreich. Die Anleitungen können dabei unterstützen, den Atem und den Geist zu beruhigen, tiefe Entspannung zu erreichen und ein tieferes Verständnis für das eigene Sein zu entwickeln.

Aktive Meditationen sind eine Form der Meditation, bei der körperliche Bewegungen, Atemtechniken oder kreative Aktivitäten genutzt werden, um in einen meditativen Zustand zu gelangen. Aktive Meditationen bieten eine dynamische Möglichkeit, Körper, Geist und Seele in Einklang zu bringen, Stress abzubauen, Energie zu steigern und Achtsamkeit zu kultivieren.

Entscheidend ist es, deinen unruhigen und reizüberfluteten Geist dazu zu bringen, im Hier und Jetzt zu sein. Vermutlich ist dein Alltag auch – wie bei so vielen anderen Menschen – stark geprägt durch Medien und Smartphone, wobei Achtsamkeit und Selbstfürsorge oft zu kurz kommen. Und ein solcher Alltag bietet häufig wenig Gelegenheit zur inneren Einkehr. Auswirkungen auf die Gefühlswelt, die Balance, den Schlaf, das soziale Umfeld, um nur einige Faktoren zu nennen, sind vorprogrammiert. Ein digitales Entgiften, um durch den Konsum von Social Media & Co. das Ego nicht noch mehr aufzubauen, ist von Zeit zu Zeit absolut ratsam. Vielleicht bemerkst du in diesem Zusammenhang auch, wie viel Zeit dir plötzlich zur Verfügung steht, wenn du den Medienkonsum mal stark runterfährst.

10.5 Bewege dich fit

Wir leben in einer Zeit, in der Bewegung oft in den Hintergrund rückt. Unsere technologiegetriebene Gesellschaft fördert eine sitzende Lebensweise und verleitet uns dazu, unseren Körper und Geist zu vernachlässigen. Doch was, wenn uns gesagt würde, dass Bewegung keine bloße Aktivität ist, sondern eine erstaunliche Kraft besitzt, die unsere Gene und unsere Gesundheit auf ganz erstaunliche Weise beeinflussen kann?

In diesem Abschnitt beschäftigen wir uns mit den Gründen für tägliche Bewegung und damit, was in unserem Körper geschieht, wenn wir uns aktiv und regelmäßig bewegen.

Die Bedeutung von Bewegung für unsere Gesundheit ist schon lange bekannt. Regelmäßige körperliche Aktivität wird mit einer Vielzahl von positiven Effekten in Verbindung gebracht, wie einer gesteigerten kardiovaskulären Gesundheit, einer verbesserten Stimmungslage und einem verringerten Risiko für chronische Erkrankungen. Doch erst in den letzten Jahrzehnten wurden die zugrunde liegenden Mechanismen erforscht und dabei entdeckt, dass Bewegung nicht nur unsere körperliche Fitness, sondern auch unsere Genregulation beeinflusst.

Bewegung ist nicht nur ein Mittel zum Erreichen eines bestimmten Ziels, sondern ein Schlüssel zur Erhaltung unserer Gesundheit und zum gezielten Einfluss auf unsere Gene. Die Bedeutung von Bewegung für unsere Gesundheit ist unbestreitbar. Doch was viele Menschen nicht wissen, ist, dass Bewegung auch auf molekularer Ebene Auswirkungen hat und somit eine wichtige Rolle in der Physio-Epigenetik spielt. Epigenetische Veränderungen können durch Umwelteinflüsse wie Ernährungs- oder Lebensstilfaktoren hervorgerufen werden. Die Forschung zeigt jedoch, dass körperliche Aktivität ebenfalls epigenetische Modifikationen verursacht – insbesondere im Zusammenhang mit Genexpression und DNA-Methylierung. Durch regelmäßiges Training kann die Methylierungsrate bestimmter Gene erhöht oder verringert werden, wodurch wiederum deren Expression beeinflusst wird. Dies bedeutet, dass wir tatsächlich Einfluss darauf haben können, welche Gene aktiviert beziehungsweise deaktiviert sind – ein faszinierender Gedanke! Es gibt noch viel zu erforschen über den genauen Mechanismus hinter diesen Prozessen sowie darüber, welches Maß an körperlicher Aktivität notwendig ist, um diese Effekte auszulösen. Ein Aspekt jedoch steht außer Frage: Unsere tägliche Beweglichkeit trägt maßgeblich dazu bei, gesund zu bleiben!

Neben der Veränderung von Genexpression und DNA-Methylierung gibt es noch weitere epigenetische Mechanismen, die durch Bewegung beeinflusst werden können. Zum Beispiel kann körperliche Aktivität auch Auswirkungen auf die Histone haben – Proteine, um die sich unsere DNA wickelt –, was wiederum dazu führen kann, dass Gene aktiviert oder deaktiviert werden. All diese Erkenntnisse zeigen uns deutlich: Unsere täglichen Entscheidungen bezüglich unserer körperlichen Aktivitäten haben einen direkten Einfluss auf unsere Gesundheit und unser Wohlbefinden bis hin zur molekularen Ebene. Es ist ein faszinierender Gedanke zu wissen, wie wir durch regelmäßige Bewegung tatsächlich in der Lage sind, unser Epigenom positiv zu verändern.

Welche spezifischen Arten von Übungen am effektivsten sind, um bestimmte gesundheitliche Vorteile zu bewirken, und wie man eine ausgewogene Routine entwickeln kann, um langfristig davon profitieren zu können, darum soll es auf den nächsten Seiten gehen. Die Physio-Epigenetik hat das Potenzial, unser Verständnis von Gesundheit und Krankheit zu revolutionieren. Indem wir die epigenetischen Auswirkungen unserer körperlichen Aktivität verstehen, können wir gezielt unsere Gene beeinflussen und somit langfristig gesünder leben. Es ist wichtig zu betonen, dass Bewegung nicht nur für Menschen mit bestimmten Erkrankungen oder Risikofaktoren relevant ist – jeder kann von regelmäßiger körperlicher Aktivität profitieren.

Am 12. Dezember 2022 veröffentlichte die Bundesregierung fünf gute Gründe für Bewegung und unterstrich dabei die Wichtigkeit für Körper und Geist wie folgt:[66]

66 Presse- und Informationsamt der Bundesregierung (2022): »Warum Bewegung im Alltag wichtig ist«, online verfügbar unter https://www.bundesregierung.de/breg-de/suche/bewegung-im-alltag-2152810, letzter Zugriff am 22.11.2023.

1. Regelmäßige Bewegung erhöht die Chance auf ein längeres Leben.
2. Das Risiko für Herz-Kreislauf-Erkrankungen ist geringer.
3. Sportliche Aktivität beugt Übergewicht vor.
4. Das Risiko, an Diabetes, Krebs und Osteoporose zu erkranken, sinkt.
5. Sport fördert die psychische Gesundheit.

Wird dein Körper – egal durch welche Art von Bewegung – aktiv gehalten, dann werden regelmäßig zahlreiche Funktionen angeregt, insbesondere der Bewegungsapparat, das Herz-Kreislauf-System, der Stoffwechsel, das Nervensystem, die Gehirnfunktion, die Psyche sowie das Immunsystem. Bei Bewegung an der frischen Luft ist außerdem das Sonnenhormon Vitamin D aktiv. Körperliche Aktivität führt zu einer besseren Durchblutung und Versorgung mit Nährstoffen, Bänder und Sehnen werden gestärkt, was wiederum den Gelenken zugutekommt. Darüber hinaus wird die Herz- und Atemmuskulatur gestärkt. Wird das Herz regelmäßig trainiert, kann es mehr Blut durch den Körper pumpen, was eine bessere Sauerstoffversorgung mit sich bringt. Eine gestärkte Atemmuskulatur lässt die Atmung effizienter werden und führt dazu, dass man nicht mehr so schnell aus der Puste kommt. Das Gehirn wird bei regelmäßiger Bewegung ebenso besser durchblutet, was sich förderlich auf die Gedächtnisleistung und das Risiko von Erkrankungen wie Alzheimer auswirkt.

Ein guter Fitnesszustand fördert sämtliche Faktoren deiner Selbstliebe, das heißt, dein Selbstwertgefühl, dein Selbstbewusstsein sowie deine Selbstwirksamkeit. Körper, Geist und Seele werden gleichermaßen positiv gefördert.

Fünf Tipps für einen gesunden Geist:

1. Sorge für Entspannung.
2. Pflege deine sozialen Kontakte.
3. Bleibe aktiv und lerne Neues.
4. Mache dir die Macht des Lachens zunutze.
5. Ein Lächeln bewirkt auch bei dir selbst Wunder.

Landläufig existiert die Meinung, dass Bewegung nur dann richtig effektiv ist, wenn der Körper danach völlig durchgeschwitzt ist. Das muss jedoch nicht sein. Sport bedeutet nach unserem Verständnis nicht, bis zur völligen Erschöpfung zu trainieren und sich zu verausgaben. Dennoch darf Sport deinen Körper leicht zum Schwitzen bringen, was zur Aktivierung des Stoffwechsels, zur Steigerung der Durchblutung und zur Ausschüttung von Endorphinen für ein allgemeines Wohlbefinden führen kann. Es ist wichtig, die Bewegung so zu gestalten, dass sie deinem Körper guttut und du Freude

»Macht dir die Bewegung Freude, dann werden mehr Glückshormone ausgeschüttet und Stresshormone abgebaut.«

an der Aktivität hast. Indem du auf deinen Körper hörst, auf eine angemessene Intensität achtest und dich achtsam behandelst, kannst du die positiven Effekte des Sports optimal nutzen.

Körperliche Leistung ist nicht immer oberste Priorität. Deinen Körper als Objekt zu sehen, das man einfach mal bis zur Erschöpfung beansprucht oder gar überstrapaziert, ist bei Weitem nicht die Lösung. Diese Glaubenssätze darfst du über Bord werfen. Andernfalls würdest du Warnsignale deines Körpers gar nicht ausreichend wahrnehmen und ihm mit Bewegung oder übertriebenem Sport mehr Schaden zufügen als Gutes tun. Körperliche Grenzen dauerhaft zu überschreiten, ist höchst kontraproduktiv; dieses Verhalten kann langfristig zu gesundheitlichen Beeinträchtigungen führen, die dann viel Geduld, Zeit und Arbeit auf sämtlichen Ebenen erfordern, um wieder zu heilen. Wenn manche Klienten Sport und Bewegung sehr lieben und nicht ohne leben können, so mag dies auf den ersten Blick nach einer gesunden Haltung klingen. Ab einem gewissen Grad kann diese Einstellung jedoch zu einer falschen Verknüpfung im Gehirn führen.

Stress ist keinesfalls förderlich für dein Epigenom. Das haben wir bereits mehrfach erwähnt. Und genau in diesen Stress kommt dein Körper, wenn du ihn permanent überforderst. Wenn dich innere Antreiberstimmen wie »Ich muss es allen recht machen« oder »Ich möchte alles unter Kontrolle haben« in einen zwanghaften Zustand versetzen, in dem du deinen Körper zu 100 Prozent kontrollieren möchtest und dabei gleichzeitig alle anderen Lebensbereiche außer Kontrolle geraten, dann kann Bewegung krank machen. Sie stellt dann keinen Ausgleich mehr dar, der dich in die Work-Life-Balance bringt, sondern ist eine Belastung auf sämtlichen Ebenen.

Vielleicht hattest du schon mal Berührung mit dem Thema Essstörung. In solchen Fällen kann ein gestörtes Verhältnis zum Essen zu einem ungesunden Bewegungsverhalten führen, was zu Stress im Körper führt. Dieser Stress kann wiederum das Immunsystem aus dem Gleichgewicht bringen. Dadurch haben Viren möglicherweise leichtes Spiel, die Leber kann geschwächt werden und ihre wichtige Funktion der Entgiftung eventuell nicht mehr ausreichend erfüllen. Eine negative Spirale könnte einsetzen und zu einer Schädigung der Mitochondrien führen, was weitere gesundheitliche Probleme nach sich ziehen kann.

Wie viel Bewegung sollte es sein?

Für ein gesundes Maß an Bewegung reichen bereits 20 Minuten täglich aus. Wichtig dabei ist, dass nicht jeden Tag derselbe Reiz gesetzt wird, sondern der gesamte Bewegungsapparat unterschiedlich in Bezug auf Kraft und Ausdauer gefordert wird. Studien[67] zeigen, dass regelmäßige tägliche Bewegung einige Gene in den Muskelzellen aktiviert, die eine wichtige Rolle im Energiestoffwechsel spielen.

Nur in jenen Zellen, die immer wieder trainiert werden, sind die Gene auch aktiv. Du darfst dein Training also langfristig durchführen und vor allem deinen gesamten Körper miteinbeziehen, damit die Fettzellen stimuliert werden und – ganz wichtig – damit das Risiko für Übergewicht und Diabetes Typ 2 gesenkt wird. Zu berücksichtigen ist dabei der Blutzuckerspiegel, der ebenfalls von der Wirkung profitiert. Aber auch der Zellstoffwechsel ist davon positiv beeinflusst, was einen Effekt auf deine Alterung hat. Gene, die durch Bewegung aktiviert und besser abgelesen werden, können das Risiko von Krebs reduzieren.

Für deinen Körper sind sowohl ein starker Sympathikus als auch ein starker Parasympathikus essenziell. Stelle dir mal das autonome Nervensystem wie einen Rallye-Fahrer vor, der ständig Gas gibt und nur in den Kurven die Geschwindigkeit reguliert, indem er auf die Bremse tritt. Muss dein Sympathikus permanent alles geben, dann verkümmert der Parasympathikus auf Dauer und verschafft keinen Ausgleich mehr. Dies kann langfristig zu einem Ungleichgewicht im autonomen Nervensystem führen, was verschiedene gesundheitliche Probleme begünstigen kann, wie chronischen Stress, Burnout oder Herz-Kreislauf-Erkrankungen. Ein ausgewogenes Verhältnis zwischen Sympathikus und Parasympathikus ist daher entscheidend für die Gesundheit.

Viele nationale und internationale Studien zeigen, wie schnell sportliche Tätigkeiten Einfluss auf die epigenetischen Prozesse und damit sowohl auf die Physiologie deines Körpers als auch auf deine Psyche nehmen. Bereits im Jahr 2012 zeigten schwedische Forscher[68], dass ein 20-minütiges Training auf dem Fahrradergometer zu einer starken Aktivierung der Gene in den Muskelzellen führt. Je mehr sich die Probanden anstrengen mussten, desto mehr wurden bestimmte Gene demethyliert. Bei längerem und regelmäßigerem Training über einen Zeitraum von sechs Monaten konnte auch eine positive Veränderung in den Fettzellen beobachtet werden. Nur jene Zellen, die zuvor trainiert wurden, zeigten eine positive epigenetische Veränderung auf.

Durch Ausdauersport wird die Aktivität des Enzyms Telomerase gesteigert;[69] gleichzeitig werden der oxidative Stress und damit einhergehend die Entzündungen im Körper reduziert. Sport hat gezeigt, dass er die Telomere wieder verlängert.

---

67 Williams, K. et al. (2021): »Epigenetic rewiring of skeletal muscle enhancers after exercise training supports a role in whole-body function and human health«, in: *Molecular Metabolism* 53, DOI: 10.1016/j.molmet.2021.101290.

68 Barrès, R. et al. (2012): »Acute Exercise Remodels Promoter Methylation in Human Skeletal Muscle«, in: *Cell Metabolism* 15(3), S. 405–411, DOI: 10.1016/j.cmet.2012.01.001.

69 Werner, C. M. et al. (2019): »Differential effects of endurance, interval, and resistance training on telomerase activity and telomere length in a randomized, controlled study«, in: *European Heart Journal* 40(1), S. 34–46, DOI: 10.1093/eurheartj/ehy585.

»Moderater Sport hat einen regulierenden Effekt auf viele Gene, die mit typischen Zivilisationskrankheiten in Verbindung stehen.«

Insbesondere Ausdauersportarten wie Radfahren, Laufen oder Schwimmen – aber auch Walking oder schnelleres Spazierengehen – können die Aktivität von Genen erhöhen, die Entzündungsreaktionen im Körper reduzieren und chronischen Erkrankungen vorbeugen. Auch die Hirnaktivität kann durch Sport gesteigert werden, was zu einer besseren Gedächtnis- und einer höheren Konzentrationsleistung führt. Doch auch Kraftsport hat positive Effekte auf das Epigenom. Durch das Training wird die Bildung von Muskelzellen angeregt, und es entsteht mehr Muskelmasse.[70] Dies wiederum senkt das Risiko für Herz-Kreislauf-Erkrankungen und Diabetes. Regelmäßige sportliche Aktivität fördert nicht nur unsere körperliche Fitness, sondern kann auch tatsächlich unser Erbgut positiv beeinflussen. Ausdauer- und Krafttraining – beides ist gleichermaßen wichtig. Und natürlich darf die Freude an der Bewegung nicht fehlen. Denn ohne Spaß ist die investierte Zeit nicht optimal genutzt.

Beim Krafttraining geht es gar nicht so sehr um das Muskelwachstum, sondern dass die Muskeln stark, belastbar und leistungsfähig sind. Es gibt Menschen, die tragen riesige Muskelberge mit sich herum, haben jedoch keine große Muskelstärke. Viele Studien zeigen, dass starke Muskeln ein längeres Leben begünstigen.[71] Die Kombination aus Ausdauersport und Krafttraining hat sehr gute Effekte.[72]

Im Alter nehmen Knochendichte und Muskelmasse ab. Das geht schon im Alter von 30 Jahren los, wenn man nicht trainiert. Umso wichtiger ist es, früh genug mit zielgerichtetem Sport zu beginnen, um auch einem übermäßigen Abbau von Muskelmasse entgegenzuwirken. Du kannst diese Werte in einem ganzheitlichen Institut, wie unserem, messen lassen. Dieser Test zeigt die Körperzusammensetzung an, einschließlich Körpergewicht, Körperfettanteil, Muskelmasse, Wassergehalt, viszeralem Fett, fettfreier Masse, Body Mass Index (BMI), Grundumsatz sowie eine segmentale Analyse von Muskel- und Fettverteilung in verschiedenen Körperbereichen.

Im Institut kann deine VO2max gemessen werden, also die maximale Menge an Sauerstoff, die dein Körper während intensiver Anstrengung aufnehmen und verwerten kann. Diese Messung gibt wertvolle Hinweise darauf, wie gut deine Zellen mit Sauerstoff versorgt werden und wie effizient dein Herz-Kreislauf-System arbeitet. Eine höhere VO2max ist nicht nur ein Zeichen für eine gute Ausdauer und Fitness, sondern steht auch in engem Zusammenhang mit einer geringeren Mortalität. Indem du deine

70 Jacques et al. (2019).

71 Rapaport, L. (2022): »More Evidence That Strength Training Boosts Long-Term Health«, online verfügbar unter https://www.hsph.harvard.edu/news/hsph-in-the-news/strength-training-time-benefits/; letzter Zugriff am 17.08.2024.

72 Holviala, J. et al. (2012): »Effects of strength, endurance and combined training on muscle strength, walking speed and dynamic balance in aging men«, in: *Eur J Appl Physiol* 112, S. 1335–1347, DOI: 10.1007/s00421-011-2089-7.

VO2max steigerst, verbesserst du nicht nur deine sportliche Leistungsfähigkeit, sondern erhöhst auch die Wahrscheinlichkeit, länger und gesünder zu leben.

Durch Bewegung steigerst du die Testosteronproduktion in deinem Körper.[73] Du fühlst dich insgesamt wohler. Mit der Bewegung stimulierst du die Zellregeneration. Beim Sport gibst du deinem Körper einen physiologisch guten Stressreiz, wodurch die Muskeln anfangen, neue Zellen zu produzieren.

Noch ein Gedanke: Hast du schon mal die Erfahrung des Fastens gemacht oder darüber nachgedacht, einen Fastentag pro Woche einzulegen? Oder das Intervallfasten im Verhältnis 16:8 auszuprobieren? Beim Intervallfasten handelt es sich um eine Form des intermittierenden Fastens, bei der man täglich eine bestimmte Zeitspanne (16 Stunden) fastet und innerhalb eines festgelegten Zeitfensters (acht Stunden) die Nahrungsaufnahme erlaubt. Es wird angenommen, dass das Fasten viele gesundheitliche Vorteile bieten kann, einschließlich Gewichtsverlust, verbesserter Stoffwechselgesundheit und erhöhter Insulinsensitivität.

Das Fasten kann eine signifikante Wirkung auf die Zellgesundheit haben, indem es den Signalweg mTOR hemmt, was die Autophagie aktiviert und somit die zelluläre Reparatur fördert.[74] Während des Fastens werden fehlerhafte Zellen zerstört und neue Zellen gebildet. Bei anhaltendem Fasten über einen längeren Zeitraum wird dieser Prozess verstärkt. Es ist jedoch entscheidend, in den Phasen, in denen man nicht fastet, sicherzustellen, dass man die notwendigen Kalorien, Fette und Proteine zu sich nimmt, um den Körper optimal zu versorgen und ausreichend Nährstoffe bereitzustellen. Ein häufiges Problem beim regelmäßigen intermittierenden Fasten ist, dass viele Menschen dabei nicht genügend Proteine zu sich nehmen, was zu einem Proteinmangel führen kann. Um diesem Mangel vorzubeugen, ist es wichtig, während der Essensphasen bewusst auf eine ausreichende Proteinzufuhr zu achten, um die Muskelmasse und die allgemeine Gesundheit zu erhalten.

Jetzt kommt's: Wenn du Sport machst und zu wenige Proteine zu dir nimmst, dann kann dein Körper in einen Mangel an Aminosäuren kommen. Er baut dann Muskelmasse ab, obwohl du Sport machst. Deshalb ganz wichtig: Machst du Intervallfasten, dann solltest du in den acht Stunden genug essen und auch parallel dazu prüfen, ob diese Art der Nahrungszufuhr für dich die richtige ist.

Wenn deine Zellen nicht ausreichend mit Nährstoffen versorgt werden, kann dies dazu führen, dass die Muskelproteinbiosynthese unzureichend ist, was den Aufbau von

---

73 Zouhal, H. et al. (2022): »Effects of Exercise Training on Anabolic and Catabolic Hormones with Advanced Age: A Systematic Review«, in: *Sports Med* 52(6), S. 1353–1368 , DOI: 10.1007/s40279-021-01612-9.

74 Bhoumik, S.; Rizvi, S. I. (2021): »Anti-aging effects of intermittent fasting: a potential alternative to calorie restriction?«, in: *Biologia* 76(8), S. 2329–2336, DOI: 10.1007/s11756-021-00770-5.

»Sport lässt dich gesund altern und damit länger leben.«

Muskelzellen beeinträchtigt und zu einem verminderten Muskelwachstum führt. Das ist dann kontraproduktiv und führt am Ziel vorbei. Damit du genug Muskelmasse aufbauen kannst, brauchst du sogar ausreichend Vitamin D und damit einhergehend genug Vitamin A und Magnesium. Damit Calcium in die Knochen wandert, muss dein Körper ausreichend mit Vitamin K2 versorgt sein. Proteine verändern alles, wenn es um den Aufbau von Muskelmasse geht. Das ist wohlbekannt. Was jedoch nicht so verbreitet ist: Der Körper kann die Eiweiße, die du isst, manchmal nicht optimal verdauen, und es kann aufgrund eines Mangels an Verdauungsenzymen zu Fäulnisprozessen im Darm kommen.

Unabhängig von deiner Ernährungsform – vegetarisch, vegan, omnivor – kannst du einen Mangel an einzelnen Aminosäuren aufweisen, was durchaus für eine Supplementierung von einzelnen Aminosäuren spricht. Unbedingt notwendig ist aus unserer Sicht dann auch die Einnahme von essenziellen Aminosäuren, also jenen, die dein Körper nicht selbst bilden kann.

Ein weiterer Aspekt für den Aufbau von Muskelmasse ist die Zufuhr von Nukleotiden (chemischer Grundbaustein der DNA und RNA), da deren Produktion mit zunehmendem Alter abnimmt. Die Einnahme von weiteren Mineralien wie Zink, Selen, Jod und Molybdän ist sehr empfehlenswert, denn jede Zelle in deinem Körper benötigt diese Substanzen.

Die wissenschaftliche Evidenz ist klar und eindeutig: Menschen, die regelmäßig sportlich aktiv sind und eine gute Muskelstärke besitzen, haben eine höhere Lebenserwartung.[75] Sport spielt eine entscheidende Rolle für die Langlebigkeit und Gesundheit. Sowohl Ernährung als auch Sport haben einen signifikanten Einfluss auf dein Wohlbefinden und auf deine Gesundheit.

10.6 Mehr Dopamin durch Musik

Unsere außergewöhnliche Fähigkeit, Musik zu erschaffen und zu genießen, ist ein markantes Merkmal menschlicher Kreativität und Emotionalität. Was uns jedoch besonders fasziniert, ist die Fähigkeit der Musik, unsere Stimmung und Emotionen tiefgreifend zu beeinflussen. Die Wissenschaft beginnt gerade erst, die komplexen neurologischen Prozesse zu verstehen, die dem Genuss und der Wirkung von Musik zugrunde liegen. Einer dieser Prozesse beinhaltet die Freisetzung des Neurotransmit-

75 McLeod, M. et al. (2016): »Live strong and prosper: the importance of skeletal muscle strength for healthy ageing«, in: *Biogerontology* 17(3), S. 497–510, DOI: 10.1007/s10522-015-9631-7.

ters Dopamin, einer chemischen Verbindung, die für das Gefühl von Vergnügen und Zufriedenheit verantwortlich ist. Es hat sich gezeigt, dass bestimmte Formen von Musik, besonders solche, die binaurale Beats beinhalten, die Stimmung im Gehirn stark beeinflussen können.[76]

Binaurale Beats entstehen durch das Phänomen der auditiven Illusion, bei der zwei Töne mit leicht unterschiedlichen Frequenzen gleichzeitig in jedem Ohr als ein einziger Ton gehört werden. Untersuchungen haben gezeigt, dass diese Beats das Gehirn in verschiedenen Frequenzbereichen stimulieren können, was dazu führt, dass das Gehirn in einen Zustand der Synchronisation mit dem Beat eintritt, was verschiedene Auswirkungen auf die Gehirnwellenaktivität und die damit verbundenen psychologischen und physiologischen Zustände haben kann.

In den Studien hat sich gezeigt, dass das Hören solcher Beats die Stimmung tatsächlich erhöht. Das bedeutet, dass das Gehirn in einen Zustand versetzt wird, der dem beim Erleben von Vergnügen oder Belohnung ähnelt. Dies ist ein bemerkenswertes Ergebnis, das darauf hindeutet, dass es eine wirksame Möglichkeit sein könnte, die Stimmung und den emotionalen Zustand durch Sinnesstimulation zu beeinflussen.

Dieses Konzept ist nicht nur für die Musikwissenschaft, sondern auch für das Feld der Epigenetik von Bedeutung. Untersuchungen haben gezeigt, dass Umweltfaktoren wie Stress, Ernährung und eben auch Musik[77] die Art und Weise beeinflussen können, wie Gene im Körper aktiviert werden.

Die Auswirkungen von binauralen Beats auf das Dopamin und damit auf die Genexpression könnten also weitreichende Konsequenzen haben. Bei regelmäßigem Hören könnten sie möglicherweise zur unterstützenden Behandlung von Symptomen beitragen, die mit Dopaminmangel verbunden sind, wie Depressionen[78] und Parkinson-Krankheit.[79] Weiterhin könnten diese Erkenntnisse Therapieansätze für Personen mit Schlafstörungen, Angstzuständen und Konzentrationsschwierigkeiten bieten.

Der bisherige Forschungsstand macht deutlich, dass Musik mehr ist als nur ein Vergnügen für die Ohren – sie kann ein mächtiges Werkzeug für die Gesundheit und das Wohlbefinden sein. Es ist jedoch wichtig zu betonen, dass weitere Forschung notwen-

76 Milazzo, N. (2022): »Binaural Beats«, online verfügbar unter https://examine.com/other/binauralbeats/, letzter Zugriff am 17.08.2024.

77 Gallazzi, M. et at. (2024): »Wonder symphony: epigenetics and the enchantment of the arts«, in: *Environ Epigenet* 10(1), DOI: 10.1093/eep/dvae001; Gómez-Carballa, A. et al. (2023): »Music compensates for altered gene expression in age-related cognitive disorders«, in: *Sci Rep* 13, S. 21259, DOI: 10.1038/s41598-023-48094-5.

78 Chaieb, et al. (2015): »Auditory beat stimulation and its effects on cognition and mood states«, in: *Front Psychiatry* 6(70), DOI: 10.3389/fpsyt.2015.00070.

79 Gálvez, G. et al. (2018): »Short-Term Effects of Binaural Beats on EEG Power, Functional Connectivity, Cognition, Gait and Anxiety in Parkinson's Disease«, in: *Int J Neural Syst* 28(5), DOI: 10.1142/S0129065717500551.

dig ist, um die genauen Auswirkungen von binauralen Beats auf das Gehirn und den Körper besser zu verstehen. Die bisherigen Ergebnisse sind vielversprechend, und es bleibt spannend abzuwarten, welche Erkenntnisse sich in Zukunft noch ergeben werden. Vielleicht wird Musik bald nicht nur als kulturelles Phänomen betrachtet, sondern auch als wichtiger Bestandteil unserer Gesundheitspflege angesehen.

Binaurale Beats können eine Ergänzung oder Unterstützung zur konventionellen medizinischen Therapie sein. Nichtsdestotrotz gibt es bereits zahlreiche Anwendungsgebiete von binauralen Beats in der Musiktherapie und bei Entspannungstechniken. Viele Menschen nutzen sie zum Beispiel zur Stressbewältigung, um besser schlafen zu können oder um ihre Konzentration beim Lernen und Arbeiten zu verbessern. Insgesamt zeigt die Forschung auf diesem Gebiet das enorme Potenzial von Musik in Bezug auf unser Gehirn und unsere Gesundheit. Es bleibt abzuwarten, welche weiteren Möglichkeiten sich noch ergeben werden.

Wie kann man binaurale Beats in den Alltag integrieren?

Es gibt verschiedene Möglichkeiten, binaurale Beats in den Alltag zu integrieren. Eine Möglichkeit ist das Hören von speziell dafür produzierter Musik oder Klängen über Kopfhörer während der Entspannung oder Meditation. Es gibt auch Apps und Online-Plattformen, die diese Art von Musik anbieten. Eine weitere Option wäre es, sich eigene Playlists mit binauralen Beats zusammenzustellen und sie beim Lernen oder Arbeiten im Hintergrund laufen zu lassen. Dabei sollte jedoch darauf geachtet werden, dass die Frequenzbereiche auf den jeweiligen Zweck abgestimmt sind – zum Beispiel Delta-Wellen zur Förderung von tiefer Entspannung oder Schlaf und Beta-Wellen zur Steigerung der Aufmerksamkeit und Konzentration. Wichtig ist dabei immer ein bewusster Umgang mit dieser Technologie: Binaurale Beats sollten nicht als alleinige Behandlungsmethode bei ernsthaften Erkrankungen angesehen werden und man sollte stets seine individuellen Bedürfnisse berücksichtigen sowie potenzielle Risiken abwägen.

Es ist wichtig zu betonen, dass binaurale Beats nicht für jeden geeignet sind. Menschen mit Epilepsie oder schweren Herzproblemen sollten sie zum Beispiel vermeiden. Auch während der Schwangerschaft sollte man vorsichtig sein und sich gegebenenfalls von einem Arzt beraten lassen. Wenn du jedoch neugierig auf diese Technologie geworden bist und sie ausprobieren möchtest, kannst du dies ohne großen Aufwand tun – viele Apps bieten kostenlose Testversionen an. Wähle einfach die Frequenzbereiche aus, die deinen Bedürfnissen entsprechen (beispielsweise Entspannung oder Konzentration), setze deine Stereo-Kopfhörer auf und genieße den Klang.

Binaurale Beats können eine positive Wirkung auf unser Gehirn haben, dennoch ist es wichtig zu beachten, dass individuelle Reaktionen variieren. Was für eine Person hilfreich ist, ist bei einer anderen Person möglicherweise nicht wirksam. Daher ist es empfehlenswert, eine individualisierte Herangehensweise zu wählen, verschiedene Ansätze auszuprobieren und darauf zu achten, wie der eigene Körper und der Geist darauf reagieren.

Jede deiner Milliarden von individuellen Zellen, insbesondere Neuronen, kann elektrische Signale erzeugen, die in bestimmten Mustern auftreten. Diese elektrischen Aktivitäten können durch eine Elektroenzephalographie – besser bekannt unter der Abkürzung EEG – erfasst werden. Das EEG zeichnet die kollektiven elektrischen Signale von Millionen von Neuronen auf – in etwa so wie ein Seismograph die Bewegungen bei einem Erdbeben registriert. Das EEG misst nicht das elektrische Signal einzelner Gehirnzellen, sondern das zusammengefasste elektrische Muster von vielen Millionen Zellen, die gemeinsam in unserem Gehirn aktiv sind. Diese Muster werden als Gehirnwellen bezeichnet.

Wusstest du, dass dein Gehirn fünf unterschiedliche Arten von Wellen produziert? Diese sind die Delta-, Theta-, Alpha-, Beta- und die Gamma-Wellen.

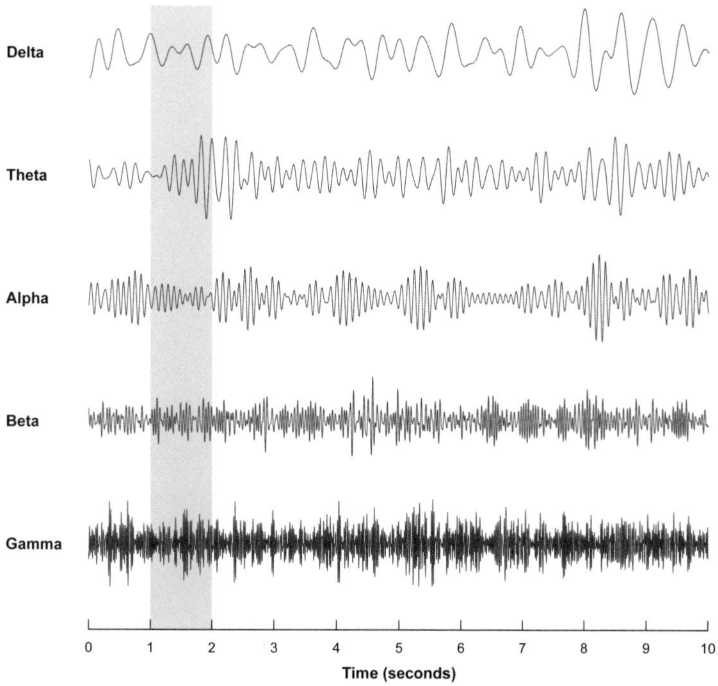

Abbildung 26: Gehirnwellen

Die Gamma-Wellen haben mit Abstand die höchste Frequenz unter den Gehirnwellen und schwingen typischerweise zwischen 30 und 100 Hz, in einigen Fällen sogar bis zu 120 Hz. Sie werden vor allem mit intensiven Bewusstseinszuständen, schnellem und effektivem Denken sowie hoher Konzentration in Verbindung gebracht. Im Gamma-Zustand bist du voll fokussiert, im sogenannten »Flow«-Zustand, und kannst komplexe Sachverhalte schnell verstehen und verarbeiten. Dieser Zustand ermöglicht es dir, tief in eine Tätigkeit einzutauchen und kreative Lösungen zu finden.

Die Beta-Wellen oszillieren im Bereich zwischen 12 und 30 Hz und treten auf, wenn wir wach sind, die Augen geöffnet haben und unsere Aufmerksamkeit auf die äußere Welt richten. Sie dominieren, wenn du intensiv über ein Problem nachdenkst. Der Beta-Bereich wird mit aktivem Bewusstsein, erhöhter Aufmerksamkeit, Wachheit und Konzentration assoziiert, kann aber auch mit Zuständen wie Besorgnis, Ängsten, Stress und innerer Unruhe in Verbindung stehen.

Die Alpha-Wellen bewegen sich im Bereich zwischen 8 und 12 Hz und treten auf, wenn du entspannt, aber wach bist, oft in Zuständen der Ruhe oder wenn du passiv und unfokussiert bist. Sie erzeugen ein Gefühl der Gelassenheit und des Wohlbefindens, ähnlich wie nach einem Spaziergang im Wald, einem Nachmittag in der Sauna oder einem erholsamen Urlaub. Gesunde, entspannte Menschen erzeugen eine große Menge an Alpha-Wellen. Ein Mangel an Alpha-Aktivität kann ein Hinweis auf Stress, Sorgen oder neurologische Herausforderungen sein, ist aber nicht zwangsläufig ein Zeichen für Gehirnschäden oder Krankheit. Im Alpha-Zustand ist die Kreativität oft erhöht, und dieser Zustand ist besonders günstig für das Erlernen neuer Dinge.

Die Theta-Wellen umfassen einen Frequenzbereich von 4 bis 8 Hz und treten auf, wenn Ruhe und Entspannung in Schläfrigkeit übergehen. Dieser Zustand, oft als Dämmerzustand zwischen Wachsein und Schlaf bezeichnet, ist geprägt von traumartigen mentalen Bildern und einer erhöhten Vorstellungskraft. In diesem Frequenzbereich entstehen lebhafte Bilder, und es wird der Zugang zu unbewusstem Wissen, Tagträumen, Assoziationen und kreativen Ideen ermöglicht. Es ist ein leicht mysteriöser Zustand, der lange Zeit eine Herausforderung für die Wissenschaft darstellte, da es schwierig ist, ihn über längere Zeit aufrechtzuerhalten. Die meisten Menschen neigen dazu, in diesem Wellenbereich einzuschlafen.

Die Delta-Wellen liegen in einem Frequenzbereich von 0,5 bis 4 Hz. Sie dominieren in der Tiefschlafphase. Eine hohe Anzahl von Wachstumshormonen wird in der Delta-Phase ausgeschüttet. Heilung und Selbstregulation passieren in diesem Zustand. Dein Schlaf ist frisch und regenerierend, sehr tief und ohne Träume.

Wie kannst du gewisse Gehirnwellenbereiche im Gehirn stimulieren?

Um die unterschiedlichen Frequenzbereiche deines Gehirns zu stimulieren, können verschiedene Methoden wie Meditation, Atem- und Entspannungstechniken sowie Klänge eingesetzt werden. Die binauralen Beats, die wir hier beschreiben, stellen eine Möglichkeit dar.

Für jede Gehirnfrequenz in diesen fünf Bereichen gibt es die binauralen Beats. Damit kannst du dir aktiv behelfen. Binaurale Beats sind eine akustische Täuschung, die ihren Ursprung im Gehirn hat und in jenem Moment wahrgenommen wird, wenn beide Ohren über Kopfhörer leicht unterschiedliche Töne vorgespielt bekommen:

Dein linkes Ohr hört einen Ton mit einer Frequenz von 200 Hz, während dein rechtes Ohr gleichzeitig einen geringfügig höheren Ton mit 205 Hz hört. Dabei nimmst du ein rasches Auf- und Abschwellen des Tons wahr, das als binaurale Beats bezeichnet wird, mit fünf Schwingungen pro Sekunde (5 Hz). Diese Schwingung entspricht dem Frequenzunterschied der beiden Töne. Nimmst du den Kopfhörer von einem Ohr ab, verschwinden die binauralen Beats, und du hörst lediglich einen gleichbleibenden Ton ohne diese Schwingung.

Binaurale Beats können nur mit Stereo-Kopfhörern wahrgenommen werden; ohne sie funktioniert es nicht. Außenstehende können diese Töne nicht hören, da sie in deinem Gehirn durch die Verarbeitung der unterschiedlichen Frequenzen entstehen. Wenn du deine Ohren verschiedenen Frequenzen aussetzt, versucht dein Gehirn, die Differenz auszugleichen, indem es eine mittlere Frequenz bildet. Sobald sich dein Gehirn an diese neue Frequenz gewöhnt hat, passt es seine Aktivität entsprechend an.

Du kannst dein Gehirn auf diese Frequenzen triggern, und es stellt sich dann ganz schnell und einfach auf die Unterschiede von rechtem und linkem Ohr ein.

Du kannst deine Kopfhörer so leise einstellen, dass der Ton kaum hörbar ist, und kannst ihn so auf Reisen, im Bus, im Flugzeug oder vor dem Einschlafen hören. Oder einfach dann, wenn du in diese tiefe Entspannung kommen möchtest. Eine aktive Stimulation deiner Gehirnfrequenzen kann dich in einen anderen Bewusstseinszustand bringen, beispielsweise: aufmerksam, müde oder wach. Binaurale Beats kannst du einsetzen, um deine Gehirnwellen zu stimulieren und dadurch Entspannung, Schlaf, Meditation oder Konzentration zu fördern.[80] Sie sollen aber auch deinen Schlaf, deine Aufmerksamkeit und dein Gedächtnis verbessern sowie Stress, Schmerzen und Ängste mildern. Sie können dir auch zu einer außergewöhnlichen Leistungsfähigkeit bei der

---

80 Colzato, L. S. et al. (2017): »More attentional focusing through binaural beats: evidence from the global-local task«, in: *Psychol Res* 81(1), S: 271–277, DOI: 10.1007/s00426-015-0727-0.

Arbeit verhelfen. Je nach gewählter Frequenz kannst du in einen Zustand von Fokus oder Entspannung kommen.

Bei jeder Person wirken die binauralen Beats in Abhängigkeit von Frequenz und Dauer anders. Zehn Minuten binaurale Beats zeigen eine direkte Wirkung.[81] Brauchst du kurzfristig Entspannung, dann ist diese Zeitspanne optimal. Für einen längerfristigen Effekt sind 30 Minuten zu empfehlen. Je häufiger pro Woche du die Beats auf deinen Ohren hast, desto intensiver überträgst du die Wirkung in deine Lebensbereiche.

81 Jirakittayakorn, N.; Wongsawat, Y. (2017): »Brain Responses to a 6-Hz Binaural Beat: Effects on General Theta Rhythm and Frontal Midline Theta Activity«, in: *Front Neurosci* 11, S. 365, DOI: 10.3389/fnins.2017.00365.

11

GRENZEN UND RISIKEN: WANN IST DIE BEEINFLUSSUNG DES EPIGENOMS PROBLEMATISCH?

Die Erforschung und die Manipulation des menschlichen Erbguts sind in den letzten Jahren stark vorangeschritten. Die Epigenetik steht dabei im Zentrum dieses wissenschaftlichen Sturms. Für die klassische Medizin und die Pharmaindustrie ist es ein ungeheuer großer Schritt, doch wie bei jeder revolutionären Technologie ist es von entscheidender Bedeutung, die Risiken und Grenzen sorgsam zu betrachten und zu diskutieren, insbesondere im Hinblick darauf, was ein zu großer Eingriff in die Epigenome darstellen kann und wo die klaren Grenzen in diesem Feld liegen.

Die Beeinflussung des Epigenoms ermöglicht es, die genetische Aktivität auf subtile Weise zu steuern. Dies eröffnet eine breite Palette von Anwendungen, unter anderem die Behandlung genetisch bedingter Krankheiten. Es ist möglich, die Expression von Genen zu erhöhen oder zu verringern, was die Behandlung von jenen Krankheiten möglich macht, bei denen eine dysregulierte Genaktivität zugrunde liegt. Ein bereits im Fokus stehender Bereich ist die Krebstherapie. Epigenetische Veränderungen spielen eine Schlüsselrolle bei der Entstehung von Krebs. Die gezielte Beeinflussung dieser Veränderungen könnte neue Ansätze für die Krebsbehandlung eröffnen. Darüber hinaus könnten neurodegenerative Erkrankungen, Herz-Kreislauf-Erkrankungen und viele andere Leiden in den Fokus rücken.

Die Beeinflussung des menschlichen Epigenoms birgt jedoch eine Schattenseite: Risiken, die tiefgreifende Auswirkungen auf die Gesundheit und das Wohlbefinden haben können. In diesem Kapitel werden wir uns mit den vier bedeutendsten Risiken befassen, die mit einer übermäßigen manipulativen Veränderung des Epigenoms verbunden sind.

Eine der größten Herausforderungen besteht darin, die gewünschte Genaktivität durch Medikamente präzise zu steuern, ohne unbeabsichtigte Auswirkungen auf andere Gene hervorzurufen. Unvorhergesehene Folgen könnten zu schwerwiegenden gesundheitlichen Problemen führen. Ein weiteres Risiko besteht darin, dass die epigenetische Manipulation nicht nur auf die behandelte Person beschränkt bleibt, sondern möglicherweise auch an künftige Generationen weitergegeben werden kann. Die Vorteile, die wir uns transgenerational wünschen, könnten in diesem Fall ins Gegenteil umschwenken und die Gesundheit der Kinder und Enkelkinder beeinträchtigen. Die Manipulation des Epigenoms wirft in der Tat auch ethische Fragen auf, da die Langzeitwirkungen solcher Eingriffe noch lange nicht ausreichend erforscht sind.

Kommen wir jetzt zu den Hauptrisiken:

11.1 Unbeabsichtigte Genexpression

Ein erhebliches Risiko besteht darin, dass die gezielte Manipulation des Epigenoms unerwünschte Aktivierungen oder Deaktivierungen anderer Gene zur Folge haben kann, was eine Kettenreaktion genetischer Veränderungen auslösen und wiederum gesundheitliche Probleme verursachen könnte. Studien haben gezeigt, dass eine übermäßige DNA-Methylierung, die eine wichtige Rolle in der epigenetischen Regulation spielt, mit verschiedenen Krankheiten in Verbindung gebracht werden kann.

Ziel der Epigenom-Manipulation ist die Beeinflussung der Genexpression, um Krankheiten zu behandeln. Allerdings birgt dieser Schritt die Gefahr, dass benachbarte Gene, die eigentlich keinem Einfluss unterliegen sollten, ebenfalls aktiviert werden. Es besteht das Risiko, dass sich dieser Kreislauf auf Zellen ausdehnt, die diesem Kreislauf nicht ausgesetzt werden sollen. Gene können dabei überaktiviert werden, was wiederum zu Störungen im normalen Zellzyklus und zu unkontrolliertem Zellwachstum führen kann. Ein Mechanismus, der zum Beispiel bei der Entstehung von Krebs zum Tragen kommt.

Ein konkretes Beispiel ist die Hemmung von Tumorsuppressorgenen, die normalerweise dafür verantwortlich sind, das Zellwachstum zu kontrollieren und eine unkontrollierte Zellteilung zu verhindern. Werden diese Tumorsuppressorgene durch die epigenetische Manipulation deaktiviert, dann besteht das Risiko, dass benachbarte

Onkogene aktiviert werden, was zu einem beschleunigten Wachstum der Tumorzellen führen und die Krebsentstehung begünstigen kann.

Was, wenn zu viel verändert wird?

Eine komplexe Gefahr stellt die Dosis der epigenetischen Veränderung dar. Die gleiche Modifikation, die in geringer Menge die gewünschte Wirkung hat, könnte in höherer Dosis zu unerwünschten und vor allem gegenteiligen Effekten führen.

In therapeutischen Anwendungen, wie der Behandlung von genetischen Krankheiten, besteht die Herausforderung darin, die gewünschte Genexpression aufrechtzuerhalten, ohne dabei unbeabsichtigte Veränderungen zu induzieren. Epigenetische Therapien, die zum Beispiel darauf abzielen, die Expression von Genen für die Produktion bestimmter Proteine zu erhöhen, könnten andere Gene aktivieren, die nicht nur die Produktion des gewünschten Proteins fördern, sondern auch unerwünschte Nebenwirkungen nach sich ziehen.

Die unbeabsichtigte Genexpression bei der Manipulation des Epigenoms birgt erhebliche Risiken. Angefangen bei einer Überaktivierung von Genen über dosisabhängige Effekte bis hin zu langfristigen und schwer vorhersehbaren Folgen. Das Verständnis dieser Risiken ist entscheidend für die Weiterentwicklung und Anwendung von Epigenom-Manipulationstechnologien, um potenziell gefährliche Auswirkungen auf die menschliche Gesundheit zu minimieren.

11.2 Unbekannte Langzeitfolgen

Die Forschung im Bereich der Epigenom-Manipulation ist noch recht jung, und die langfristigen Folgen derartiger Eingriffe sind noch relativ unbekannt. Eine der tiefgreifendsten und möglicherweise problematischsten Langzeitfolgen der Epigenom-Manipulation liegt in der Option, dass epigenetische Veränderungen weitervererbt werden. Obwohl die Idee, positive genetische Anpassungen an die nächste Generation weiterzugeben, verlockend klingt, birgt dies gleichzeitig das Risiko von unvorhergesehenen und potenziell schädlichen Auswirkungen. Informationen über Umwelt und Lebensstil, die in den Zellen gespeichert sind, könnten die genetische Ausstattung zukünftiger Generationen prägen. Was heute vorteilhaft erscheint, kann in der Zukunft – in der Retrospektive – eine negative Auswirkung haben.

Denkbar ist ebenfalls, dass eine einzelne epigenetische Veränderung zu einem Lawineneffekt führen und noch andere – unter Umständen unerwünschte – Faktoren nach sich ziehen könnte. Die Folge wäre eine Verkettung von Ereignissen, die nur schwer kontrollierbar sind. Außerdem könnte die Manipulation des Epigenoms die genetische Landschaft in einer Weise beeinflussen, die weit über die ursprünglich beabsichtigte Veränderung hinausgeht. Dabei könnten neue Krankheitsanfälligkeiten sowie phänotypische Merkmale entstehen, die sich so noch niemand vorgestellt hat.

Ein entscheidendes Problem liegt in der fehlenden Vorhersagbarkeit dieser Langzeitfolgen. Da die epigenetische Regulation äußerst komplex ist und von einer Vielzahl von Faktoren abhängt, wird es – Stand heute – zu einer großen Herausforderung, bestimmte genetische Veränderungen in nachfolgenden Generationen vorherzusagen.

11.3 Umweltfaktoren und Epigenetik

Die Umwelt hat einen großen Einfluss auf unser Epigenom. Intensive Manipulationen können dazu führen, dass natürliche Anpassungen an die Umwelt verloren gehen, was wiederum die Widerstandsfähigkeit gegenüber Umweltfaktoren verringern und langfristige Anpassungen behindern könnte. Ein Teufelskreis.

Bei den Umweltfaktoren sind es insbesondere die Ernährung, die Chemikalien und Schadstoffe sowie die psychosozialen Einflüsse wie Stress und Traumata, die hier zum Tragen kommen – in die eine und in die andere Richtung. Die gezielte Manipulation des Epigenoms, um Krankheiten vorzubeugen, könnte unbeabsichtigte Auswirkungen auf die Anpassungsfähigkeit an die Umwelt haben. Eine Veränderung, die als vorteilhaft in einem Kontext erscheint, könnte in einem anderen Kontext unerwünschte Umweltauswirkungen bedingen.

Erfolgt die Manipulation in einem zu starken Ausmaß, so könnten natürliche Anpassungsmechanismen in Mitleidenschaft gezogen werden und die Prozesse entsprechend negativ beeinflussen. Wenn epigenetische Veränderungen das Ergebnis natürlicher Umweltanpassungen sind, dann könnte ihre Manipulation zu einem Verlust dieser Anpassungsfähigkeiten führen. Umwelt und Epigenom sind in einem komplexen Wechselspiel miteinander verwoben. Eine isolierte Betrachtung von Umweltfaktoren oder epigenetischen Veränderungen könnte dazu führen, dass die Wechselwirkungen nicht berücksichtigt werden, was zu unvorhersehbaren sowie schwer abzuschätzenden Konsequenzen führen kann.

Die Risiken und Grenzen der Epigenom-Manipulation verdeutlichen die Notwendigkeit einer vorsichtigen und umsichtigen Vorgehensweise. Die größte Herausforderung besteht darin, die positiven Aspekte der Epigenom-Manipulation zu nutzen, ohne dabei die subtilen, aber entscheidenden Harmonien zwischen Umwelt und Epigenom zu stören. Betrachten wir die Geschichte, ist dies so gut wie niemals gelungen. Viele mögliche Folgen sind gar nicht abschätzbar oder direkt messbar.

11.4 Globale Ungleichheit

Es ist vorstellbar, dass durch die Epigenom-Manipulation ein soziales Ungleichgewicht innerhalb der Gesellschaften provoziert wird. Wenn diese Technologien nur für wohlhabende Gesellschaften zugänglich sind, könnte dies zu einer Kluft in der genetischen Gesundheit zwischen verschiedenen Bevölkerungsgruppen führen. Umso wichtiger ist es, dass sowohl die Forschung als auch die Anwendung der Epigenom-Manipulation mit äußerster Sorgfalt und unter Berücksichtigung ethischer Standards voranschreitet. Die Herausforderungen, die diese Technologie mit sich bringt, erfordern eine umfassende und offene Diskussion sowohl in der wissenschaftlichen Gemeinschaft als auch in der Gesellschaft.

Die mögliche Anwendung von Epigenom-Manipulationstechnologien könnte gesellschaftliche Ungleichheiten verstärken, wenn lediglich wohlhabende Bevölkerungsgruppen Zugang zu diesen Technologien haben. Daher ist es essenziell, dass Forschung und Anwendung dieser Technologien mit größter Sorgfalt und entsprechenden ethischen Standards voranschreiten. Eine umfassende, transparente Diskussion in Wissenschaft und Gesellschaft ist erforderlich, um die mit dieser Technologie verbundenen Herausforderungen zu bewältigen.

Die Öffentlichkeit sollte über die Potenziale und Risiken der Epigenom-Manipulation informiert werden, damit eine breite Diskussion und Mitbestimmung gesichert sind.

Um Ungleichgewichte zu vermeiden, ist es entscheidend, dass die Integration der Epigenetik in die Gesellschaft von ethischen Leitlinien und sozialer Verantwortung begleitet wird. Maßnahmen wie staatliche Regulierungen, Bildungsprogramme und Förderinitiativen könnten dazu beitragen, sicherzustellen, dass die Vorteile der Epigenetik gerecht und inklusiv verteilt werden. Wichtig ist, die Einführung der Epigenetik als eine Möglichkeit zu sehen, die Gesundheit zu verbessern, jedoch parallel dazu zu gewährleisten, dass diese Verbesserungen für alle zugänglich sind und niemand ausgeschlossen oder benachteiligt wird. Eine bewusste und transparente Herangehensweise ist wichtig, um die potenziellen Herausforderungen anzugehen und eine ausgewogene Nutzung der Epigenetik in unserer Gesellschaft zu fördern.

Neben all diesen Forschungen befürworten wir den natürlichen Weg einer gesunden epigenetischen Regulation, wie wir ihn in diesem Buch vermitteln. Denn es gilt für uns Menschen, wieder in die Demut vor der Natur zurückzufinden. Ihre Intelligenz wird mit unserem Verstand niemals greifbar sein. Immer wenn wir glauben, die Natur zu überlisten, ob durch Genmanipulation oder die Anwendung von Herbiziden, haben wir letztendlich größeren Schaden angerichtet. Deshalb sollte unser Fokus darauf liegen, ein möglichst natürliches Umfeld zu schaffen, das den Grundbedürfnissen des Menschen gerecht wird, und gleichzeitig ein Bewusstsein für den Schutz unserer Umwelt zu fördern. Leben wir in einem heilenden Umfeld, können unsere Regenerationskräfte wieder ihre Arbeit verrichten. Die Epigenetik reguliert sich von selbst auf eine gesunde Art und Weise. Das ist, was uns die Natur in allen Bereichen lehrt. Das schaffen wir, indem wir Menschen auf ihrem Weg zu mehr Bewusstsein, Selbstwirksamkeit und Eigenverantwortung begleiten.

Im Licht der Epigenetik sehen wir nicht nur die Herausforderungen, sondern vor allem die Chancen, einen Weg zu einer gesunden Zukunft zu ebnen. Unser Fokus liegt darauf, ein Bewusstsein zu schaffen, das nicht nur auf technologischen Fortschritt setzt, sondern auf eine grundlegende Veränderung unserer Lebensweise zugunsten von individueller, transgenerationaler sowie kollektiver Gesundheit und Umweltschutz. Wir sollten die Erkenntnisse der Epigenetik als Aufruf verstehen, nachhaltige und präventive Ansätze zu verfolgen. Unser Ziel ist es, Wissen zu vermitteln, das Menschen befähigt, bewusste Entscheidungen zu treffen und so Wohlstandskrankheiten zu minimieren.

Die Vision, die wir propagieren, ist positiv und konstruktiv. Wir streben nicht nur danach, ausschließlich Symptome zu lindern, sondern setzen auf die Vorbeugung von Krankheiten durch einen Lebensstil, der im Einklang mit den Prinzipien der Natur steht. Ein Leben in Harmonie mit unserer Umwelt setzt voraus, dass wir wieder mehr mit der Natur in Einklang leben. Wir sehen den Fortschritt in der Epigenetik als positive Kraft, wenn er im Dienst der Gesundheit und des Umweltschutzes steht. Es gilt, einen Weg zu finden, bei dem Technologie und Natur Hand in Hand gehen.

In diesem Sinne ermutigen wir dazu, nicht nur nach innovativen Medikamenten zu forschen, sondern den Fokus auf eine ganzheitliche Gesundheit, Gesundheitsprävention und eine nachhaltige Lebensweise zu richten. Unser Ziel ist es, Menschen zu inspirieren, ihre Beziehung zur Natur neu zu überdenken und somit nicht nur ihre eigene Gesundheit, sondern auch die Gesundheit unseres Planeten zu fördern.

12

PHILOSOPHISCHER EXKURS: WELCHE AUSWIRKUNGEN HAT DIE EPIGENETIK AUF UNSER VERSTÄNDNIS VON FREIHEIT UND VERANTWORTUNG?

Die Verbindung zu sich selbst und zur Natur zu stärken, ist wie eine Reise, bei der man verborgene Pfade des eigenen Körpers erkundet und lernt, auf die leisen Rufe der Natur zu hören. Ein Wegweiser, der in turbulenten Zeiten die Richtung vorgibt. Das Wiederherstellen der inneren Harmonie erfordert Geduld und Hingabe, doch es ist eine Investition, die ein Leben in Leichtigkeit, Freude und Dankbarkeit ermöglicht.

Es gibt keine Garantie dafür, dass der Weg dorthin einfach sein wird. Er kann auch mal steinig und holprig sein, mit Höhen und Tiefen. Sich mit sich selbst auseinanderzusetzen, bedeutet, die gesamte Bandbreite der Gefühle zuzulassen. Dieser Prozess des Zulassens und gleichzeitigen Loslassens kann auf Widerstand stoßen, aber auch dieser ist nicht immer negativ zu bewerten. Es liegt an jedem Einzelnen, wie intensiv er sich damit auseinandersetzen und wie weit er zu den Wurzeln vordringen möchte. Jeder von uns hat die Möglichkeit, sich täglich, in jedem Moment, neu zu entscheiden und eine andere Richtung einzuschlagen. Diese Entscheidungsfreiheit ist ein kostbares Geschenk und bietet einen sehr großen Raum für die Gestaltung der eigenen Realität.

Die Reise zurück zu den eigenen Wurzeln und Prägungen ist der Anfang dieser Selbstentdeckung. Das familiäre Umfeld und die Ahnen geben unbewusst Verhaltens- und Denkmuster weiter, die ab dem Alter von etwa sieben Jahren reflektiert werden können. Davor ist dies kaum möglich. Ziel der Eltern ist es, ihre Werte an ihre Kinder weiterzugeben. Dies passiert aktiv durch Prägung innerhalb der Familie. Die Glaubenssätze der Eltern, die das Miteinander und somit die Gesellschaft prägen, gehen jedoch unbewusst an die nächste Generation weiter. So lange, bis diese hinterfragt, angepasst oder aufgelöst werden. Das Bewusstsein über diese transgenerationalen Muster ist ein wesentlicher Schritt zur Selbsterkenntnis und persönlichen Entwicklung. Indem man die überlieferten Verhaltens- und Denkmuster kritisch betrachtet, eröffnet sich die Möglichkeit zur Veränderung und Selbstbestimmung. Der Prozess des Hinterfragens und Neuformulierens dieser Glaubenssätze ist entscheidend, um alle Strukturen aufzubrechen und Raum für individuelle Entfaltung zu schaffen, was letztendlich auch eine mögliche Stärkung des Körpers bewirken kann.

Die Reise beginnt mit der Kommunikation mit dem eigenen Körper, nämlich hinzuhören, welche Bedürfnisse er hat. Mit dem Fokus auf Lebensstilfaktoren wie Entgiftung, Ernährung, Schlaf, Bewegung und Psyche befindet man sich auf einem guten Weg der Veränderung.

In diesem Prozess nimmt die Psyche eine bedeutsame Rolle ein. Die Fähigkeit, zwischen Stressoren und Entspannung zu balancieren, ermöglicht ein besseres Fühlen und Bewusstsein. Der Mensch wird mehr in seiner Selbstbestimmung und Selbstliebe gestärkt, was wiederum das Immunsystem und die Genregulation positiv beeinflusst. Jeder Einzelne von uns übt Einfluss auf die Gesellschaft aus, so wie die Gesellschaft auf jeden Einzelnen einwirkt. Selbstfürsorge ist daher kein Egoismus, sondern ein Beitrag zu einer gesunden Gesellschaft. Die Corona-Pandemie hat gezeigt, wie wichtig physische Freundschaften sind und in welchem Maße innige Umarmungen gesundheitsfördernd wirken können. Ein konstruktives Umfeld – beruflich und privat – ist ein wahrer Beschleuniger für Gesundheit. Es ist wichtig, sich mitzuteilen, Gefühle auszudrücken und wertfreie Zuhörer zu haben. In einer Gesellschaft, die mehr auf Selbstliebe setzt, reduziert sich der psychische Stress, was dem Immunsystem zugutekommt.

In dem faszinierenden Ökosystem unseres Körpers, das von Milliarden von Kleinstlebewesen bevölkert wird, offenbart sich eine atemberaubende Symbiose. Diese Mikroorganismen haben im Verlauf von Milliarden Jahren gelernt, dass ihre Zusammenarbeit, ihre gemeinsame Vereinigung, der Schlüssel zum Überleben und zur florierenden Existenz ist. Die Evolution hat sie zu einem gigantischen Organismus verschmolzen, in dem jede Zelle, jedes Bakterium und jede Funktion eine bedeutende Rolle spielen.

Diese Erkenntnis birgt tiefe Lehren für unsere menschliche Gesellschaft. Ähnlich wie die Mikroorganismen in unserem Körper können auch wir uns zusammenschließen, um ein harmonisches, friedliches und gesundes Umfeld zu schaffen. Unser Körper als Mikrokosmos spiegelt somit eine Makrowelt wider, in der kollektive Anstrengungen und Zusammenhalt den Weg zu Wohlbefinden und Überleben ebnen.

Die Analogie zwischen dem inneren Ökosystem und unserer gesellschaftlichen Realität legt nahe, dass Freiheit und Verantwortung untrennbar miteinander verbunden sind. Unsere Freiheit, uns zu vereinen und gemeinsam für das Wohl aller einzutreten, bringt eine immense Verantwortung mit sich. Indem wir uns bewusst für Harmonie, Frieden und Gesundheit einsetzen, übernehmen wir Verantwortung nicht nur für uns selbst, sondern für die gesamte Gemeinschaft. Diese Erkenntnis hat Auswirkungen auf unser Verständnis von Freiheit und Verantwortung. Freiheit wird nicht mehr isoliert betrachtet, sondern als Teil eines größeren Ganzen. Freiheit wird dabei nicht als unabhängiges Streben nach persönlichem Nutzen verstanden, sondern als die Fähigkeit, in gemeinsamer Verantwortung und Harmonie mit anderen zu existieren. Die Vorstellung von Freiheit wird somit zu einem co-kreativen Akt, der durch das Verständnis für die Bedürfnisse der Gesamtheit geprägt ist.

Diese gemeinsame Verantwortung schafft eine soziale Struktur, die auf Empathie, Zusammenarbeit und wechselseitiger Unterstützung beruht. Die Vorstellung von Freiheit als eigenständiges Streben nach individuellem Vorteil weicht einem umfassenderen Verständnis, das die Bedürfnisse der Gemeinschaft in den Fokus rückt. Die individuelle Freiheit wird nun in einem größeren Kontext betrachtet, in dem das Wohl aller im Vordergrund steht. Diese Perspektive erfordert ein tieferes Verständnis für die komplexen Wechselwirkungen innerhalb der Gesellschaft und schafft Raum für eine Ethik des Miteinanders. Die Verantwortung für das harmonische Gleichgewicht der Gemeinschaft wird zu einer gemeinsamen Aufgabe, die von jedem Mitglied übernommen wird. So wie die Kleinstlebewesen in unserem Körper zusammenarbeiten, um das Gleichgewicht aufrechtzuerhalten, sind auch wir als Teil einer größeren Gemeinschaft aufgefordert, uns aktiv für das Wohl aller einzusetzen. Diese gemeinsame Verantwortung schafft eine Kultur der Fürsorge, in der jeder Einzelne seinen Beitrag zum kollektiven Gedeihen leistet.

Das Streben nach individuellem Glück steht im Einklang mit dem Wohl der gesamten Gesellschaft. Die Konsequenzen eines harmonischen Zusammenwirkens erstrecken sich über sämtliche Lebensbereiche – von der Gesundheitsvorsorge über Bildung bis hin zu wirtschaftlichen Entscheidungen.

Gleichzeitig gilt es, das Milieu zu verändern. Denn unsere Zellgemeinschaft kann dann harmonisch zusammenwirken, wenn das Milieu – die von uns geschaffenen Sys-

»Das eigene Handeln hat Auswirkungen auf die Gesellschaft, ähnlich wie jede Zelle in unserem Körper eine Rolle in dessen Gesamtfunktion spielt.«

teme wie das Schulsystem, das Gesundheitssystem oder das Wirtschaftssystem – heilend wirkt. Diese Systeme haben häufig die Eigenschaft, Menschen erneut zu traumatisieren, insbesondere unser Schulsystem. Schaffen wir uns Systeme, die die vier Grundbedürfnisse der Menschen erfüllen, also Bindung, Wachstum, Schutz und Versorgung, in denen ein respektvolles, achtsames und friedvolles Miteinander möglich ist, dann schaffen wir ein gesundes Milieu. Eine derartige Ausrichtung fördert eine nachhaltige, resiliente, friedliche und gerechte Gesellschaft.

Letztlich zeigt diese Analogie zwischen unserem Körper als Heimatplanet der Mikroorganismen und der Gesellschaft, dass unsere individuelle Freiheit und Verantwortung ineinander verwoben sind. Indem wir uns dieser Verbindung bewusst werden und sie aktiv gestalten, haben wir die Möglichkeit, den Weg zu einer Gesellschaft zu ebnen, die von Harmonie, Frieden und Gesundheit getragen wird – eine Reflexion des wunderbaren Ökosystems, das wir selbst sind. Die Natur als Gesamtorganismus lehrt uns Co-Kreation statt Konkurrenz.

Stellen wir uns die Frage nach der persönlichen Freiheit und Verantwortung innerhalb der Epigenetik, so stoßen wir auf ein sehr komplexes Konstrukt. Auf der einen Seite haben wir Einflussmöglichkeiten auf epigenetische Faktoren durch Entscheidungen in Bezug auf Lebensstil, Ernährung, Umwelt und andere externe Einflüsse. Auf der anderen Seite sind viele epigenetische Veränderungen auch von genetischen Faktoren und frühen Lebenserfahrungen beeinflusst, die wir nur zu einem gewissen Grad kontrollieren können. Beispielsweise können bestimmte epigenetische Muster während der pränatalen Entwicklung oder in den ersten Lebensjahren entstehen, wenn der Organismus besonders anfällig für äußere Einflüsse ist.

Die Epigenetik bietet eine gewisse Bandbreite persönlicher Freiheit, insbesondere im Hinblick auf die Beeinflussung von Lebensstilfaktoren. Allerdings ist diese Freiheit nicht unbegrenzt, da genetische, umweltbedingte, sozioökonomische und frühkindliche Einflüsse ebenfalls eine nicht zu vernachlässigende Rolle spielen. Das Verständnis der Epigenetik kann daher dazu beitragen, die Bedeutung der Umweltfaktoren für die Genexpression und damit verbunden für unsere Gesundheit zu betonen.

Ein gesunder Lebensstil auf individueller Ebene kann tiefgreifende Auswirkungen auf die Gesundheit der Gesellschaft insgesamt haben. Indem Einzelpersonen bewusste Entscheidungen für einen gesunden Lebensstil treffen, tragen sie dazu bei, das Wohlbefinden der Gesellschaft zu fördern sowie positive Effekte auf verschiedenen Ebenen der Gesundheitsversorgung und der sozialen Dynamik hervorzurufen. Ganz oben steht dabei die Prävention. Indem Menschen aktiv auf ihre Ernährung achten, regelmäßig Sport treiben und gesunde Lebensgewohnheiten pflegen, reduzieren sie das Risiko für eine Vielzahl von chronischen Erkrankungen. Diese präventiven Maßnahmen können zu einer Verringerung der Krankheitslast führen und somit die Belastung für das Gesundheitssystem reduzieren.

Menschen, die sich gesund ernähren, regelmäßig sportlich betätigen und auch auf ihre psychische Gesundheit achten, neigen dazu, sich produktiver und engagierter für die Gesellschaft einzusetzen. So wird das soziale Gefüge gefestigt. Gesundheitsbewusste und reflektierte Menschen können positive Vorbilder für die Gesellschaft darstellen. Durch ihre Lebensweise motivieren sie andere dazu, ebenfalls gesündere Entscheidungen zu treffen. Dieser soziale Einfluss kann sich auf verschiedene Altersgruppen erstrecken, von Kindern und Jugendlichen bis hin zu älteren Menschen, und somit einen positiven Kreislauf der Gesundheitsförderung in Gang setzen. Ein gesunder Lebensstil fördert auch die psychische Gesundheit, was zu einer stabileren sozialen Struktur beiträgt. Menschen, die sich um ihre physische und mentale Verfassung kümmern, sind in der Regel resilienter gegenüber Stress und psychischen Belastungen. Das trägt dazu bei, das allgemeine Wohlbefinden in der Gesellschaft zu steigern sowie die sozialen Kosten psychischer Gesundheitsprobleme zu reduzieren.

Die Einführung der Epigenetik in der Gesellschaft könnte zu einem nachhaltigen Bewusstseinswandel führen, was die Menschen dazu veranlassen könnte, ihre Entscheidungen und Verhaltensweisen im Kontext der epigenetischen Einflüsse zu betrachten, um ihre Gesundheit zu fördern. Hieraus könnte ein gesteigertes Gesundheitsbewusstsein erwachsen, das über herkömmliche Ansätze hinausgeht. Im Bereich der Ernährung könnten Menschen dazu neigen, Lebensmittel auszuwählen, die sich nicht nur auf ihre unmittelbare Gesundheit auswirken, sondern auch langfristige epigenetische Effekte berücksichtigen. Sport und körperliche Aktivität könnten nicht nur als Mittel zur Gewichtsreduktion betrachtet werden, sondern auch als Faktoren, die die epigenetische Regulation von Genen beeinflussen. Gesundheitsgewohnheiten könnten sich von einer reaktiven zu einer proaktiven Mentalität wandeln. Früherkennung und Prävention könnten an Bedeutung gewinnen, da Menschen danach streben, potenzielle epigenetische Risiken frühzeitig zu erkennen und entsprechende Maßnahmen zu ergreifen. Eine derartige Veränderung im Bewusstsein könnte dazu beitragen, die Präventionskultur zu stärken und die Anwendung von rein symptomatischen Ansätzen zu reduzieren.

Auf gesellschaftlicher Ebene könnte dieser Bewusstseinswandel zu einem vermehrten Interesse an Epigenetik in den Medien führen. Artikel, Dokumentationen und Diskussionen könnten die breite Öffentlichkeit aufklären und das Bewusstsein für die Bedeutung epigenetischer Faktoren schärfen. Die Integration von epigenetischem Wissen in Gesundheitskampagnen und -initiativen könnte dazu beitragen, die Präventionsbotschaften zu verstärken. Menschen könnten ihre Lebensentscheidungen in einem neuen Licht sehen. Das Streben nach Gesundheit könnte sich von einer oberflächlichen Ebene zu einem tieferen Verständnis darüber entwickeln, wie individuelle Handlungen die epigenetische Regulation beeinflussen.

Die Erkenntnisse aus der Epigenetik, die die Wechselwirkungen zwischen Umwelt und Genen untersucht, könnten neue Wege eröffnen, wie wir als Gesellschaft mit Stress und Krankheiten sowie mit den Herausforderungen des Lebens insgesamt umgehen. Die Epigenetik könnte die Resilienz auf individueller Ebene stärken, indem sie ein tieferes Verständnis für die Anpassungsfähigkeit von Körper und Geist liefert. Sobald die Gesellschaft erkennt, welchen Einfluss die individuelle Resilienz auf die Gesamtheit hat, könnte eine Verlagerung von einem passiven Gesundheitsverständnis hin zu einem aktiven und präventiven Ansatz führen.

Menschen könnten lernen, wie sich ihre täglichen Entscheidungen bezüglich Ernährung, Bewegung, Schlaf und Stressbewältigung auf die epigenetischen Veränderungen auswirken. Ein bewusster Umgang mit diesen Faktoren könnte dazu beitragen, die genetische Expression in Richtung einer besseren Widerstandsfähigkeit und Gesundheit zu lenken. Dies wiederum könnte die Fähigkeit des Einzelnen stärken, mit Belastungen besser umzugehen, Krisen zu meistern und sich schneller von Herausforderungen zu erholen.

Die Bereitschaft, sich dem Lebensfluss hinzugeben, Eigenverantwortung zu übernehmen und ein ausgewogenes Leben zu führen, kann für andere inspirierend sein. Ausgeglichene und achtsame Individuen motivieren andere dazu, ihre Lebensweise zu überdenken und möglicherweise sogar anzupassen.

Indem viele Menschen ihre Reise zu persönlichem Wachstum, innerer Harmonie und gesellschaftlicher Resilienz antreten, kann eine positive Veränderung in der Welt bewirkt werden. Es ist eine Einladung, das eigene Potenzial zu entfalten und gemeinsam an einer lebendigen und gesunden Gesellschaft zu arbeiten.

13

AUSBLICK: WIE DIE ERKENNTNISSE DER EPIGENETIK UNSER VERSTÄNDNIS VON GESUNDHEIT UND KRANKHEIT VERÄNDERN KÖNNEN

Die Epigenetik nimmt uns unsere Ohnmacht und bringt uns zurück in unsere Kraft.

Durch unseren Lebensstil haben wir täglich Einfluss auf unsere Genaktivität. Auf unsere Gedanken, Ernährung, Entgiftung, auf unseren Schlaf, aber auch auf unser soziales Umfeld und auf das, was wir von unseren Vorfahren mitbekommen haben.

Die Epigenetik gibt uns zurück, was uns der genetische Determinismus irgendwann entzogen hat, nämlich die Verantwortung für unsere geistige und körperliche Gesundheit, und bringt uns zurück in unsere Kraft.

Die Haltung, die sich in unserer Gesellschaft manifestiert hat, basiert darauf, dass die Menschen glauben, sie seien Opfer ihrer Lebensumstände. Das ist nicht der Fall. Gerade in unseren Breitengraden gibt es unendlich viele Möglichkeiten, das Leben zu gestalten und damit auch die individuelle Gesundheit und das persönliche Wohlergehen. Vermutlich ist es im Dschungel der Möglichkeiten nicht einfach und auch nicht offensichtlich, welcher Lebensstil und welche mentale und körperliche Philosophie besser oder schlechter, richtig oder falsch sind. Die Frage nach der Bewertung stellt sich nicht. Zu divers sind wir Menschen, zu unterschiedlich unsere Kulturkreise und geografischen Gegebenheiten. Zu verschieden sind unsere Prägung, unsere mentale Verfassung, unser körperlicher Status quo.

Wo fängt die Suche nach einem guten Leben an? Wo hört sie auf? Ist es an dieser Stelle nicht ein Versuch wert, wieder mehr Vertrauen in die eigene Intuition zu erlangen? Wieder in sich hineinzuspüren. Dem Lärm zu entkommen, der von außen auf uns einwirkt, und uns mehr auf unsere innere Mitte zu besinnen?

Die Epigenetik mit ihren unzähligen Möglichkeiten der Lebensstilanpassung eröffnet jedem Einzelnen die Möglichkeit, dort anzusetzen, wo es erforderlich ist. Für ein Leben in Balance und Wohlergehen.

Jeder von uns trägt schmerzhafte Erfahrungen in sich, die eine signifikante und unbewusste Wirkung auf unseren Körper haben, solange wir uns derer nicht bewusst sind, den Blick abwenden von uns selbst und über so manche unangenehme Realität hinwegschauen. Wir kappen die Verbindung zu uns selbst und unserem Körper – vielleicht, um Schmerz nicht zu spüren oder alte Gewohnheiten nicht hinter uns lassen zu müssen. Häufig ist es eine Art bequemer Selbstschutz, der uns vom inneren Aufarbeiten abhält. Die Komfortzone ist nun mal eben auch ein geschützter und sehr kuscheliger Raum. Ein Raum, in dem wir uns sicher fühlen und in dem wir so weitermachen können wie bisher, ohne dass wir große Verluste hinnehmen müssen. Zumindest so lange, bis wir entweder die Motivation spüren, dass wir etwas ändern wollen, oder der Leidensdruck aufgrund von Unwohlsein oder gar Krankheit so groß wird, dass wir regelrecht ins Handeln gezwungen werden.

Nach der Lektüre dieses Buches weißt du nun, dass du deinen Genen nicht ausgeliefert bist und deine Gesundheit daher eigenverantwortlich in deine Hände nehmen kannst. Du weißt, dass Tabletten lediglich die Symptome bekämpfen können und dass du möglicherweise epigenetische Prägungen von deinen Eltern mitbekommen hast. Diese sind jedoch durch deinen Lebensstil veränderbar. Der Rest bist du und dein Blick über den Tellerrand hinaus. Du darfst alte Gewohnheiten hinter dir lassen und aus den bisherigen Denkmustern ausbrechen. Erkenne deine Potenziale und Ressourcen und traue dich, diese authentisch zu leben.

Die Entwicklung deiner Persönlichkeit ist das A und O auf dem Weg zu einem gesunden Körper und Geist. Wie wir wissen, fliegt niemandem von uns die Gesundheit einfach so zu, sondern Gesundheit bedeutet Bewusstsein, Veränderung, Anpassung. Symbiose von Körper und Geist. Für diese Zusammenhänge liefert uns die Epigenetik die erforderlichen Erklärungen. Heilung lässt sich nur über einen ganzheitlichen Ansatz erfahren.

Wir wollen die Faszination an der Epigenetik und unser Wissen in die Welt hinaustragen und deine Heilung mit unserer Bewegung so gut wie möglich unterstützen. Die Epigenetik ist eine Wissenschaft, die auf zellulärer Ebene wirkt. Daher sind präventive Ansätze willkommen, die unser Epigenom positiv verändern können. Die Epigenetik erlaubt uns, großartige Erkenntnisse abzuleiten und diese für unsere Gesundheit zu nutzen.

Nach der Entschlüsselung des vollständigen menschlichen Genoms im Rahmen des Humangenomprojekts im Jahr 2003 gab es auf viele Fragen nicht die erwünschten Antworten. Bis dahin gingen die Wissenschaftler davon aus, dass wir einen großen Teil unserer Krankheiten mit den neuen Erkenntnissen aus diesem Genomprojekt verhindern können. Jedoch wurden die erhofften Erkenntnisse nicht bestätigt. Es stellte sich nämlich heraus, dass der Mensch eine ähnliche Anzahl an Genen wie der Fadenwurm besitzt, was bedeutet, dass wir die Komplexität des menschlichen Körpers nicht über die Anzahl der Gene erklären konnten. Unsere Fähigkeit zu handeln, unseren Körper zu beherrschen, spontan auf Veränderungen und angepasste Situationen zu reagieren – um nur einige Beispiele zu nennen –, zeigt, dass wir deutliche Unterschiede zum Fadenwurm aufweisen.

Die Perspektiven der Epigenetik für die kommenden Jahre werfen faszinierende Fragen auf und versprechen bedeutende Entwicklungen in der ganzheitlichen Medizin. Die Epigenetik öffnet Türen zu vielfältigen Möglichkeiten, die weit über unsere derzeitige Vorstellungskraft hinausgehen. Ein Aspekt ist die potenzielle Integration epigenetischer Erkenntnisse in die Schulmedizin. Indem wir die individuellen epigenetischen Profile berücksichtigen, könnten ganzheitliche Therapien maßgeschneidert und personalisiert werden, um eine hohe Wirksamkeit bei geringen Nebenwirkungen zu erzielen.

Des Weiteren eröffnet die Epigenetik neue Wege für die Früherkennung und Prävention von Krankheiten. Die Analyse epigenetischer Signaturen kann dazu beitragen, Risiken frühzeitig zu erkennen, noch bevor manifeste Symptome auftreten, was eine Grundlage für präventive Maßnahmen bilden könnte, die das Auftreten von Krankheiten entscheidend beeinflussen. Mittlerweile gibt es spezielle epigenetische Tests, die es ermöglichen, diese Signaturen zu analysieren und individuelle Risikoprofile zu erstellen, was die Personalisierung von Präventionsstrategien weiter vorantreibt. Die enge Verbindung von Epigenetik und Schulmedizin verspricht somit eine transformative Ära in der Gesundheitsversorgung unseres Landes.

In diesem Ausblick wird deutlich, dass die Epigenetik nicht nur ein wissenschaftliches Feld ist, sondern auch das Potenzial birgt, die Art und Weise, wie wir Krankheit verstehen und behandeln, grundlegend zu verändern. Dabei geht es vor allem darum,

»Die Epigenetik liefert Antworten, die die Genetik allein nicht liefern kann.«

präventiv zu handeln und gesund zu altern. Durch die Erkenntnisse der Epigenetik können wir gezielte Maßnahmen ergreifen, um gesundheitliche Risiken frühzeitig zu erkennen und präventive Strategien zu entwickeln, die uns dabei helfen, ein gesundes und langes Leben zu führen.

Die Zukunft der Medizin könnte von den feinen, aber mächtigen Schaltern der Epigenetik beeinflusst werden, die uns neue Wege zu Gesundheit und Wohlbefinden eröffnen. Die Epigenetik als aufstrebende Disziplin innerhalb des Gesundheitssystems zeigt neue Horizonte in der Erforschung und Anwendung von Wissen über die genetische Regulation. Hier sind einige Schlüsselaspekte, die die Epigenetik in den kommenden Jahren maßgeblich prägen werden:

Präzisionsmedizin und personalisierte Therapieansätze

Die Epigenetik ermöglicht eine feinere Charakterisierung individueller genetischer und epigenetischer Profile. Dies ermöglicht maßgeschneiderte Therapieansätze, die auf die spezifischen epigenetischen Signaturen der Patienten abgestimmt sind. Durch die Berücksichtigung dieser individuellen Unterschiede kann die Wirksamkeit von medizinischen Behandlungen erheblich verbessert werden.

Bei seltenen genetischen Erkrankungen, bei denen herkömmliche diagnostische Methoden möglicherweise nicht ausreichen, kann die Epigenetik eine präzise Identifikation von genetischen Ursachen ermöglichen. Dies ist entscheidend für die Entwicklung zielgerichteter Therapieansätze.

Es ist vorstellbar, die Epigenetik dazu zu verwenden, die Reaktion eines Patienten auf eine bestimmte Therapie zu überwachen. Durch regelmäßige epigenetische Analysen kann festgestellt werden, ob die Behandlung erfolgreich ist oder ob Anpassungen erforderlich sind, um optimale Ergebnisse zu erzielen.

Epigenetische Muster können auf genetische Prädispositionen für bestimmte Krankheiten hinweisen. Dies ermöglicht eine frühzeitige Identifikation von Risikopersonen, noch bevor überhaupt Krankheitssymptome auftreten. Präventive Maßnahmen können somit rechtzeitig eingeleitet werden, um das Risiko von Krankheiten zu minimieren.

Früherkennung und Prävention in der Medizin

Die Identifikation von epigenetischen Markern für bestimmte Krankheiten eröffnet neue Wege für die Früherkennung von Gesundheitsrisiken. Dies könnte dazu beitragen, Krankheiten in einem frühen Stadium zu diagnostizieren und präventive Maßnahmen rechtzeitig einzuleiten, um das Auftreten von Krankheiten zu minimieren. Es ist eine revolutionäre Perspektive, die auf der Erkenntnis beruht, dass unser genetisches Schicksal nicht in Stein gemeißelt ist, sondern durch Umweltfaktoren und Lebensstil beeinflusst werden kann. Ein zentrales Konzept in der epigenetischen Prävention ist die Idee der epigenetischen Signaturen, nämlich charakteristische Muster der DNA-Methylierung, Histonmodifikation und andere epigenetische Veränderungen, die mit bestimmten Krankheiten in Verbindung stehen können. Durch die Identifikation der Signaturen können individuelle epigenetische Risiken frühzeitig erkannt werden.

Die Umsetzung von Präventionsmaßnahmen erfordert jedoch nicht nur individuelles Handeln, sondern auch eine breitere gesellschaftliche Perspektive. Es bedeutet, Umweltschutzmaßnahmen zu fördern, gesunde Ernährung zu unterstützen und den Einfluss von Stressoren weitmöglichst herunterzufahren. Eine intensive Aufklärung über die Zusammenhänge zwischen Lebensstil, Umwelt und genetischer Gesundheit ist von Vorteil.

Durch regelmäßige epigenetische Analysen können Veränderungen im Laufe der Zeit überwacht werden. Dies ermöglicht eine frühzeitige Intervention, sobald sich auffällige Muster zeigen. Früherkennung durch Epigenetik befähigt zu einer rechtzeitigen Einleitung präventiver Maßnahmen, sei es durch Lebensstiländerungen oder gezielte therapeutische Interventionen.

Genetische Prädispositionen für bestimmte Krankheiten können durch die Epigenetik angezeigt werden, was eine gezielte Überwachung und Prävention bei jenen Personen ermöglicht, die einem erhöhten genetischen Risiko ausgesetzt sind.

Die epigenetische Prävention eröffnet somit eine transformative Möglichkeit für die Gesundheitsversorgung. Sie verschiebt den Fokus von reaktiven Ansätzen hin zu proaktiven Strategien, die darauf abzielen, Krankheiten bereits in ihrer Entstehung zu beeinflussen. Die Herausforderung besteht darin, nicht nur die Wissenschaftler und Mediziner, sondern auch die breite Öffentlichkeit für die Bedeutung der Epigenetik in der Prävention zu sensibilisieren. Eine Zukunft, in der die Epigenetik die Grundlage für eine vorausschauende Gesundheitsvorsorge bildet, ist nicht nur wissenschaftlich faszinierend, sondern birgt auch das Potenzial, das Paradigma der Gesundheitsversorgung zu revolutionieren.

Neue therapeutische Ansätze

Die Entschlüsselung epigenetischer Mechanismen eröffnet die Tür zu innovativen und ganzheitlichen therapeutischen Ansätzen. Ein zentraler Aspekt zukünftiger Therapien sollte die ganzheitliche Betrachtung des Menschen sein. Der Mensch ist mehr als nur seine Gene oder seine körperlichen Symptome – er ist ein komplexes Wesen, dessen Gesundheit von einem dynamischen Zusammenspiel körperlicher, seelischer und sozialer Faktoren abhängt. In dieser Perspektive steht der Mensch als Ganzes im Fokus, wobei der Therapieansatz sowohl die körperliche als auch die emotionale und geistige Ebene umfassen muss. Hier wird deutlich, wie wichtig es ist, den Menschen über seine Lebensbereiche hinweg zu begleiten. So kann eine umfassende Heilung stattfinden, die nicht nur Symptome lindert, sondern langfristig Ursachen behebt.

Epigenetische Diagnostik wird dabei eine entscheidende Rolle spielen. Mithilfe dieser Technologie ist es möglich, die epigenetischen Muster eines Individuums zu analysieren, die darüber Auskunft geben, welche Gene aktiviert oder deaktiviert sind. Solche epigenetischen Markierungen liefern wertvolle Informationen darüber, wie der Lebensstil des Patienten, seine Ernährung oder Umwelteinflüsse auf seine Gesundheit wirken. Diese Diagnostik ermöglicht es uns, personalisierte Therapien zu entwickeln, die spezifisch auf die epigenetische Situation des Einzelnen abgestimmt sind. Dies könnte etwa bedeuten, dass Patienten spezifische Ernährungsempfehlungen, Bewegungskonzepte oder Stressmanagementstrategien erhalten, die genau an ihre epigenetischen Bedürfnisse angepasst sind.

Personalisierte Therapien stellen damit einen revolutionären Schritt in der Medizin dar. Sie ermöglichen es, den Menschen als einzigartiges Individuum zu behandeln und maßgeschneiderte Behandlungspläne zu erstellen. Diese Pläne könnten von der Wahl der Medikamente über Ernährungspläne bis hin zu Lebensstilinterventionen reichen. Ein solch individueller Ansatz erhöht nicht nur die Erfolgschancen einer Therapie, sondern bietet auch die Möglichkeit, präventiv tätig zu werden, indem man Risikofaktoren frühzeitig erkennt und gezielt eingreift, bevor Krankheiten überhaupt entstehen.

Um diesen ganzheitlichen und personalisierten Ansatz erfolgreich umzusetzen, ist interdisziplinäre Zusammenarbeit von größter Bedeutung. Ärzte, Heilpraktiker, Psychologen und Gesundheitscoaches könnten in einem koordinierten Netzwerk zusammenarbeiten, um sicherzustellen, dass alle Aspekte des menschlichen Lebens berücksichtigt werden – von der physischen Gesundheit über das emotionale Wohlbefinden bis hin zu sozialen und gesellschaftlichen Einflussfaktoren. Diese Teamarbeit gewährleistet, dass die Therapien umfassend und nachhaltig sind.

Gleichzeitig dürfen wir nicht vergessen, dass Gesundheit immer auch im gesellschaftlichen Kontext betrachtet werden muss. Viele Krankheiten unserer modernen Zeit – ob chronischer Stress, Bewegungsmangel oder ernährungsbedingte Leiden – sind tief in den Strukturen unserer Gesellschaft verankert. Um langfristig gesundheitsfördernde Therapien zu etablieren, müssen wir auch die krankmachenden Elemente in unserer Gesellschaft angehen. Dazu gehört eine gesellschaftliche Transformation hin zu gesundheitsfördernden Rahmenbedingungen, wie zum Beispiel Arbeitszeitmodellen, die Stress reduzieren und Bewegung sowie gesunde Ernährung fördern.

Zukünftige Therapien werden daher nicht nur von den Fortschritten in der Wissenschaft und der Medizin bestimmt, sondern auch davon, wie gut es uns gelingt, diese Erkenntnisse in ein ganzheitliches Gesundheitskonzept zu integrieren. Die Personalisierung von Therapien, basierend auf epigenetischen Diagnosen, erlaubt uns, den Menschen nicht als statistischen Durchschnitt, sondern als individuelles, komplexes Wesen zu betrachten. Dies stellt sicher, dass der Weg zu Gesundheit nicht in der Klinik beginnt, sondern im täglichen Leben jedes Einzelnen. Eine gesunde Gesellschaft ist das Fundament für die Gesundheit des Einzelnen – und umgekehrt.

Der Schlüssel zur Heilung und Prävention liegt in der Verbindung von Epigenetik, personalisierter Therapie und ganzheitlicher Betrachtung des Menschen. Indem wir diesen Weg beschreiten, ebnen wir den Weg für eine neue Ära der Medizin, in der Körper, Geist, Gesellschaft und individuelle Bedürfnisse harmonisch ineinandergreifen.

Im Ausblick auf die faszinierende Welt der Epigenetik zeichnet sich eine Zukunft ab, die durch ein tiefgreifendes Verständnis unserer genetischen Regulation zu einer wahrhaft gesundheitsbewussten Gesellschaft führen kann. Die Erkenntnisse der Epigenetik öffnen die Tür zu einem Paradigmenwechsel, bei dem Menschen erkennen, dass die Gestaltung ihres Lebensstils nicht nur ihr eigenes Wohlbefinden beeinflusst, sondern auch eine Schlüsselrolle bei der Prävention von Krankheiten spielt.

Die Idee, dass wir durch bewusste Entscheidungen im täglichen Leben unsere genetische Expression positiv beeinflussen können, ist eine beeindruckende Botschaft der Eigenverantwortung. Die Erkenntnis, dass wir durch eine gesunde Ernährung, ausreichend Bewegung und den Umgang mit Stress tatsächlich Einfluss auf die Aktivität unserer Gene nehmen können, ermutigt dazu, aktiv an der Förderung des eigenen Wohlbefindens zu arbeiten. Dies bedeutet nicht nur eine potenzielle Reduzierung der Notwendigkeit bestimmter Medikamente, sondern vor allem eine Steigerung der Lebensqualität sowie eine Unterstützung der Regenerationskräfte. Diese biologische Intelligenz, die in unserem Organismus angelegt ist und unter anderem auf epigenetischer Ebene agiert, stellt eine natürliche Ressource dar, die wir mit dem menschlichen Verstand vielleicht nie vollständig erfassen können. Dennoch können wir sie durch die Schaffung optimaler Rahmenbedingungen unterstützen und stärken.

Der Fokus sollte darauf liegen, die Verantwortung für die eigene Gesundheit bewusst zu übernehmen und nicht der Illusion zu verfallen, dass es bald Heilmittel für sämtliche Krankheiten geben wird und die Menschen daher unverändert mit ihrem bisherigen Lebensstil fortfahren können.

Wir können uns auf eine Zukunft freuen, in der personalisierte Therapien auf epigenetischer Grundlage individuell zugeschnitten werden, um Krankheiten nicht nur zu behandeln, sondern auch präventiv entgegenzuwirken.

Die positive Ausrichtung dieser Thematik sollte als Inspiration dienen, die Selbstverantwortung für die eigene Gesundheit zu übernehmen und zugleich eine gesundheitsbewusste Gesellschaft zu formen. Es liegt in unserer Hand, durch eine bewusste Lebensgestaltung und die Förderung der natürlichen Heilungskräfte eine Zukunft zu schaffen, in der Gesundheit als kostbares Gut geschätzt wird und die Notwendigkeit bestimmter Medikamente möglicherweise reduziert werden kann.

Für dich eine wichtige Information: Personalisierte Prävention und gesundes Altern

Prävention und gesundes Altern sind heute wichtiger denn je, da wir zunehmend verstehen, wie stark unser Lebensstil, unsere Ernährung und Umwelteinflüsse unsere Gesundheit im Alter beeinflussen können. In diesem Zusammenhang spielen nun neuartige epigenetische Tests eine bedeutende Rolle. Diese Tests bieten die Möglichkeit, die individuellen epigenetischen Markierungen auf der DNA und microRNAs zu analysieren, die durch verschiedene Lebensstilfaktoren und Phytonährstoffe, auch als sekundäre Pflanzenstoffe bekannt, beeinflusst werden. Die Ergebnisse solcher Tests ermöglichen es, personalisierte und auf den Einzelnen abgestimmte Empfehlungen zu erhalten. Diese Empfehlungen können darauf abzielen, das Risiko für altersbedingte Erkrankungen wie Herz-Kreislauf-Erkrankungen, Diabetes oder neurodegenerative Erkrankungen signifikant zu reduzieren. Durch gezielte Anpassungen in der Ernährung, in körperlicher Aktivität, anderen Lebensgewohnheiten und der Gabe von Phytonährstoffen können die epigenetischen Schalter positiv beeinflusst werden, um die Gesundheit im Alter zu fördern und das Auftreten von Krankheiten zu vermindern.

Wenn du mehr darüber erfahren willst, dann scanne diesen QR-Code und hole dir mehr Informationen.

Integration in die Schulmedizin

Die Epigenetik wird zweifellos die Schulmedizin beeinflussen und ihre Grundlage erweitern. Die Integration von epigenetischem Wissen in die Ausbildung von Ärzten und Fachkräften im Gesundheitsbereich wird notwendig sein, um die volle Bandbreite der diagnostischen und therapeutischen Möglichkeiten zu nutzen.

Im Bereich der Ausbildung von Ärzten und Gesundheitspersonal kann die Epigenetik einen festen Platz im Curriculum einnehmen. Die Lehrpläne in medizinischen Ausbildungsstätten sollten die Grundlagen der Epigenetik umfassen, also die Vererbung epigenetischer Marker, ihre Rolle in der Genregulation und ihre Auswirkungen auf Gesundheit und Krankheit, um nur ein paar Beispiele zu nennen. Hierbei sind nach oben hin keine Grenzen gesetzt. Wünschenswert wäre eine vollumfängliche Ausbildung, um auf einen weiteren und äußerst wichtigen Pfeiler bei der Behandlung von Patienten zurückgreifen zu können. Kontinuierliche Fortbildungen sollten sicherstellen, dass etablierte Mediziner über die neuesten Entwicklungen in der Epigenetik informiert sind. Dies könnte in Form von Workshops, Seminaren und Onlinekursen geschehen.

Die Schaffung von Facheinrichtungen oder Abteilungen für Epigenetik innerhalb von medizinischen Einrichtungen ermöglicht eine vertiefte Forschung und Anwendung dieser Disziplin. Die Zusammenarbeit von Ärzten, Genetikern, Biologen, Gesundheitscoaches, Heilpraktikern, Traumatherapeuten und weiteren Fachleuten ist entscheidend, da dies eine ganzheitliche Herangehensweise an medizinische Probleme erleichtert, bei der die Epigenetik als integraler Bestandteil betrachtet wird.

Ethik und Datenschutz

Forschungseinrichtungen müssen sicherstellen, dass genetische und epigenetische Daten ausreichend anonymisiert werden, um die Identität der Patienten zu schützen. Es sind strenge Sicherheitsstandards für die Speicherung und Übertragung von genetischen Daten erforderlich, um den Schutz vor unbefugtem Zutritt oder Datenlecks sicherzustellen.

Epigenetische Forschungsprojekte müssen klare Ziele haben, die im Einklang mit ethischen Grundsätzen stehen. Die Forschung sollte dem Wohl der Gesellschaft dienen und ethische Prinzipien wie Gerechtigkeit, Nutzen und Respekt für Personen berücksichtigen. Forschungsprojekte sollten außerdem einer gründlichen Überprüfung durch unabhängige Ethikkomitees und Peer-Review-Verfahren (Begutachtung durch Fachkollegen, das dazu dient, die Qualität, Genauigkeit und Relevanz wissenschaftlicher Veröffentlichungen sicherzustellen) unterzogen werden, um sicherzustellen, dass sie den höchsten ethischen Standards entsprechen.

Maßnahmen sollten definiert werden, um Patienten vor Diskriminierung aufgrund ihrer genetischen oder epigenetischen Informationen zu schützen. Dies betrifft insbesondere Versicherungen, Arbeitsplätze und andere Bereiche des öffentlichen Lebens. Es könnten darüber hinaus gesetzliche Regelungen geschaffen werden, um den Schutz vor genetisch bedingter Diskriminierung zu gewährleisten.

Zweifellos wird die Epigenetik insgesamt einen bedeutenden Einfluss auf die Zukunft der Medizin haben. Die vor uns liegenden Jahre könnten Zeugen von bahnbrechenden Fortschritten und neuen Paradigmen in der medizinischen Landschaft werden. Die Entschlüsselung der epigenetischen Marker ermöglicht tiefe Einblicke in die genetische Regulation und eröffnet neue Möglichkeiten für Forschung und Therapieentwicklung. Die Epigenetik liefert Erkenntnisse über die Verbindung zwischen Umwelt, Lebensstil und Genetik, was nicht nur Krankheitsursachen besser verständlich macht, sondern auch präzise und personalisierte Behandlungsansätze ermöglicht.

Diese Entwicklung hat das Potenzial, gezieltere und weniger belastende Krebsbehandlungen sowie eine verbesserte Früherkennung und Behandlung von neurodegenerativen Erkrankungen einzuleiten und personalisierte Medizin als Standard in der Gesundheitsversorgung zu etablieren.

Die Menschen im Gesundheitswesen werden zu Schlüsselfiguren innerhalb dieses Wandels. Medizinische Fachkräfte müssen nicht nur mit den neuesten Erkenntnissen der Epigenetik vertraut sein, sondern auch ethische Prinzipien im Umgang mit genetischen Informationen fest verankert haben. Die Integration dieser revolutionären Erkenntnisse in die Ausbildung wird zu einem zentralen Element für die medizinische Praxis der Zukunft.

Inmitten dieser wissenschaftlichen und therapeutischen Fortschritte steht jedoch der Mensch selbst. Die Epigenetik erlaubt dem Menschen nicht nur Einblicke in seine genetische Vergangenheit und Disposition, sondern gibt ihm vor allem die Macht, seine epigenetische Zukunft aktiv zu gestalten. Der Fokus verschiebt sich von der passiven Akzeptanz genetischer Faktoren hin zu einem proaktiven Ansatz der Gesundheitsvorsorge. Der Einzelne wird nicht – wie dies häufig in der Schulmedizin der Fall ist – zum passiven Patienten abgestempelt, sondern er wird zum aktiven Gestalter seiner Gesundheit.

Die Gesellschaft darf einen Weg finden, die segensreichen Möglichkeiten der Epigenetik zu nutzen, ohne dabei die individuelle Freiheit und Integrität zu gefährden.

Insgesamt zeichnet sich ein neues Kapitel in der Medizinlandschaft ab, in dem die Epigenetik nicht nur Krankheiten erklärt, sondern auch Wege zur Heilung und Prävention aufzeigt. Die Zukunft von Gesundheit und Krankheit wird von einer integrativen Medizin geprägt sein, die den Menschen in den Mittelpunkt stellt und ihn zu einem aktiven Partner in seiner eigenen Gesundheitsreise macht.

Es ist an der Zeit, deine Erkenntnisse aus diesem Buch in einen umfassenden Kontext zu stellen und zu verstehen, wie sie unser Verständnis von präventiver Gesundheitspflege revolutionieren können.

Die traditionelle Herangehensweise an die Gesundheitspflege basierte häufig auf einer One-size-fits-all-Philosophie, bei der dieselben Behandlungsansätze für unterschiedliche Individuen angewendet wurden. Doch die Epigenetik hat uns gelehrt, dass unsere Gene nicht unser Schicksal sind und dass Umweltfaktoren einen entscheidenden Einfluss auf ihre Aktivität haben. Die Zukunft der Gesundheitspflege liegt zweifellos in der personalisierten Medizin, die auf den individuellen genetischen und epigenetischen Profilen basiert. Diese fortschrittliche Herangehensweise ermöglicht es, Therapien und Präventionsmaßnahmen maßgeschneidert auf die Bedürfnisse eines jeden Einzelnen anzupassen.

Ein besonders erfreulicher Aspekt dieser personalisierten Gesundheitspflege ist die mögliche Reduzierung der benötigten Medikamentenmengen. Durch das Verständnis der individuellen epigenetischen Muster können wir gezieltere und effektivere Therapien entwickeln, die weniger Nebenwirkungen verursachen. Stell dir vor, wie Menschen mit genetischer Veranlagung zu bestimmten Krankheiten durch präventive Maßnahmen und angepasste Lebensstiländerungen das Risiko verringern können, diese Krankheiten überhaupt zu entwickeln. Dies könnte zu einem drastischen Rückgang der Abhängigkeit von pharmazeutischen Substanzen führen.

Dennoch sollten wir uns bewusst sein, dass jede bahnbrechende Entwicklung auch ihre Herausforderungen und möglichen Risiken mit sich bringt. Ähnlich wie bei der Einführung der mRNA-Impfungen und der Genmanipulation von Pflanzen könnten auch innovative Medikamente aus dem Bereich der Epigenetik unvorhergesehene Nebenwirkungen haben. Es ist von entscheidender Bedeutung, dass die Forschung und Anwendung in diesem Bereich von transparenten und strengen Sicherheitsstandards begleitet werden.

Abschließend möchten wir ermutigen, unser Gesundheitsbewusstsein zu verändern und den Weg zu einer präventiven Medizin zu ebnen, die auf den neuesten Erkenntnissen der Epigenetik basiert. Wir haben die Möglichkeit, Krankheiten nicht nur zu behandeln, sondern aktiv vorzubeugen, indem wir die individuellen genetischen und epigenetischen Unterschiede berücksichtigen. Möge dieses Buch nicht nur als Informationsquelle dienen, sondern auch als Katalysator für einen gesellschaftlichen Wandel hin zu einer nachhaltigen und personalisierten Gesundheitspflege. Aktiv und vorausschauend für unsere Zukunft zu sorgen, darauf sollte unser Fokus liegen.

Herzlich willkommen auf einer Reise zu deinem wahren Potenzial! In diesem Buch haben wir uns mit der faszinierenden Welt der Epigenetik auseinandergesetzt und entdeckt, dass wir keine bloßen Opfer unserer Gene sind. Vielmehr sind wir durch die epigenetischen Schaltungen, die wir aktiv beeinflussen können, Architekten unseres eigenen Lebens.

Es ist an der Zeit, das Steuer zu übernehmen und die epigenetische Bühne zu betreten. Dein Leben ist ein Kunstwerk, die Epigenetik ist deine Leinwand. Nutze diese

Chance, um aktiv Einfluss zu nehmen, um dich zu entfalten, zu wachsen und deinen Beitrag für eine gesunde und friedliche Gesellschaft zu leisten.

Wir danken dir für deine Offenheit, Neues in die Welt zu bringen, deinen Willen, über den Tellerrand hinauszuschauen, und für deine Bewusstheit, die unsere Welt so dringend benötigt. Willkommen in unserer gemeinsamen Gesundheitsbewegung!

Dein Manuel und Timo

QUELLENVERZEICHNIS

Adams, M. D. et al. (2000): »The Genome Sequence of Drosophila melanogaster«, in: *Science* 287, S. 2185–2195, DOI: 10.1126/science.287.5461.2185.

Akademie für menschliche Medizin GmbH (Hg.): »Vitamin D-Mangel«, online verfügbar unter https://sonnen-allianz.spitzen-praevention.com/sonne-und-gesundheit/vitamin-d-mangel/, letzter Zugriff am 25.10.2023.

American Academy of Sleep Medicine (Hg.) (2013): »Schlafmangel bringt die Gene durcheinander«, online verfügbar unter https://sleepeducation.org/sleep-deprivation-disrupts-genes/, letzter Zugriff am 15.08.2024.

Barrès, R. et al. (2012): »Acute Exercise Remodels Promoter Methylation in Human Skeletal Muscle«, in: *Cell Metabolism* 15(3), S. 405–411, DOI: 10.1016/j.cmet.2012.01.001.

Bhoumik, S.; Rizvi, S. I. (2021): »Anti-aging effects of intermittent fasting: a potential alternative to calorie restriction?«, in: *Biologia* 76(8), S. 2329–2336, DOI: 10.1007/s11756-021-00770-5.

Bundesärztekammer (Hg.) (2006): »Pestizide: Entwicklungsstörungen von Kleinkindern nach pränataler Exposition mit Chlorpyrifos«, online verfügbar unter https://www.aerzteblatt.de/nachrichten/26667/Pestizide-Entwicklungsstoerungen-von-Kleinkindern-nach-praenataler-Exposition-mit-Chlorpyrifos, letzter Zugriff am 07.11.2023.

Carlson, L. E. et al. (2001): »The effects of a mindfulness meditation-based stress reduction program on mood and symptoms of stress in cancer outpatients: 6-month follow-up«, in: *Support Care Cancer* 9(2), S. 112–123, DOI: 10.1007/s005200000206.

Carnegie Mellon University (2012): »How stress influences disease: Study reveals inflammation as the culprit«, *ScienceDaily*, 2. April 2012, online verfügbar unter https://www.sciencedaily.com/releases/2012/04/120402162546.htm, letzter Zugriff am 14.08.2024.

Chaieb, L. et al. (2015): »Auditory beat stimulation and its effects on cognition and mood states«, in: *Front Psychiatry* 6(70), DOI: 10.3389/fpsyt.2015.00070.

Chaix, R. et al. (2017): »Epigenetic clock analysis in long-term meditators«, in: *Psychoneuroendocrinology* 85, S. 210–214, DOI: 10.1016/j.psyneuen.2017.08.016.

Chandran, V. et al. (2021): »Large-scale genomic study reveals robust activation of the immune system following advanced Inner Engineering meditation retreat«, in: *Proc Natl Acad Sci USA* 118(51), DOI: 10.1073/pnas.2110455118.

Chattu, V. K. et al. (2018): »The Global Problem of Insufficient Sleep and Its Serious Public Health Implications«, in: *Healthcare (Basel)* 7(1), S. 1. DOI: 10.3390/healthcare7010001.

Colzato, L. S. et al. (2017): »More attentional focusing through binaural beats: evidence from the global-local task«, in: *Psychol Res* 81(1), S: 271–277, DOI: 10.1007/s00426-015-0727-0.

Creswell, J. D. et al. (2012): »Mindfulness-Based Stress Reduction training reduces loneliness and pro-inflammatory gene expression in older adults: A small randomized controlled trial«, in: *Brain, Behavior, and Immunity* 26(7), S. 1095–1101, DOI: 10.1016/j.bbi.2012.07.006.

Dickson, D. A. et al. (2018): »Reduced levels of miRNAs 449 and 34 in sperm of mice and men exposed to early life stress«, in: *Transl Psychiatry* 8, Nr. 101, DOI: 10.1038/s41398-018-0146-2.

Dispenza, J. (2023): »The Transformational Power of Gratitude«, online verfügbar unter https://drjoedispenza.com/dr-joes-blog/the-transformational-power-of-gratitude, letzter Zugriff am 21.01.2024.

Dr Joe Dispenza Deutschland Team (Hg.) (2022): »Spannende erste Ergebnisse unserer QUANTUM-Forschungsstudie«, online verfügbar unter https://drjoedispenza.info/s/Drjoedispenza/Blog_2022_ergebnisse_unserer_quantum_forschungsstudie, letzter Zugriff am 09.01.2024.

Duke University Medical Center (2003): »Common Nutrients Fed To Pregnant Mice Altered Their Offspring's Coat Color«, in: *ScienceDaily*, 1 August 2003, online verfügbar unter https://www.sciencedaily.com/releases/2003/08/030801081754.htm, letzter Zugriff am 13.08.2024.

Gallazzi, M. et al. (2024): »Wonder symphony: epigenetics and the enchantment of the arts«, in: *Environ Epigenet* 10(1), DOI: 10.1093/eep/dvae001.

Gálvez, G. et al. (2018): »Short-Term Effects of Binaural Beats on EEG Power, Functional Connectivity, Cognition, Gait and Anxiety in Parkinson's Disease«, in: *Int J Neural Syst* 28(5), DOI: 10.1142/S0129065717500551.

Gibbs, W. W. (2014): »Epigenetische Uhr. Auf ein paar Monate genau«, online verfügbar unter https://www.spektrum.de/news/epigenetische-uhr-verraet-unser-alter-auf-wenige-monate-genau-spektrum-de/1285389, letzter Zugriff am 09.10.2023.

Gómez-Carballa, A. et al. (2023): »Music compensates for altered gene expression in age-related cognitive disorders«, in: *Sci Rep* 13, S. 21259, DOI: 10.1038/s41598-023-48094-5.

Harvard Health Publishing (Hg.) (2019): »Why people become overweight«, online verfügbar unter https://www.health.harvard.edu/staying-healthy/why-people-become-overweight, letzter Zugriff am 13.08.2024.

Holviala, J. et al. (2012): »Effects of strength, endurance and combined training on muscle strength, walking speed and dynamic balance in aging men«, in: *Eur J Appl Physiol* 112, S. 1335–1347, DOI: 10.1007/s00421-011-2089-7.

Huypens, P. et al. (2016): »Epigenetic germline inheritance of diet-induced obesity and insulin resistance«, in: *Nat Genet* 48(5), S. 497–499, DOI: 10.1038/ng.3527.

Institut für Qualität und Wirtschaftlichkeit im Gesundheitswesen (Hg.) (2021): »Was ist ›normaler‹ Schlaf?«, online verfügbar unter https://www.gesundheitsinformation.de/was-ist-normaler-schlaf.html, letzter Zugriff am 25.10.2023.

Institut für Qualität und Wirtschaftlichkeit im Gesundheitswesen (Hg.) (2022): »Wie viel Sonne ist zu viel?«, online verfügbar unter https://www.gesundheitsinformation.de/wie-viel-sonne-ist-zu-viel.html, letzter Zugriff am 19.10.2023.

International Osteoporosis Foundation (Hg.) (2024): »Vitamin D Recommendations«, online verfügbar unter https://www.osteoporosis.foundation/vitamin-d-recommendations, letzter Zugriff am 15.08.2024.

Jacobs, T. L. et al. (2011): »Intensive meditation training, immune cell telomerase activity, and psychological mediators«, in: *Psychoneuroendocrinology* 36(5), S. 664–681, DOI: 10.1016/j.psyneuen.2010.09.010.

Jacques, M. et al. (2019): »Epigenetic changes in healthy human skeletal muscle following exercise – a systematic review«, in: *Epigenetics* 14(7), S. 633–648, DOI: 10.1080/15592294.2019.1614416.

Jirakittayakorn, N.; Wongsawat, Y. (2017): »Brain Responses to a 6-Hz Binaural Beat: Effects on General Theta Rhythm and Frontal Midline Theta Activity«, in: *Front Neurosci* 11, S. 365, DOI: 10.3389/fnins.2017.00365.

Khemiri, L. et al. (2023): »Parental substance use disorder and risk of intellectual disability in offspring in Sweden: a national register study«, in: *eClinicalMedicine* 63, DOI: 10.1016/j.eclinm.2023.102170.

Kim, Y. et al. (2013): »Mixtures of glyphosate and surfactant TN20 accelerate cell death via mitochondrial damage-induced apoptosis and necrosis«, in: *Toxicol In Vitro* 27(1), S. 191–197. DOI: 10.1016/j.tiv.2012.09.021.

Kubsad, D. et al. (2019): »Assessment of Glyphosate Induced Epigenetic Transgenerational Inheritance of Pathologies and Sperm Epimutations: Generational Toxicology«, in: *Sci Rep* 9(1), S. 6372, DOI: 10.1038/s41598-019-42860-0.

Lango Allen, H. et al. (2010): »Hundreds of variants clustered in genomic loci and biological pathways affect human height«, in: *Nature* 467, S. 832–838, DOI: 10.1038/nature09410.

Lorigo, M. et al. (2019): »UV-B Filter Octylmethoxycinnamate Induces Vasorelaxation by Ca^{2+} Channel Inhibition and Guanylyl Cyclase Activation in Human Umbilical Arteries«, in: *International Journal of Molecular Sciences* 20(6), S. 1376, DOI: 10.3390/ijms20061376.

Luerweg, F. (2020): »Epigenetik. Psychotherapie für die Gene?«, online verfügbar unter https://www.spektrum.de/news/epigenetik-psychotherapie-fuer-die-gene/1737168, letzter Zugriff am 11.01.2024.

Marzola, P. et al.(2023): »Exploring the Role of Neuroplasticity in Development, Aging, and Neurodegeneration«, in: *Brain Sci* 13(12), DOI: 10.3390/brainsci13121610.

Max-Planck-Gesellschaft (Hg.) (2023): »Socioeconomic inequality in children's epigenetics«, online verfügbar unter https://www.mpg.de/20823736/socioeconomic-inequality-in-children-s-epigenetics, letzter Zugriff am 14.08.2024.

McCraty, R.; Singer, D. H. (2002): »Neurocardiology and the heart-brain connection: Heart Rate Variability as a measure of neurocardiological function«, Institute of HeartMath.

McGowan, P. O. et al (2009): »Epigenetic regulation of the glucocorticoid receptor in human brain associates with childhood abuse«, in: *Nature Neuroscience* 12, S. 342–348. DOI: 10.1038/nn.2270.

McLeod, M. et al. (2016): »Live strong and prosper: the importance of skeletal muscle strength for healthy ageing«, in: *Biogerontology* 17(3), S. 497–510, DOI: 10.1007/s10522-015-9631-7.

Medizinische Universität Wien (Hg.) (2013): »Geboren in Hungersnot: Massiv erhöhtes Diabetes-Risiko im Alter«, online verfügbar unter https://www.meduniwien.ac.at/web/ueber-uns/news/detail/geboren-in-hungersnot-massiv-erhoehtes-diabetes-risiko-im-alter/, letzter Zugriff am 14.08.2024.

Middleton, J. L. (2020): »Why the Stress-Disease Connection Matters and How to Respond«, in: *Am Fam Physician* 101(10), S. 585–586; PMID: 32412222.

Milaneschi, W. et al. (2014): »The association between low vitamin D and depressive disorders«, in: *Mol Psychiatry* 19(4), S. 444–451, DOI: 10.1038/mp.2013.36.

Milazzo, N. (2022): »Binaural Beats«, online verfügbar unter https://examine.com/other/binauralbeats/, letzter Zugriff am 17.08.2024.

Miller, G. E.; Cole, S. W. (2012): »Clustering of depression and inflammation in adolescents previously exposed to childhood adversity«, in: *Biol Psychiatry* 72(1), S. 34–40, DOI: 10.1016/j.biopsych.2012.02.034;

National Human Genome Research Institute (Hg.): »The Human Genome Project«, online verfügbar unter https://www.genome.gov/human-genome-project, letzter Zugriff am 13.08.2024.

Paul, D. S. et al. (2016): »Increased dna methylation variability in type 1 diabetes across three immune effector cell types«, in: *Nature Communications* 7, DOI: 10.1038/ncomms13555.

Pauwels, S. et al. (2017): »Maternal intake of methyl-group donors affects DNA methylation of metabolic genes in infants«, in: *Clin Epigenet* 9(16), DOI: 10.1186/s13148-017-0321-y.

Plomin, R.; von Stumm, S. (2018): »The new genetics of intelligence«, in: *Nat Rev Genet* 19(3), S. 148–159, DOI: 10.1038/nrg.2017.104.

Presse- und Informationsamt der Bundesregierung (2022): »Warum Bewegung im Alltag wichtig ist«, online verfügbar unter https://www.bundesregierung.de/breg-de/suche/bewegung-im-alltag-2152810, letzter Zugriff am 22.11.2023.

Rabenberg, M. et al. (2015): »Vitamin D status among adults in Germany – results from the German Health Interview and Examination Survey for Adults (DEGS1)«, in: *BMC public health* 15, S. 641, DOI: 10.1186/s12889-015-2016-7.

Rapaport, L. (2022): »More Evidence That Strength Training Boosts Long-Term Health«, online verfügbar unter https://www.hsph.harvard.edu/news/hsph-in-the-news/strength-training-time-benefits/; letzter Zugriff am 17.08.2024.

Reed, M. P. et al. (2008): »The heritability of human longevity: a population-based study of 17,304 Norwegian twins«, in: *Nature Genetics* 40.5, S. 540–544.

Rösch, H. (2014): »Vom Genom zum Interaktom«, online verfügbar unter https://www.mpg.de/6351866/genom_interaktom#:~:text=Geht%20man%20heute%20von%2020.000,Proteine%20kann%20keine%20Zelle%20%C3%BCberleben, letzter Zugriff am 13.08.2024.

Sakai, J. (2013): »Study reveals gene expression changes with meditation«, online verfügbar unter https://news.wisc.edu/study-reveals-gene-expression-changes-with-meditation/, letzter Zugriff am 19.01.2024.

Schumacher, K. (2017): »Radikale Remissionen – die 9 Schlüssel zur Heilung«, online verfügbar unter https://scilogs.spektrum.de/medicine-and-more/radikale-remissionen-die-neun-schluessel-zur-heilung/, letzter Zugriff am 09.01.2024.

Serpeloni, F. et al. (2017): »Grandmaternal stress during pregnancy and DNA methylation of the third generation: an epigenome-wide association study«, in: *Transl Psychiatry* 7(8), DOI: 10.1038/tp.2017.153.

Shrout, M. R. et al. (2023): »Marital negativity's festering wounds: The emotional, immunological, and relational toll of couples' negative communication patterns«, in: *Psychoneuroendocrinology* 149, DOI: 10.1016/j.psyneuen.2022.105989.

Solomon, A. et al. (2021): »Effect of a Multidomain Lifestyle Intervention on Estimated Dementia Risk«, in: *J Alzheimers Dis* 82(4), S. 1461–1466, DOI: 10.3233/JAD-210331.

Sommer, A. P. (2019): »Mitochondrial cytochrome c oxidase is not the primary acceptor for near infrared light-it is mitochondrial bound water: the principles of low-level light therapy«, in: *Annals of translational medicine* 7(Suppl 1), S. 13. DOI: 10.21037/atm.2019.01.43.

Spengler, D. (2009): »Gene lernen aus Stress. Forschungsbericht (importiert) 2009 – Max Planck Institut für Psychiatrie«, online verfügbar unter https://www.psych.mpg.de/2704251/research_report_431776?c=2007179, letzter Zugriff am 14.08.2024.

Suzuki, H. et al. (2012): »DNA methylation and microRNA dysregulation in cancer«, in: *Mol Oncol* 6(6), S. 567–578, DOI: 10.1016/j.molonc.2012.07.007.

Tafur, J.; Mills, P. J. (2008): »Low-intensity light therapy: exploring the role of redox mechanisms«, in: *Photomedicine and laser surgery* 26(4), S. 323–328. DOI: 10.1089/pho.2007.2184.

Thames, A. D. et al. (2019): »Experienced discrimination and racial differences in leukocyte gene expression«, in: *Psychoneuroendocrinology* 106, S. 277–283, DOI: 10.1016/j.psyneuen.2019.04.016.

Uhlemann, C. (2005): »Jetzt Grippe & Co nach Kneipp mit kaltem Wasser vorbeugen«, online verfügbar unter https://www.uniklinikum-jena.de/Uniklinikum+Jena/Aktuelles/Archiv/PM_Archiv+2005/Jetzt+Grippe+_+Co+nach+Kneipp+mit+kaltem+Wasser+vorbeugen-p-16048.html, letzter Zugriff am 26.06.2024.

Venditti, S. et al. (2020): »Molecules of Silence: Effects of Meditation on Gene Expression and Epigenetics«, in: *Frontiers in Psychology* 11, DOI: 10.3389/fpsyg.2020.01767.

Walker, M.; Tschöpe, A. (2018): *Das große Buch vom Schlaf: Die enorme Bedeutung des Schlafs – Beste Vorbeugung gegen Alzheimer, Krebs, Herzinfarkt und vieles mehr*, München.

Werner, C. M. et al. (2019): »Differential effects of endurance, interval, and resistance training on telomerase activity and telomere length in a randomized, controlled study«, in: *European Heart Journal* 40(1), S. 34–46, DOI: 10.1093/eurheartj/ehy585.

WHO (Hg.) (1946): »Constitution of the World Health Organization«, online verfügbar unter https://www.who.int/about/governance/constitution, letzter Zugriff am 15.08.2024.

WHO (Hg.) (2018): »Preventing disease through healthy environments: a global assessment of the burden of disease from environmental risks«, Meeting Report vom 13.09.2018, online verfügbar unter https://www.who.int/publications/i/item/9789241565196, letzter Zugriff am 15.08.2024.

Williams, K. et al. (2021): »Epigenetic rewiring of skeletal muscle enhancers after exercise training supports a role in whole-body function and human health«, in: *Molecular Metabolism* 53, DOI: 10.1016/j.molmet.2021.101290.

Yehuda, R. et al. (2016). »Holocaust Exposure Induced Intergenerational Effects on FKBP5 Methylation«, in: *Biol Psychiatry* 80(5), S. 372–380, DOI: 10.1016/j.biopsych.2015.08.005.

Zeng, H. et al (2012): »Physical activity and breast cancer survival: an epigenetic link through reduced methylation of a tumor suppressor gene L3MBTL«, in: *Breast Cancer Res Treat* 133(1), S. 127–135. DOI: 10.1007/s10549-011-1716-7.

Zittlau, J. (2019): »Warmduscher schlafen länger: Diese sieben Tipps helfen beim Einschlafen«, online verfügbar unter https://www.tagblatt.ch/leben/warmduscher-schlafen-laenger-diese-sieben-tipps-helfen-beim-einschlafen-ld.1156446, letzter Zugriff am 27.10.2023.

Zouhal, H. et al. (2022): »Effects of Exercise Training on Anabolic and Catabolic Hormones with Advanced Age: A Systematic Review«, in: *Sports Med* 52(6), S. 1353–1368 , DOI: 10.1007/s40279-021-01612-9.

Zuniga-Hertz, J. P. et al. (2023): »Meditation-induced bloodborne factors as an adjuvant treatment to COVID-19 disease«, in: *Brain Behav Immun Health* 32, DOI: 10.1016/j.bbih.2023.100675.